AF368734

ABRÉGÉ PRATIQUE

DES

MALADIES DE LA PEAU.

ET A MONTPELLIER,

Chez SÉVALLE et GABON, Libraires.

ABRÉGÉ PRATIQUE

DES

MALADIES DE LA PEAU,

CLASSÉES

D'APRÈS LE SYSTÈME NOSOLOGIQUE DU DOCTEUR WILLAN;

Dans lequel sont exposés avec précision le Diagnostic, les Symptômes, et la Méthode de traitement de ces Maladies;

Par THOMAS BATEMAN,

Docteur en Médecine, Médecin du Dispensaire public, et Médecin Consultant de l'Établissement consacré au traitement des fièvres.

TRADUIT DE L'ANGLAIS SUR LA CINQUIÈME ET DERNIÈRE ÉDITION,

Par GUILLAUME BERTRAND,

Docteur en Médecine de la Faculté de Montpellier, Membre de la Société Académique de Médecine de Marseille, de la Société de Médecine de Toulouse.

> Que de jeunes Médecins eussent mieux servi leur Art en s'occupant à traduire, au lieu de risquer leur gloire par des productions irréfléchies et prématurées !
> J. L. ALIBERT.

SECONDE ÉDITION,

Augmentée d'un grand nombre de notes de Bateman, et d'un discours préliminaire du traducteur.

PARIS,

Chez PLANCHER, Libraire-Éditeur, rue Poupée, n° 7;

GABON,
BAILLÈRE, } Libraires, près l'Ecole de Médecine.
CRÉVOT,

1820.

À MON PÈRE,

MON MEILLEUR AMI,

M. *Antoine BERTRAND*, *Docteur en Médecine de l'Université de Montpellier, Membre Correspondant de la Société de Médecine-Pratique de Paris, de la Société de Médecine de Toulouse.*

En traduisant le *Traité du docteur Bateman sur les Maladies de la Peau*, je contribuais à faire connaître un bon ouvrage. Cette considération était, sans doute, bien grande pour moi ; mais elle n'aurait point suffi pour m'engager à vaincre les difficultés de ce travail, et j'avais besoin, je l'avoue, d'être soutenu par un mobile encore plus puissant. Je voulais vous dédier cette Traduction, et cet hommage devait être offert à mon Père, à mon premier Maître, à mon meilleur ami ! Cette idée m'a encouragé et m'a fait trouver du plaisir dans une occupation pénible.

Si mon Père, si celui qui a tant de droits à mon amour et à ma reconnaissance, applaudit à mon travail, mes vœux seront remplis, et son suffrage m'excitera à faire de nouveaux efforts pour être un jour digne de lui !

G. BERTRAND.

A MONSIEUR CHAVERNAC.

———

MONSIEUR,

Vous m'avez inspiré du goût pour l'étude de la langue anglaise, et vous m'avez éclairé de vos conseils lorsque je travaillais à cette Traduction. Uni à mon Père par les liens de l'amitié, vous m'avez témoigné le plus vif intérêt, et vous êtes acquis des droits à ma reconnaissance. Je sais bien qu'en vous offrant l'hommage de ce travail, je n'acquitte point la dette que j'ai contractée envers vous ; mais je saisis avec plaisir l'occasion de vous donner une preuve de mon attachement respectueux.

G. BERTRAND.

LETTRE

DU DOCTEUR BATEMAN

AU DOCTEUR BERTRAND.

DEAR SIR,

My health having compelled me to quit London, i received your letter but to day; and hasten to return my thanks for the honour, which you intend to confer on my work. I am happy, indeed that it has found so distinguished a translator. My fifth edition is much more perfect; and i shall write to day to my publisher,

and order a copy to be sent to you which
i request you to accept as a present from me ;
as i consider the honour of your translation a
sufficient recompense.

I Remain , sir , with much respect ,
your obed^t. serv^t.

BATEMAN.

AVERTISSEMENT

SUR LA CINQUIÈME ÉDITION.

Dans la troisième édition de cet ouvrage, je pus faire, soit sur la partie descriptive, soit sur la partie pratique de ce Traité, plusieurs additions et corrections importantes, que j'eus soin d'indiquer alors. Pendant les trois années qui viennent de s'écouler, j'ai pu faire des améliorations à mon ouvrage : j'ai fait usage de plusieurs d'entre elles dans l'édition que je publie aujourd'hui, et que je regarde, par conséquent, comme beaucoup plus complète que l'édition précédente. Les additions dont je veux parler sont relatives principalement au Psoriasis et au Pityriasis, au traitement de la Rougeole et du Pourpre, à quelques variétés dans les phénomènes extérieurs de l'Ichthyosis, du Pourpre, du Porrigo *larvalis* et *favosa*, de l'Impetigo, de l'Ecthyma, de l'Herpes, du Molluscum ; elles se rattachent à l'Elephantiasis ; et j'ai inséré sur la variété blanche de cette dernière maladie (ou Baras), une description exacte qui m'a été transmise dernièrement de l'Inde ; il aurait été peut-être plus **exact** de classer cette maladie avec le Vitiligo.

J'ai encore inséré la synonymie de M. Alibert, avec des renvois aux magnifiques planches de cet auteur, et j'ai renvoyé à la planche et à la figure de mes propres dessins. Cet ouvrage, j'ose m'en flatter, a été terminé d'une manière digne de l'auteur, si regretté, de cette importante classification, et il répandra, je l'espère, des éclaircissemens complets et satisfaisans sur cette branche de maladies non encore cultivée, et enveloppée jusqu'à ce jour dans une obscurité profonde.

T. B.

14 Bloomsbury-Square,
dec. 10, 1818.

DISCOURS PRÉLIMINAIRE

DU TRADUCTEUR.

La Médecine repose sur l'observation des faits et sur l'expérience raisonnée. Elle a commencé à faire des progrès, dès que des observateurs judicieux et attentifs ont étudié les maladies, décrit fidèlement leurs symptômes caractéristiques, et noté leurs différentes terminaisons. Ces faits cliniques, transmis avec soin par les pères à leurs enfans, étaient propres à éclairer le médecin, et à lui indiquer, dans plusieurs circonstances, la route qu'il devait suivre ; mais ils étaient, en quelque sorte, stériles pour la science; ils avaient besoin d'être réunis, analysés et fécondés par un homme de génie, « lors-» que (1) le même Dieu qui avait créé la Médecine pour » l'univers, créa Hippocrate pour la Médecine. »

Doué d'un génie vaste et observateur, Hippocrate rassembla ces faits pratiques, les lia à des principes généraux, décrivit exactement les maladies, créa la Séméiotique, prit l'expérience pour guide, et féconda l'observation par le raisonnement. Il arriva, en suivant cette marche, à des résultats positifs, éleva la Médecine au rang des sciences, lui communiqua une impulsion vivifiante, lui fit faire de rapides progrès, et l'enrichit de vérités fondamentales. Dès-lors le raisonnement reposa sur l'étude des phénomènes des maladies, et les sophismes des philosophes, leurs abstractions brillantes, s'évanouirent devant la logique sévère d'Hippocrate. Ce médecin disserta rarement sur l'essence des maladies, recueillit des observations cliniques, retraça à grands traits l'histoire des constitutions épidémiques, consigna

---

(1) M. Alibert, *Discours sur les Rapports de la Médecine avec les Sciences physiques et morales.*

le résultat de ses méditations et de ses recherches dans ses aphorismes immortels, et créa ainsi la Médecine-pratique. Si les successeurs du vieillard de Cos avaient suivi la méthode de ce grand homme, s'ils ne s'étaient point laissé entraîner et éblouir par des idées hypothétiques, par des systèmes ingénieux, mais trop souvent erronés, le domaine de la science se serait agrandi chaque jour, et se serait enrichi de nouveaux faits et de vérités cliniques.

Le vieillard de Cos a payé son tribut à l'humanité ; mais la plupart de ses erreurs devaient être inévitables à l'époque à laquelle il écrivait : l'anatomie et les sciences naturelles étaient encore au berceau, la physiologie était dans l'enfance, et l'anatomie pathologique n'était pas cultivée. Convenons, cependant, que si quelques-unes des erreurs du grand homme sont dues à l'époque à laquelle il écrivait, d'autres ont été et seraient produites, dans tous les temps, par des idées systématiques auxquelles il s'est livré. Hippocrate ne prit pas toujours l'observation pour guide, vit quelquefois les faits à travers des opinions préconçues, et s'égara dès-lors dans le champ des hypothèses.

Dès que l'on veut rattacher à certaines explications toutes les parties d'une science aussi vaste que la Médecine, l'on tombe nécessairement dans l'erreur. Les chefs des différentes sectes ont été éblouis par le projet brillant de ramener à quelques données théoriques les phénomènes de la vie et les altérations de la santé : leurs explications ont été vraies dans quelques cas ; mais lorsque les faits étaient de nature à renverser les fondemens de leur système, ils les ont passés sous silence, ou bien ils les ont altérés, tronqués, restreints, ou ils leur ont donné, suivant les circonstances, une extension illimitée. Ainsi Paracelse se livre à son imagination ardente et déréglée, brûle publiquement les ouvrages de Galien et d'Avicenne, expose les idées les plus incohérentes et les plus hypothétiques sur la physiologie et la pathologie, et consulte les planètes pour s'éclairer sur les causes, les périodes et les symptômes des maladies ; Van-Helmont et Sylvius de le Boë veulent expliquer, à l'aide des principes chimiques, les phénomènes de la vie ; Borelli et Boerhaave cherchent à appliquer les lois de la mécanique à la Science de l'homme : Stahl bannit au contraire les explications physiques du domaine de la Médecine, attribue à l'*âme* un pouvoir illimité, et la place dans le corps comme une sentinelle vigilante et conservatrice ; Cullen donne à l'influence de la force nerveuse une extension illimitée ; Gaubius, Selle et Stoll font jouer un rôle exclusif à la pathologie humorale ; Brown réduit les maladies à deux grandes classes, les affections sthéniques et les maladies asthéniques, et exalte l'imagination de ses disciples par ses idées innovatrices, une élocution véhémente, un ton hardi et réformateur ; et Barthez cherche à expliquer, à l'aide de son principe vital, les phénomènes de la vie et les altérations de la santé. Il nous serait aisé de multiplier ces exemples ; et si nous écrivions l'histoire de la science, en retraçant les travaux des médecins systématiques, nous aurions prouvé facilement que tous les chefs de secte ont été mus par une idée prédominante à laquelle ils ont voulu rattacher tous les faits. Consultez les ouvrages de Galien, Paracelse, Van-Helmont, Sylvius de le Boë, Borelli, Boerhaave, Stalh, Cullen, Brown, Barthez ; consultez les écrits des Empiriques, des Dogmatistes, des Pneumatiques, des Médecins chimistes, des Mécaniciens, des Animistes, des Humoristes, des Solidistes, et vous serez convaincus que ces médecins ont modifié ou passé sous silence un grand nombre d'observations propres à renverser leur différens systèmes.

Les médecins hippocratiques qui ont décrit fidèlement les maladies, et nous ont transmis avec exactitude l'histoire des épidémies, les Arétée, les Baillou, les Sydenham, les Baglivi, les Sarcone, ont été plus utiles à la science, et lui ont fait faire beaucoup plus de progrès que les systématiques ; leurs ouvrages sont devenus classiques : nous les étudions chaque jour, nous les consultons avec fruit dans les cas difficiles, nous les regardons comme nos guides ; tandis que nous nous bornons à feuilleter les écrits de ceux qui ont cherché, par de brillantes abstractions, à immortaliser leur nom.

Heureusement pour la science et pour l'humanité, les efforts que font les chefs de secte pour vivifier leurs idées systématiques et propager leur doctrine, ont donné lieu souvent à des travaux importans et à des recherches utiles. Ainsi Van-Helmont a démontré l'influence puissante de l'estomac et des forces épigastriques sur les autres organes, et répandu la plus vive lumière sur plusieurs questions de physiologie et de pathologie ; Sylvius de le Boë a rendu un grand service à la Médecine-pratique, en établissant la clinique dans la fameuse école de Leyde ; Stahl a insisté avec raison sur les efforts médicateurs de la nature, prouvé les funestes effets d'une thérapeutique trop active, et dirigé l'attention des médecins sur l'étude des maladies chroniques ; Boerhaave a consigné dans ses écrits aphoristiques d'excellens principes de pathologie et de thérapeutique, et Paracelse lui-même a des droits incontestables à notre reconnaissance, par les efforts qu'il a faits pour introduire en médecine l'usage des préparations antimoniales, mercurielles, salines et ferrugineuses.

Quelle que soit l'étendue des connoissances des médecins systématiques, quel que soit leur art pour développer et propager leur doctrine, le temps et la vérité finissent par triompher de leurs brillantes abstractions. Le système de Boerhaave était vaste ; il répandit le plus grand éclat sur l'Ecole de Leyde, et exerça sur la science la plus grande influence. Cette doctrine était exposée par un professeur éloquent, laborieux, doué d'un esprit pénétrant, et recommandable par un savoir profond : l'architecte avait pris un soin extrême pour construire son édifice ; mais malheureusement ce système ne reposait point sur l'observation pratique, et la réputation du médecin de Leyde, ses travaux immenses, ceux de ses disciples et de son commentateur Van-Swiéten, n'ont pu l'empêcher de s'écrouler entièrement.

Réfléchissez sur ces différentes sectes qui ont régné successivement dans la science ; interrogez les chefs de ces systèmes, qui se sont accusés mutuellement de mensonge et d'erreur, et demandez-leur de quel côté est la vérité ? Chacun vous répondra : *Moi seul et mes partisans pensons juste.* Les médecins systématiques ressemblent aux chefs des sectes religieuses ; indulgens pour eux et pour leurs prosélytes, ils condamnent impitoyablement tous ceux qui ne partagent pas leurs opinions.

Un nom rendu célèbre par des travaux importans, des idées brillantes exposées avec enthousiasme et avec éclat, une doctrine nouvelle développée avec force et énergie

par un habile professeur, produisent sur les jeunes gens
un effet prompt, et en quelque sorte électrique : les
élèves se laissent aisément entraîner par les chefs de
secte, doués, en général, d'une imagination ardente, d'un
esprit vif et pénétrant, maniant la parole avec facilité,
profitant avec adresse d'une réputation acquise par des
travaux et des recherches utiles, frondant les ouvrages de
leurs prédécesseurs et de leurs contemporains, attaquant
leur doctrine, et s'écriant qu'il faut reconstruire en entier
l'édifice de la science. Ces chefs de secte ont enrichi la
Médecine pratique de nouveaux faits, agrandi son domaine, exposé des idées neuves, originales et fécondes en
résultats heureux; mais ils sont tombés dans l'erreur, dès
qu'ils ont voulu rattacher tous les phénomènes à leur
système. Ne soyons point exclusifs, rendons justice à leurs
travaux et à leurs découvertes ; mais ne jurons jamais
sur la parole du maître, suivons la méthode de Descartes,
et disons avec J. J. Rousseau : « Quand je crois ce qu'il
dit, ce n'est pas parce qu'il le dit, mais parce qu'il le
prouve. » (1)

Heureusement pour les malades, les médecins systématiques modifient dans leur pratique les idées trop
générales de leurs ouvrages, et l'humanité n'a point à
gémir de l'exagération qui domine si souvent dans leur
écrits. Boerhaave et Barthez étaient deux grands praticiens, et Stoll, que l'on a accusé avec raison d'avoir
fait jouer un rôle exclusif à la bile, était admirable au
lit des malades. Pomme combattait quelquefois les affections nerveuses par les toniques; Barthez, qui combinait
avec tant d'avantage, dans ces maladies, les toniques
aux délayans et aux adoucissans, employait dans quelques cas la méthode éminemment relâchante de Pomme,
et Willis ne combattait pas toujours ces affections morbides par les cordiaux et un régime stimulant. La Médecine est la science des indications, et un bon praticien
n'adopte jamais de méthode exclusive : lorsqu'une indication est évidente, il cherche à la remplir par des
remèdes appropriés aux causes, au caractère, à la marche,
aux symptômes, au siège de la maladie, à la sensibilité
des organes lésés et à l'état des forces du malade. Le mé-

---

(1) *Emile*, Profession de Foi du Vicaire Savoyard.

decin observateur n'est point partisan de telle ou de telle doctrine ; il apprécie à leur juste valeur les systèmes généraux, et sait très-bien que tous les faits ne peuvent point entrer dans un seul cadre, quelque vaste qu'il soit.

Les systèmes généraux doivent se taire au lit des malades ; ils ne peuvent point embrasser dans leur ensemble une foule d'observations particulières. Etudiez dans votre cabinet les ouvrages des chefs de secte : leurs preuves vous paraîtront péremptoires, les différentes parties de leur doctrine vous frapperont par la manière étroite qui les enchaîne entre elles, les faits rapportés par l'auteur seront concluans à vos yeux, et ce concours de circonstances vous portera à admirer l'ensemble de ce système. Mais transportez-vous au lit des malades, étudiez avec une attention sévère cette doctrine, vérifiez l'exactitude des observations, dès-lors le prestige s'évanouira, vous verrez les objets sous leur véritable jour, vous apprécierez avec justesse si ce système se rattache à l'observation pratique, et vous pourrez juger si la thérapeutique de l'auteur est rationnelle.

La thérapeutique des auteurs systématiques est, en général, trop exclusive, et ils emploient trop souvent les mêmes armes pour combattre des maladies différentes. Les méthodes de traitement employées par les chefs de secte doivent être étudiées avec soin par le médecin observateur ; il ne doit en préconiser aucune, et il doit recourir à chacune d'elles, lorsque les circonstances sont de nature à l'indiquer. L'on peut arriver, il est vrai, au même but par différens chemins, et Barthez (1) comparait avec raison les médecins aux mathématiciens, qui parviennent à résoudre très-bien un problème, quoique la solution donnée par chacun d'eux ne soit pas exactement la même.

Nous venons d'exposer les erreurs et les inconvéniens auxquels donnent lieu les systèmes généraux et trop exclusifs. Le bien se trouve souvent à côté du mal : aussi voyons-nous résulter de grands avantages de ces systèmes. Les chefs de secte, dominés par l'idée de rattacher tous les faits à leur système, se livrent à des travaux immenses, sont infatigables dans leurs recherches, font quelquefois des découvertes utiles, et enrichissent la science de vues

____

(1) *Traité des Maladies goutteuses*, préf., pag. iv.

nouvelles et originales. D'ailleurs, en faisant tous leurs efforts pour développer et propager leur doctrine, ils inspirent à leurs disciples l'amour de l'étude, excitent en eux une louable émulation, et les habituent souvent à voir les objets en grand et d'une manière générale. Leurs efforts tournent au profit de la science, si l'élève n'adopte pas aveuglément les opinions du maître, et s'il examine avec soin si elles sont sanctionnées par l'observation clinique.

Il serait inutile de chercher à faire ressortir les différences qui existent entre les systèmes généraux et les classifications particulières. Les systèmes embrassent toutes les parties de la Médecine ; les classifications nosologiques particulières sont relatives à telle ou à telle classe de maladies. Ces classifications sont inutiles et dangereuses au lit des malades ; mais elles sont avantageuses, et même nécessaires, pour diriger l'élève dans ses études et lui faire suivre une marche sévère et analytique. Sans une classification régulière et méthodique, l'étude des maladies serait un vrai dédale pour l'élève. L'auteur de la *Nosographie philosophique* a exposé avec beaucoup de discernement les avantages des classifications, et il a traité d'une manière lumineuse la question suivante : *Un défaut de classification n'a-t-il point les inconvéniens les plus graves dans l'exercice de la Médecine ?* (1) Nous pensons, comme M. le professeur Pinel, que l'élève doit adopter, dans ses premières études, une classification nosologique, analytique et régulière, et que cette méthode est propre à diriger et à éclairer sa marche au milieu de l'assemblage confus des maladies. Un professeur de clinique doit exercer ses élèves à reconnaître les symptômes pathognomoniques, le caractère, le génie et les périodes des maladies, à s'élever jusqu'aux causes de ces affections morbides, et à bien déterminer leur siége. Il peut suivre avec avantage une classification nosologique analytique ; mais il doit avoir le soin de faire connaître aux élèves les différens cas qui ne se rattachent pas au système qu'il adopte : sans cette précaution, l'élève verra les faits à travers le prisme favori du maître ; et si ce dernier est chef de

____

(1) *Dictionnaire des Sciences Médicales*, tom. V, pag. 278, article *Classification*, par M. Pinel.

secte, s'il veut rattacher toutes les observations à sa classification nosologique, il fera tomber ses disciples dans des erreurs très-graves. Mais lorsque les jeunes médecins se livrent à l'exercice de la médecine, lorsqu'ils cherchent à mériter l'estime et la reconnaissance publiques, ils doivent abandonner le système nosologique de leur professeur, voir les objets par eux-mêmes, s'attacher à bien saisir les indications et à les remplir avec sagacité. Consultez l'expérience, l'exercice journalier de la Médecine, et sur-tout les praticiens; interrogez-les, et vous serez convaincus que les jeunes médecins sont obligés de modifier au lit des malades la doctrine de leur maître, et que ceux qui s'obstinent à vouloir placer les maladies dans tel ou dans tel cadre nosologique, ne dirigent leur attention que sur certains phénomènes, ne réflechissent point assez mûrement sur les indications, et commettent des fautes très-graves, quant à la thérapeutique.

Il serait à désirer que les médecins s'entendissent bien au lit des malades sur l'idée qu'ils attachent aux dénominations qu'ils emploient. Si les malades étaient assez heureux pour que les médecins fussent d'accord sur la signification réelle des mots, et parlassent, si je puis m'exprimer ainsi, la même langue, ils ne seraient point témoins de scènes toujours ridicules, souvent scandaleuses, et l'on emploierait, à étudier et à combattre la maladie, un temps précieux, que font perdre trop souvent des discussions puériles. Ces inconvéniens ont lieu lorsque les médecins s'obstinent à vouloir suivre, dans leur pratique, tel ou tel système nosologique. Les grands praticiens ont-ils jamais adopté telle ou telle classification pratique? Dans les circonstances difficiles s'attachent-ils à suivre un système nosologique? La sagacité de Boerhaave et le génie médical de Fouquet n'inspiraient-ils pas mieux ces praticiens que n'auraient pu le faire toutes les classifications? Et M. le professeur Pinel n'a-t-il pas conseillé lui-même de ne point attacher trop de prix aux méthodes de classification même les plus perfectionnées? N'a-t-il pas reconnu qu'une foule de circonstances particulières ne pouvaient se rattacher au système que l'on adopte?

Pourquoi les classifications des maladies sont-elles, en général, vicieuses, et pourquoi ces imperfections sont-elles plus ou moins inhérentes à la nature des objets que l'on veut classer ? Un homme de mérite, qui a apprécié avec sagacité les avantages d'une classification bien faite, M. le docteur Bateman, a répondu à cette question dans la préface de son Abrégé pratique des maladies de la peau : *What artificial arrangement of natural objects has yet been devised, to which imperfections may not be imputed ?* (1)

Les affections cutanées sont si nombreuses, leurs anomalies sont si variées, leurs traits caractéristiques, leurs périodes, leurs terminaisons, présentent une diversité si grande, que les élèves ont besoin d'une classification régulière et analytique, pour étudier avec fruit ces maladies.

M. le docteur Bateman a eu le bon esprit de ne point se dissimuler (2) les inconvéniens du système nosologique de Willan, son maître et son ami. La classification de Willan peut être critiquée sous plusieurs rapports, elle peut et doit être modifiée par un grand nombre de circonstances particulières; mais elle repose sur l'observation-pratique, elle est établie sur les apparences extérieures des maladies, sur leurs traits caractéristiques, et elle peut nous donner des notions claires et exactes sur les formes variées des affections cutanées.

M. le docteur Bateman a exposé avec précision les symptômes, le diagnostic, et la méthode de traitement des maladies de la peau. Son ouvrage annonce un bon observateur et un médecin judicieux, ses descriptions nous ont paru exactes et fidèles, et sa thérapeutique est propre à remplir les différentes indications que présentent les affections cutanées. Les praticiens modifieront sans doute, dans un grand nombre de cas, les doses de certains remèdes; ils se rappelleront que l'auteur a écrit son ouvrage à Londres, et ils apprécieront l'influence, plus ou moins grande, du climat de l'Angleterre sur le caractère, la marche et le traitement des maladies de la peau. En lisant les ouvrages de Médecine-pratique, il faut toujours avoir présente à l'esprit l'influence du climat dans lequel l'auteur a publié ses observations cliniques; aussi Baglivi

______

(1) Préface, pag. vij.

(2) I am far from maintaining that this arrangement of cutaneous diseases is altogether free from material imperfections, etc., etc. Préface, pag. vj.

disait-il avec raison au commencement du *Praxis medica : Scribo hæc in aere Romano.*

Un médecin judicieux a analysé, il y a quelques années, l'ouvrage de M. Bateman dans le Journal de M. Sédillot. Les remarques de M. le docteur Breschet sur l'ouvrage de M. Bateman prouvent son discernement autant que son impartialité. « Nos lecteurs ont pu, dit (1) ce médecin, se faire une idée de la classification de M. Bateman ; sûrement elle est loin de la perfection, mais les défauts les plus graves sont peut-être inhérens au sujet lui-même. Sans prétendre influencer l'opinion de personne, les ordres et les genres des diverses maladies cutanées ne sont-ils pas aussi bien établis qu'ils pouvaient l'être sur les apparences extérieures, et la nomenclature de notre auteur, qui rejette les dénominations vulgaires, ne rend-elle pas un véritable service à la science en donnant des idées plus précises des objets ? » M. Breschet a été, ce nous semble, beaucoup trop sévère envers le médecin anglais, lorsqu'il a regardé sa thérapeutique comme (2) *peu rationnelle et peu fondée sur l'expérience clinique.* Il accuse ce praticien d'avoir administré trop souvent les purgatifs, et d'avoir *abusé* de ce moyen : mais l'expérience et l'observation ne démontrent-elles pas les effets prompts et efficaces des purgatifs dans le traitement des maladies cutanées ? Ne nous ont-elles point appris qu'un grand nombre de ces affections morbides sont sous la dépendance d'un état maladif des organes biliaires et digestifs ? Ne prouvent-elles pas chaque jour aux praticiens, que l'on ne parvient souvent à guérir ces maladies qu'en agissant directement sur le canal alimentaire ? Des charlatans et des empiriques ne triomphent-ils pas, à l'aide des drastiques les plus violens, des affections cutanées les plus graves, les plus invétérées et les plus rebelles aux méthodes de traitement les plus rationnelles? La physiologie et l'anatomie ne se rattachent-elles pas directement, sur ce point de doctrine, à l'observation pratique, et les travaux de Bordeu, de Bichat et des médecins physiologistes, n'ont-ils pas établi les relations

____

(1) M. le docteur Breschet, *Journal de M. Sédillot,* t. LVIII, p. 360.

(2) *Ibid.,* p. 361.

intimes et les sympathies de l'organe cutané avec le tube digestif ?

M. Bateman a indiqué, dans sa préface, la plupart des ouvrages qui ont été publiés sur les maladies de la peau ; il reproche à Mercurialis, à Hafenreffer, Bonacursius, Turner et à Lorry, d'avoir adopté la nomenclature des anciens, sans chercher à la rendre plus précise ou à éclairer le diagnostic des affections cutanées. Une critique impartiale aurait dû se faire remarquer dans la préface de M. Bateman, lorsque ce médecin se prononce sur les ouvrages de ses contemporains.

Nous sommes loin de partager l'opinion de M. Bateman sur l'ouvrage magnifique de M. le docteur Alibert. Comment ce médecin anglais peut-il rendre aussi peu de justice aux travaux importans et aux recherches de M. Alibert ? Les hommes de mérite devraient se regarder comme de la même famille ; l'intérêt de la science et l'amour de la vérité devraient les réunir, les animer constamment, présider à leurs travaux, et éteindre dans leur cœur les ressentimens particuliers ; les discussions des médecins devraient être dirigées toujours vers des questions importantes, et la science, l'humanité et les malades en retireraient quelque avantage.

Nous avions formé le projet de comparer la classification de M. Bateman à celle de quelques auteurs modernes. Ce parallèle aurait pu, ce nous semble, présenter quelque intérêt ; il aurait pu donner lieu à des considérations générales sur la classification de tel ou de tel auteur, à des réflexions pratiques, et par conséquent utiles, sur la manière dont ces médecins ont rattaché les différentes maladies de la peau à leur système nosologique. Mais en réfléchissant sur notre projet, nous avons senti qu'un travail semblable devait être fait par un praticien, par un bon observateur, placé à la tête d'un vaste hôpital destiné aux maladies cutanées. Ce praticien pourrait apprécier au lit des malades les avantages et les inconvéniens de telle ou de telle classification, vérifier si les descriptions des auteurs sont fidèles, si leurs observations pratiques sont exactes, s'ils n'ont point donné trop d'extension aux faits, et sur-tout si leur thérapeutique est sanctionnée par l'expérience.

Avertissement du Traducteur.

Des circonstances particulières, dont il est inutile d'instruire le lecteur, nous obligèrent à publier sur-le-champ la première édition de cette traduction. La promptitude avec laquelle l'ouvrage fut imprimé, ne permit pas de conserver les notes qui n'étaient point essentiellement pratiques. Comme ces notes nous ont paru propres à répandre quelque éclaircissement sur plusieurs questions, nous avons cru devoir les traduire, et nous les avons placées au commencement de l'ouvrage, sous le titre de *Supplément.*

SUPPLÉMENT.

Pag. 5o. *Continuation de la note.* — Le professeur Murray a décrit une affection lépreuse dans laquelle une cause toute particulière donna naissance à des vers : « Incredibilè ferè est, dit ce médecin, quanta muscarum domesticarum copia continuò ad lectum advolarent, ægrumque suctu suo torquerent, ut in clamorem usque nonnunquam erumperet. » (*De vermibus in lepra obviis. Obs. auct.* J. A. Murray. Gott, 1769, p. 25.) Les œufs de ces insectes domestiques se trouvaient, dans tous ces cas, contenus dans un seul nid, et cette maladie a été liée à l'existence de ces insectes, soit qu'elle leur ait donné naissance, soit qu'elle en ait été le résultat. (Voyez l'article *Gale.*)

Pag. 6o, *lig.* 3. — Les Grecs ont regardé l'*Alphos* comme une maladie moins intense, plus superficielle et moins incommode que la lèpre. (*Voy.* Galien, *De Sympt. Caus.*, lib. III. — Aëtius tetrab., IV, Serm. I, cap. 134.) La description que Celse a donnée de cette maladie, est conforme à celle de la lèpre alphoïde. » Αλφος Vocatur, ubi color albus est, ferè subasper, et non continuus, ut quædam quasi guttæ dispersæ videantur. Interdum etiam latius, et cum quibusdam intermissionibus, serpit. (*De Medicina*, lib. V, cap. 28.) Celse ne se sert jamais du mot *lèpre.*

L'on a établi une différence entre l'*Alphos* squammeux, regardé par Hippocrate plutôt comme une tache de la peau que comme une maladie proprement dite Περι Παθον, et le *Leuce*, affection cutanée, caractérisée par des taches lisses et luisantes, et dans laquelle l'on ne remarque pas un état squammeux. Les poils blanchissent dans le Leuce; et le tissu cutané, et même les muscles sousjacens, sont frappés de la perte du sentiment. Le leuce était une maladie incurable. (Hipp. Προρρητιχ. lib. II.) Celse a établi entre ces deux maladies cette distinction, et les a désignées, néanmoins, sous le nom générique de *Vitiligo.* (*Loc. cit.*)

Il est utile de remarquer que les Arabes désignaient l'*Alphos* sous le nom d'*Albohak*, et le *Leuce* sous celui d'*Albaras* blanchâtre. Leurs traducteurs ont appelé *Morphœa* la première de ces maladies, et *Lepra* le Leuce et l'Éléphantiasis. On peut lire avec fruit les ouvrages anciens, en se rappelant ces distinctions, et l'on évite ainsi la confusion qu'entraînerait inévitablement l'application vicieuse de ces différens noms.

Il est vraisemblable que l'on a décrit sous le nom de *Leuce* la Lèpre des Juifs, telle qu'elle est retracée dans le Lévitique, chap. XIII. (Voyez Greg. Horstii *Obs. med.*, lib. VII, p. 33o. — Leon. Fuchsii

b

Paradox., lib. ii, cap. 16. — Th. Campanellæ *Ord. Medic.*, lib. vi. cap. 23. — Hensler , *Von Abendlandischen Aussatz*, p. 341.)

Pag. 66 , *lig.* 10. — Le *Melas* décrit par les anciens était une affection cutanée superficielle ; il ressemblait beaucoup à l'Alphos, et ne différait de cette maladie que par la couleur. « Μελας , colore ab hoc differt, quia niger est , et umbræ similis : cætera eadem sunt. » (Celsus , *loc. cit.*) Les auteurs désignaient vraisemblablement sous ce nom le *Pityriasis versicolor.*

Pag. 66 , *lig.* 25. — La dartre squammeuse était appelée *Psora* par les Grecs ; quelquefois elle était nommée *Psora lépreux.* (Voyez *Aëtius* , tet. iv , 1 , cap. 130) Mais la dartre humide (*Impetigo*) et peut-être la gale , étaient désignées sous le même nom générique , qui était accompagné de l'épithète *ulcerating* ou *pustular,* ψωρα ελκωδης. Comme plusieurs écrivains modernes ont donné le nom de Psora à la gale, le docteur **Willan** a appelé Psoriasis ce genre. (Le mot *Psoriasis* était employé principalement pour désigner une affection squammeuse des paupières et du scrotum.

Pag. 67 , *lig.* 8. — Paul d'Egine traite en même temps de la Lèpre et du Psoriasis , il regarde comme un symptôme caractéristique la forme irrégulière du psoriasis , et croit pouvoir établir ainsi une différence entre le psoriasis et la lèpre, caractérisée par une forme orbiculaire. « Λεπρα per profunditatem corporum cutem depascitur *orbiculatiore modo* , et squamas piscium squamis similes dimittit : ψωρα autem magis in superficie hæret, et *varié figurata est* , etc. lib. iv , cap. 2. » (De Lepra et Psora.)

Pag. 67 , *lig.* 18. — Celse paraît avoir eu en vue cette affection dartreuse, lorsqu'il décrit cette seconde espèce de l'Impetigo, et qu'il la compare au Lichen : « Alterum genus est pejus, et simile Papulæ feræ . sed asperius rubicundiusque, figuras varias habens : squamulæ ex cute decidunt ; rosio major est ; celerius ac latius procedit, certioribusque, quàm prior, temporibus, et fit, et desinit : Rubra cognominatur.» (lib. v , cap. 28.)

Pag. 68 , *lig.* 2. — Voyez *Memoirs of the Med. Society of London* , vol. III. — Le docteur Falconer, et même plusieurs nosologistes modernes, ont retracé la lèpre, la dartre squammeuse et l'impetigo pustuleux, en décrivant la lèpre. Consultez Vogel , *De cognos. et curand. Hominum Affection.* , class. viii , §. 699. — Sauvages, *Nosol. Meth.*, class. x , ord. 5. — Linn. , *Gen. Morbor.* , class. x , ord. 4. — Cullen, Nosol. , class. iii , ord. 3, gen. 88.

Pag. 69 , *lig.* 15. — M. Alibert a fait graver deux dessins très-ressemblans , de cette espèce du psoriasis. Dans la première planche, cette maladie est située sur le cou et l'oreille ; dans la seconde, elle a son siége sur la joue. L'une de ces affections morbides est appelée Dartre squammeuse humide ; l'autre est nommée Dartre squammeuse orbiculaire , liv. iii.

Pag. 79 , *lig.* 13. — Ces taches, comme les Ephélides et comme les taches de rousseur, s'aperçoivent à peine sur la face et sur les mains, mais elles se manifestent sur-tout sur les parties recouvertes par les vêtemens, suivant la remarque de Sennert, qui a décrit exactement cette éruption sous le nom de *Maculæ hepaticæ*. Cet auteur regarde cette maladie comme le *Melas*, ou comme une variété du *Vitiligo*. Voyez sa *Méd. pratiq.*, liv. v, part. 3, §. I, ch. vii.

Pag. 85, *lig.* 1. — Le lecteur trouvera des exemples de l'Icthyose dans Panarole (*Pentecost.* v, *obs.* 9), dans Vander Wiel (*obs.* 35, cent. 2), Marcel. Donatus (*Mirabil.*, lib. 1, 3). ou dans Schenck (*Obs. Med. rar.*, p. 699), où cette maladie est décrite fidèlement, et dans les *Transactions philosophiques*, vol. XIV, n° 160; et dans le vol. XLIX, pour l'année 1755. *Voy* aussi la trente-septième planche de M. Alibert, dans laquelle les traits de cette maladie sont retracés avec beaucoup d'exactitude. Ce médecin donne à cette éruption le nom d'*Ichtyose nacrée*.

Pag. 88, *lig.* 12. Everard Home en a rapporté deux exemples dans les *Transactions philosophiques*, vol. LXXXI, p. 1, et a cité neuf observations semblables, dans lesquelles ces excroissances avaient depuis quatre ou cinq jusqu'à douze pouces de longueur. L'on conserve dans le musée de Londres une de ces excroissances, qui a douze pouces de longueur et deux pouces et demi de circonférence. Consultez aussi *Medical Facts and Observations*, vol. III. — *Eph. Acad. Natur. Curios.*, dec. 1, an. I, obs. 30. *and dec.* 3, *an.* V, *app.* — L'*Histoire de la Société royale de Méd. de Paris, pour l'année* 1776, p. 316. — Bartholin, *Hist. Anatom. Rar.* cent. 1, 78.

Pag. 88, *lig.* 16. — Consultez les *Mémoires de la Société Médicale de Londres*, vol. IV, app. p. 391. Le lecteur trouvera d'autres exemples du développement de ces excroissances dans les ouvrages d'Ingrassias, *De Tumor. præt. Naturam*, tom. I, p. 336; de Fabrice de Hilden, cent. 11, *obs.* 25, 26: et dans les *Elémens de Physiologie*, de Haller. Malpighi a observé qu'un état maladif des ongles donnait lieu quelquefois au développement de ces excroissances.

Pag. 89, *lig.* 4. — Hippocrate a désigné sous ce nom un grand nombre d'éruptions, telles que le Lichen, la Lèpre, le Leuce, et il les classe souvent ensemble. Il a donné également ce nom aux vésicules miliaires, et à ces éruptions qui ont quelque ressemblance avec les brûlures et les morsures de puces et de punaises.

Pag. 106, *lig.* 5. — Consultez l'ouvrage de Withering, intitulé *On the Scarlet Fever, and Sore-throat*, p. 61. — Heberden, *Comment. de Morb.*, cap. 7; *De Angina et Febre rubra*, p. 20. Le docteur Blackburne pense que la scarlatine se manifeste depuis quatre jusqu'à six jours après l'invasion de la contagion. (*On Scarlet Fever*, p. 34.)

Pag. 109, *lig.* 25. — Consultez l'ouvrage de M. Currie, intitulé *Reports on the Effects of Water*, etc., vol II, p. 428. Sennert observe que la chaleur est portée au plus haut degré dans cette maladie. « Calor ferventissimus, » dit ce médecin.

Pag. 113, *lig.* 17. — Withering, ouvrage déjà cité.

Pag. 113, *lig.* 22. — Dr. Rush.

Pag. 114, *lig.* 1. — Voyez son ouvrage intitulé : *Treatise on Purgat. Med.*

Pag. 135, *lig.* 21. — Cette considération a porté quelques auteurs à regarder cette éruption comme l'Epinyctis des anciens ; mais Sennert a prouvé combien cette opinion est erronée : ces éruptions étaient caractérisées par une sanie sanguinolente, comme l'ont remarqué Galien, Aëtius et Paul. Celse a dit, en traitant de cette éruption, « Reperitur intus exulceratio mucosa. »

Pag. 136. — Fuller parle, dans son *Traité d'Exanthémalologie*, p. 128, de cette maladie comme d'un exanthême caractérisé par une rougeur générale, très-intense, n'entraînant avec lui aucun danger, et devant être regardé plutôt comme une éruption irrégulière que comme une affection dangereuse. On trouve la dénomination de Roseola dans les ouvrages des auteurs qui ont écrit les premiers après la renaissance des lettres ; mais l'on donnait indifféremment ce nom à la fièvre scarlatine et à plusieurs autres exanthêmes.

Pag. 149, *lig.* 9. — Consultez une observation rapportée par Dolœus, dans les *Ephémérides des Cur. de la nature*, ann. 4, observ. 118. Cet exemple se présenta chez un garçon, « cujus omne corpus, absque dolore, febre, aut lassitudine prægressâ, subitò una cum facie, labiis, et linguâ, ubi mane adsurgeret, numerosissimis maculis, lividis et nigerrimis obsitum fuit. » Des observations semblables ont été rapportées par Zwingerus, dans l'ouvrage intitulé : *Act. Nat. Cur.*, vol. II, Obs. 79 ; et par Werlhoff. Dans tous ces cas, l'éruption s'est manifestée pendant la nuit, et a été aperçue dès le lendemain matin.

Pag. 151, *lig.* 3. — J'ai rapporté deux de ces observations dans mon rapport sur les maladies traitées au Dispensaire pendant le printemps de l'année 1810. (Voyez *Edin. Med. and Surg. Journal.*, vol. VI, p. 374.)

Pag. 151, *lig.* 10. — Voyez mon Rapport pour l'année 1810, *ibid.*, p. 124. Consultez aussi une observation rapportée par Wolff, dans l'ouvrage intitulé : *Act. Acad. Nat. Cur.*, vol. III, Obs. 79.

Pag. 151, *lig.* 21. — Consultez les rapports du Dr. Willan sur les maladies qui ont régné à Londres, p. 90.

Pag. 152, *lig.* 3. — Voyez Joerdens, *Act. Acad. Natur. Cur.*, vol. VII, obs. 110. Cette affection cutanée a été désignée par Sauvages sous le nom de Purpura *symptomatica*, class. III, gen. 6, spec. 3.

Pag. 152, *lig.* 16. — Je veux parler du véritable scorbut, qui attaque les marins pendant les voyages de long cours, et les gens du peuple qui se nourrissent d'alimens salés, épicés, qui ont fermenté, ou dont la nourriture n'est ni assez abondante, ni d'une digestion assez facile. Consultez les ouvrages de Lind, de Trotter. Les symptômes de cette maladie ont été décrits par Boerhaave dans l'aphorisme 1151.

Pag. 155, *lig.* 25. — Je suis fâché de ne pas partager sur ce point l'opinion de mon maître et de mon ami. Ce médecin employait une méthode de traitement trop générale, pour combattre le Pourpre hémorrhagique. « La thérapeutique de cette maladie est très-simple, dit ce médecin, et elle peut être exposée en peu de mots : un régime substantiel, l'usage du vin, le quinquina et les acides, un exercice modéré en plein air, et tout ce qui peut procurer des sensations agréables, tels sont les moyens propres à combattre cette maladie. Voyez ses Rapports sur les maladies qui ont régné à Londres dans le mois de mai de l'année 1797. »

Pag. 160, *lig.* 1. — Ce Purpura *contagiosa* correspond au Purpura *maligna* de Sauvages, *spec.* 3.

Pag. 160, *lig.* 11. — Voyez son *Traité sur les Maladies de la Peau*, p. 468 et 469.

Pag. 164, *lig.* 9. — Consultez les rapports du Dispensaire Public, et le Journal de Médecine et de Chirurgie d'Edimbourg, pour le mois de janvier de l'année 1812.

Pag. 167, *lig.* 6. — Cette critique se trouve dans un mémoire sur les éruptions hépatiques, publié en Allemagne, dans le recueil périodique de M. Martens, à Leipsick, dans l'année 1802.

Pag. 174, *lig.* 26. — Consultez *Transact. of a Soc. for the Improvement of Med. and Chirurg. Knowledge*, vol. II, art. XVII, (1800.)

Pag. 175, *lig.* 9. — Consultez les Observations du Dr. Harty, sur la Dysenterie.

Pag. 176, *lig.* 5. — On peut lire avec fruit, sur ce sujet, les Elémens de Chirurgie de M. Pearson, lib. 1, §. 320 ; les Observations chirurgicales de Bromfield, vol. 1, p. 108, etc.

Pag. 176, *lig.* 29. — « In tenellis infantibus observatum fuit Erysipelas a causâ absconditâ, sæpissimè lethali, nisi corticis usu occurratur malo. » Callisen, 493. — On peut consulter aussi sur ce point Underwood et Garthshore, déjà cités.

Pag. 188, *lig.* 10. — Quoiqu'il soit évident que cette éruption ait été désignée sous le nom de pustule, à cause de la matière purulente qu'elle renferme, cependant les auteurs anciens les plus recommandables ont donné à ce mot une extension illimitée, et l'ont employé d'une manière générale. Celse a donné ce nom à toute proéminence de l'épiderme, et a embrassé dans cette définition les boutons eux-mêmes et les papules : « Quæ ex urtica, vel ex sudore nascuntur. » Cet auteur regarde ce mot comme synonyme du mot suivant εξανλημα, dont les Grecs se servaient pour désigner d'une manière générale toute espèce d'éruption. (Celsus, *de Med.*, lib. v, cap. 28, §. 15.) Les médecins grecs paroissent avoir désigné sous le même mot φλυκταιναι, les pustules et les vésicules ; et les traducteurs ont rendu ce mot par celui de *pustulæ* ; et le dernier de ces mots a été aussi employé, en général, dans cette double signification. Quelques écrivains ne l'ont employé que pour désigner des éruptions qui sont dans un état de suppuration, « Pustularum nimirum conditio, dit le professeur Arnemann, exigit, ut in apice *suppurentur*, vel in *pus* abeant. » (*Commentar. de Aphthis*, Gott. 1787,

§. 2. Voyez aussi Linn., *Gen. Morb.*, class. xı, ord. 4. — Sagar, class. ı, ord. 2.)

Pag. 191, *lig.* 19. — Cette variété de l'impétigo ressemble beaucoup à l'Herpes *circinatus*, qui présente la même forme dans sa marche progressive. Cette affection dartreuse est très-grave dans les pays chauds, comme nous le rapportent les praticiens de ces pays. Voyez Hilary, *on the Diseases of Barbadoes*, p. 352, (2e. édit.) *Winterbottom's Account of Sierra Leone*, vol. II, ch. ıx.— Il est vraisemblable que cette maladie correspond à cette variété de l'impetigo, dont Bontius fait mention, comme d'une affection redoutable dans l'Inde, où elle est appelée *Courap* par les habitans de cette contrée.

Pag. 195, *lig.* 1. — L'on reconnoît dans cette circonstance, et dans quelques-unes des circonstances précédentes, l'exactitude de la description laconique que Celse a donnée de cette maladie. La première espèce de l'impetigo est celle « quæ similitudine scabiem repræsentat ; nam et rubet, et durior est, et exulcerata est, et rodit. Distat autem ab ea quæ magis exulcerata est, et varis similes pustulas habet, videnturque esse in ea quasi bullulæ quædam, ex quibus interposito tempore quasi squamulæ solvuntur ; certioribusque hæc temporibus revertitur. »

Pag. 195, *lig.* 5. — Des affections morales très-fortes produisirent vraisemblablement l'Impetigo dont furent atteints deux gentilshommes auxquels je donnai des soins. La crainte et le chagrin donnent lieu à quelques éruptions squammeuses, telles que l'Eléphantiasis tuberculeux. Voy. les Remarques du Dr. Th. Heberden, sur l'Eléphantiasis qui a régné à Madère (*Med. Trans.*, vol. I, art. 2) ; et celles du Dr. Joannis, sur l'Eléphantiasis qui a eu lieu à Martigues (*Med. Obs. and inquir.*, vol. I, art. 19) J'ai été témoin, il y a quelque temps, de l'influence extraordinaire produite par les affections mentales sur la circulation cutanée, chez une pauvre femme qui était une de mes malades du Dispensaire public : elle fut atteinte subitement, dans une seule nuit, d'une anasarque générale, qui fut produite par le chagrin que lui ocasionna la perte d'une petite somme d'argent, seul bien qu'elle possédât. (Voy. *Edinb. Med. and Surg. Journal*, vol. V, p. 127.

Pag. 205, *lig.* 17-18. — Ce mot est pris dans un sens générique, et presque dans le sens que lui donnait Celse, lorsqu'il désignait sous ce nom les éruptions humides, celles qui étaient dans un état d'ulcération, et les éruptions sèches et furfuracées situées sur le cuir chevelu. Sauvages a employé dans le même sens générique le mot *Tinea*. Un grand nombre d'auteurs, soit anciens, soit modernes, ont désigné les variétés de cette maladie sous des noms différens, tels que *crusta lactea, alopecia, pityriasis, favi, achores, scabies capitis*. Mais les observateurs les plus éclairés ont fait attention à l'identité de la nature et des causes de ces éruptions. (Voyez Sennert, *De Morb. Infant.*, p. 2, cap. ıv ; *and Pract.*, lib. v, p. 3, cap. ıv. — Heister, *Chirurg.*, p. 1, lib. v, cap. x. — Tilingius, *Lilium curiosum*, cap. §. ıı. — Vogel, *De cognosc. et cur. Hom. Morb.*, class. 8, §. 713. — Stoll, *Rat. Med.* 1, 49.)

Pag. 205, *lig.* 22. — Dans les 3e. et 4e. éditions de cet ouvrage, j'avais mis dans cet endroit une note, dans laquelle je remarquais que la propriété non contagieuse et quelques autres traits caractéristiques de cette maladie étaient propres à établir une analogie entre elle et l'impétigo. Mon expérience particulière m'a fait élever par la suite des doutes sur cette propriété, qui a porté le docteur Willan à classer le *crusta lactea* dans le genre du Porrigo, et m'a fait croire que la dénomination d'Impetigo *larvalis* aurait été plus exacte. Le caractère de cette éruption est impétigineux, lors même qu'elle est située sur la face et le cuir chevelu, puisque les pustules sont des *psydracia*, et non des *favi* et des *achores*. Les croûtes sont, dans cette éruption, minces et lamelleuses, et non dentelées et élevées comme dans le Porrigo ; et le suintement ichoreux qui a lieu par différens endroits, l'inflammation, et l'incrustation qui se reproduisent si souvent, concourent parfaitement à établir l'identité qui existe entre cette maladie et l'Impétigo, surtout si l'on réfléchit que cette affection morbide se répand sur tout le corps et sur les extrémités, qu'elle attaque principalement les grandes articulations, qu'elle se reproduit parfois, pendant plusieurs années, dans le printemps et l'automne, jusqu'à l'époque de la puberté, et que les causes irritantes, telles que la dentition, peuvent donner lieu à une récidive. Malgré la justesse de ces observations, je laisse cette maladie dans la place du cadre nosologique qu'elle occupait dans le principe, soit par respect pour mon maître, soit pour éviter la confusion que produiraient des changemens introduits dans la classification de Willan.

Pag. 209, *lig.* 23. — Ce médecin fait bouillir dans une demi-pinte de lait de vache une poignée de feuilles fraîches de cette plante, ou une demi-dragme de ces feuilles, lorsqu'elles sont sèches : il fait prendre ce remède pendant la nuit et le matin.

Pag. 210, *lig* 4. — Le Porrigo *furfurans* correspond au *Tinea Furfuracea* de Sennert, au *Tinea porriginosa* d'Astruc et de Sauvages, au Porrigo furfuracea de Plenck, et à la Teigne *furfuracée* de M. Alibert. (Sennert, *de Cur. Infant.*, p. 11, cap. iv; Sauvages, *Nos. Method.*, class. x, genr. xxix, spec. 6; Plenck, *Doct. de Morb. cut.*, class vii; M. Alibert, planche troisième, dans laquelle les traits de cette maladie sont bien retracés. Il est digne de remarque que la teigne amiantacée, que cet auteur a fait graver dans sa planche quatrième, paraît être une variété du porrigo *furfurans*. Les écrivains qui ont traduit les ouvrages des médecins grecs, et plusieurs auteurs latins, ont regardé le mot Porrigo comme synonyme du mot grec πιτυριασις. Celse pense cependant que l'on a donné à ce mot une trop grande extension, et qu'il n'est pas très-judicieux de désigner sous le même nom générique une simple *crasse* de la tête et la teigne contagieuse. (Voyez l'article *Pityriasis.*) Plenck emploie le même mot pour désigner ces deux maladies; mais il établit entre elles une différence : il appelle Porrigo *furfuracea seu vera*, le Porrigo qui est contagieux; et il désigne sous le nom de Porrigo *farinosa seuspuria*, l'autre Porrigo, qui n'est produit, d'après lui, que par une trop grande sécrétion des glandes sébacées.

Pag. 212, *lig.* 21. — Cette ressemblance a porté Haly Abbas à désigner de la même manière ce Porrigo. Ce médecin a établi six espèces de cette maladie. « Quinta est *lupinosa*, sicca, et colore alba, lupino similis, à qua quasi cortices et squammæ fluunt albæ. » (*Theorie*, lib. VIII, cap. 18. — Sennert, lib. **v**. p. 1, cap. 32.) Cette variété du Porrigo correspond à la maladie désignée par Astruc et Sauvages, sous le nom de *Tinea lupina*, par Plenck sous celui de *Porrigo lupina* et sous celui de *scabies capitis*. La Teigne *faveuse*, que M. Alibert a fait graver dans sa première planche, paraît correspondre à cette variété du Porrigo.

Pag. 213, *lig.* 3. — L'on peut employer un liniment préparé avec une dragme d'alkali volatil, deux ou trois dragmes d'huile, et une once d'eau, vis dect. « Imprimis *salia lixivia*, a dit le professeur Selle, ad crustam tam firmam atque alias insolubilem emolliendam sunt apta. » *Medic. clin.*, 187.

Pag. 219, *lig.* 3. — M. P. Fernandes m'a rapporté avoir obtenu une guérison prompte, par une seule application de l'acide sulfurique très-fort, que l'on enleva un moment après son application. Un nouvel épiderme sain remplaça l'épiderme malade. On a retiré dans quelques cas de très-bons effets de l'acide acétique, ou du vinaigre aromatique, qui agissent d'une manière moins énergique que l'acide sulfurique.

Pag. 223, *lig.* 10. — Sauvages et plusieurs autres écrivains ont donné un nom particulier à cette éruption, lorsqu'elle se manifeste tantôt sur une partie, tantôt sur une autre. Ils l'ont désignée sous le nom de Tinea *volatica*, d'Ignis *volaticus*, etc.

Pag. 225, *lig.* 19. — L'on a pu croire que le nom de cette maladie (*Porrigo*), provenait de la similitude qui existe entre l'odeur exhalée par cet écoulement et celle de l'ail.

Pag. 230, *lig.* 1. — Les médecins grecs paraissent avoir pris dans une acception générale le mot εκθυμα, et l'avoir regardé comme synonyme du mot εξανθημα, ou éruption. Peut-être désignaient-ils plus particulièrement sous le nom d'*ecthymata* les éruptions les plus proéminentes et les plus inflammatoires ; puisque, comme l'a remarqué Galien, dans son Commentaire sur le troisième livre des *Épidemies d'Hippocrate*, ce mot provient du mot grec εκθυειν, quod est εξορμαω (*impetu erumpere*), in iis quæ sponte extuberant in cute. » (§. 51). Voyez aussi *Erotian. de voc. apud Hippocrat.*, et *Foës, OEconom. Hipp. ad voc* εθυματα. Cette manière d'envisager ce point de doctrine a porté plusieurs auteurs, tels que Fernel, Paré, Vidus Vidius, Sennert, Sebizius, etc. à croire que l'on désignait plus particulièrement sous les noms d'*ecthymata* et d'*exanthemata* la petite vérole et la rougeole. « *Variolas vocant* εκθυματα, *pustulas extumescentes, morbillos autem* εξανθηματα *nominant maculas in cute apparentes, etc.* Consultez le Traité de Melchior Sebizius, de Variol. et Morbil. Argent, 1642. Ces considérations sont bien propres à prouver combien les mots de *pustulæ extumescentes* seraient bien placés dans ce genre.

Pag. 260, *lig.* 14. — Les écrits de plusieurs auteurs nous prouvent que le peuple faisait cette distinction , relativement à cette maladie éruptive. Sennert, qui était professeur à Wittemberg, au
commencement du dix-septième siècle , observe, dans son *Traité
sur la Petite Vérole et sur la Rougeole* , que cette maladie présente d'autres variétés « *Præter communes variolas et mor-
bilos.* » que l'on désigne vulgairement en Allemagne sous les noms
de *schaffsblattern* (vérole de mouton ou vésicules) , ou de *Vind
bocten* (vérole volante). Voyez *Hist. Med. Pract.*, lib. IV, cap. XII;
et Rivière , qui était à la même époque professeur à Montpellier,
parle de l'éruption à laquelle le peuple donnait ordinairement le
nom de *Veirolette.* Voyez *Prax. Med.* , cap. II. Cette affection
cutanée était appelée en Italie *Ravaglione. Ibid.* Consultez aussi
Diemerbroeck, *de Variolis et Morbis*, cap. 2. Fuller a décrit cette
éruption dans son ouvrage sur l'*Exanthématologie* , publié en
1730 , et il avoue que les nourrices lui ont appris le nom de cette
maladie. « J'ai été porté à croire , dit-il, que cette éruption est
désignée par *les bonnes femmes*, sous le nom de *petite vérole
volante* , pag. 161. Cette éruption était désignée par le peuple , à
Edimbourg, en 1733 , sous la même dénomination Voyez *Edin.* ,
Med. Essays. , vol. II , art. 2 , et à Newcastle et dans le Cumber-
land, cette maladie a reçu le nom de *Water-jags.* Voy. Dr. Wood,
in the Med. and Phys. Journal , vol. XIII , p. 58.

Pag. 261, *lig.* 5. — Consultez Vogel, *de cognoscend. et cur.
Hom. Morb.* , §. 128 (édit. de 1772.) *Burserius, Inst. Med.* ,
vol. II , cap 9 , §. 305. Sauvages la regarde, néanmoins, comme une
espèce de variole , class. III , gen. II , spect. I. V. *Lymphatica.*

Pag. 261 , *lig.* 17. — Voyez son Traité « *On Vaccine Inoculation* », publié en 1806 , sect. VII. Le docteur Fuller , déjà cité , a
décrit ces trois variétés sous les noms de petite vérole volante , de
petite vérole de cochon , et sous celui de *Chrystalli* , p. 161. — 3.

Pag. 267, *lig.* 22. — *Consultez* le Traité du docteur Willan sur
la Vaccine, p. 97 — 103.

Pag. 269, *lig.* 9. — Depuis la découverte de la Vaccine , qui fut
publiée à la fin du seizième siècle , cette vérité demeure dans toute
sa force : les exceptions à cette règle générale (et quelles sont les
recherches de l'homme qui ne présentent point quelque exception?)
sont propres à sanctionner encore cette vérité. En effet , le très-petit
nombre d'exemples (comme celui du fils du comte Grosvenor)
dans lesquels une éruption assez étendue de petite vérole s'est manifestée après que la personne avait été vaccinée, ont prouvé l'influence
puissante et manifeste produite par l'action du virus vaccin, puisque
la petite vérole s'est arrêtée au milieu de sa marche, et que la convalescence du malade a été prompte.

Pag. 269 , *lig.* 11. — Ces pustules se manifestent sur les parties
qui ont été le siége de l'insertion du virus vaccin : celles que l'on
remarqua dans les premières expériences faites avec le virus vaccin ,
dans l'hospice des Varioleux , par le docteur Woodwille , furent de

nature à embarrasser les premiers inoculateurs ; mais l'on reconnut bientôt, et le fait a été attesté par le docteur Woodwille lui-même, que ces pustules étaient réellement varioleuses, et qu'elles avaient été le résultat de la contagion contractée dans l'hospice.

Pag. 270, *lig.* 15 — Le docteur Jenner a regardé ce développement prématuré comme un signe caractéristique de l'irrégularité de cette pustule. Consultez le Mémoire qu'il publia sur l'inoculation de la Vaccine, au commencement de sa Pratique ; vous verrez la différence qu'il établit entre les croûtes produites par ces pustules, et celles qui sont occasionnées par la véritable vésicule due à l'action du vaccin : *Paper of Instructions for Vaccine Inoculation*, p. 99.

Pag. 271, *lig.* 16. — Il me paraît que M. Bryce n'a donné, dans son excellent ouvrage sur l'inoculation de la vaccine, aucune bonne raison pour combattre ces observations sur les vésicules irrégulières. Il a regardé mal-à-propos cette division comme propre à nuire à la découverte et à la propagation de la vaccine, et à mettre à couvert l'ignorance et le défaut d'attention de l'opérateur. Les raisonnemens de cet auteur, qui se réduisent à expliquer le fait d'une manière hypothétique (ce qui prouve que cet écrivain croit à l'existence de ce fait), ne nous semblent pas très judicieux : ce médecin divise les vésicules en constitutionnelles et en locales ; mais il avoue en même temps qu'il ne connoît pas d'autre signe caractéristique pour les distinguer, que celui que nous tirons de ce que l'une de ces vésicules préserve de la petite vérole, et que l'autre ne met point à l'abri de cette maladie (*Appendix*, n°. 10, p. 114, édit. 2ᵉ.) Nous le demandons à cet auteur : Favorise-t-on l'ignorance et le défaut d'attention, en observant que l'opérateur doit faire une grande attention aux caractères extérieurs des vésicules ? Avouons, toutefois, que ce médecin a réparé ce défaut de logique, en rapportant l'exemple d'une double inoculation qu'il pratiqua dans l'intervalle de cinq ou six jours, et dont il est aisé d'apprécier le caractère, sans posséder une grande finesse de tact et sans être un grand observateur.

Pag. 274, *lig.* 7. — Paper of Instructions of Jenner.

Pag. 274. *lig.* 8. — Actuarius désigne sous ce nom, et sous celui de *feu*, ces éruptions brûlantes et serpentigineuses. « *Herpes* dicitur eo quod videatur ἕρπειν (quod est *serpere* per summam cutem) modo hanc ejus partem, modo proximam occupans, quod semper, priore sanatâ, propinqua ejus vitium excipiat ; non secus quam *ignis* qui proxima quæque depascitur, ubi ea quæ prius accensa erant, deficiente jam materiâ ignea, prius quoque extinguuntur. » *Meth. Med.*, lib. 11, cap. 12. Les Arabes ont donné le nom de *Formica* à cette maladie, à cause de son caractère et de la nature de ses progrès.

Pag. 275, *lig.* 13. — Quoique quelques anciens se soient plutôt exercés à s'élever jusqu'à la nature de l'humeur morbifique, qui donnait, disait-on, naissance à cette maladie, qu'à décrire avec exactitude les symptômes caractéristiques de cette éruption, cependant quelques-uns d'entre eux ont parlé des *petites bulles*, ou des

phlyctènes, comme de symptômes propres à caractériser cette
affection cutanée (*Voy.* Galien, *de Tumoribus præt. naturam ;* —
Aëtius ; tetrab. IV, serm. II, cap. 60 ; — Paulus , lib. IV , cap. 20 ;
— Actuarius , lib. II , cap. 12.) Scribonius Largus retrace la forme
la plus remarquable de cette maladie vésiculaire (*The Zoster,* ou
Zone), et en parle comme d'une variété de l'Herpes. « Zona quam
Græci ἐρπητα dicunt » *Voy.* Scribon. , *de Compos. Medicam. ,*
cap. 13. Celse, qui a décrit cette éruption sous le nom d'*Ignis sacer*,
a retracé très-bien sa forme, ses caractères extérieurs, et a parlé des
différentes parties du corps sur lesquelles elle se manifeste le plus
fréquemment. » Exasperaturque per pustulas continuas, quarum
nulla alterâ major est, sed plurimæ perexiguæ : in his semper fere
pus, et sæpe rubor cum calore est : serpitque id nonnunquam
sanescente eo quod primum vitiatum est ; nonnunquam etiam exul-
cerato , ubi , ruptis pustulis, ulcus continuatur, humorque exit,
qui esse inter saniem et pus videri potest. Fit maximè in pectore ,
aut lateribus , aut eminentibus partibus, præcipuèque in plantis. »
Lib. V, cap. 28 , §. 4.

Pag. 276, *lig.* 27. — Néanmoins, cette éruption est quelquefois
parfaitement circulaire , et elle présente un grand nombre de vésicules agglomérées entre elles ; les forces de la constitution sont alors
très-dérangées , la chaleur et la douleur sont très-vives , et la sensation qu'éprouve les malades est plus douloureuse et plus brûlante
que dans les autres affections herpétiques.

Pag. 279 , *lig.* 3. — Ζωστηρ, Ζωνη, L'on a désigné sous ces noms
cette variété de l'Herpes, parce qu'elle est toujours située sur le tronc;
des auteurs lui ont donné simplement le nom de *Zoster* (*Voyez*
Plin. , *Nat. Hist.* , lib. XXVI , cap. 11), ou celui de *Zona* , ou de
Zona ignea ; et l'on reconnaît très-bien , comme nous l'avons fait
remarquer plus haut, cette maladie , dans la description qu'en a
donnée Celse sous le nom d'*Ignis sacer.* Cette maladie a été décrite,
avec une fidélité plus ou moins grande , par Tulpius (*Obs. Med.* ,
lib. III , cap. 44), Hoffmann (*Med. Syst. Rat.* , tom. IV ,
part. I , cap. 13 , § 6 et obs. 6), Dehaën (*De Divis. Febrium* ,
p. 112 , etc.), Callisen (*Syst. Chirurg. Hod.* , tom. 1 , p. 424),
Burserius (*Inst. Med. Pract.* , tom. II , cap. 3), et par d'autres
auteurs. Sauvages l'a divisée en deux genres, et a nommé le premier
Erysipelas Zoster, et le second *Herpes Zoster.* (*Nosol. Method.,*
class. III , gen. 7 , et class. I , gen. 7); Cullen lui a donné le nom
d'*Erisypelas phlyctænodes*, mais il a élevé lui-même des doutes
sur l'exactitude de cette classification. (*Nosol. Method.* , gen. XXXI ,
spect. 2.)

Pag. 280 , *lig.* 14. — Hàc tamen perpetuâ lege, dit De Haën , ut
ab anteriore parte nunquam lineam albam, nunquam à postica spi-
nam , transcenderent. » (*De Divis. Febrium* , p. 112.) Cette
observation présente cependant beaucoup d'exceptions.

Comme cette maladie présente très-rarement cette forme, l'on a
été porté généralement à croire que si cette éruption faisait entièrement le tour du corps, elle entraînait la perte du malade. « Zoster
appellatur, et necat, si cinxerit. » (*Plin.* , *loc. cit.*) J'ai vu cette
éruption se présenter sur le front sous la forme d'une ligne blanche,

et Turner soutient qu'il lui a vu faire plus d'une fois le tour du corps. (*On Dis of. The Skin* , chap. v , p. 80.) Le docteur Russel, dans son ouvrage intitulé *de Tabe glandulari* (Hist. 33), et Tulpius (*Obs. Med.* , lib. III . cap. 44) , ont soutenu une opinion diamétralement opposée à celle de Pline.

Pag. 281 , *lig.* 24. — Hoffmann s'exprime sur ce point de la manière suivante : « Inde quidem symptomata remiserunt, excepto exquisito ardente dolore, qui tantus erat , ut nec somnum capere, nec locum affectum contingere posset. » *Med. Syst. Rat.* , tom. IV, part. 1 , cap. 13 , §. 6 , obs. 6.)

Pag. 282 , lig. 1. — Les nosologistes n'ont point assez insisté sur la marche régulière et la courte durée de cette maladie. Burserius a dit cependant de cette éruption : « Zoster *acutus* et *brevis* ut plurimùm morbus est ; nam, quanquam Lorryus et chronicum , et interdum epidemicum esse existimet (quod de igne sacro late sumpto fortasse ei concedendum est) hanc speciem tamen diutinam non vidi. » *Inst. Med. Pract.* , tom. II , cap. 3 , §. 52.

Pag. 282 , *lig.* 2. — J'ai été pendant douze années médecin du Dispensaire public ; pendant ce temps, j'ai été à même d'observer un assez grand nombre d'exemples de cette maladie : aucun d'eux n'avait été produit par la contagion, et n'avait point donné naissance à cette éruption chez d'autres individus.

Pag. 282 , *lig.* 8. — Quelques auteurs, comme Platner et Hoffmann , ont regardé cette éruption comme une maladie dangereuse et d'un caractère malin, et Langius (*Epist. Med.* , p. 110) a rapporté deux exemples de cette maladie , qu'il avait observés sur deux gentilshommes, et qui s'étaient terminés par la mort ; mais ces médecins se sont sans doute mépris sur le véritable caractère de cette maladie. Lorry , Burserius , Geoffroy , et d'autres auteurs (*Hist. de la Soc. Roy. de Méd.* , année 1777 — 8) , ont soutenu avec raison que cette maladie n'était point dangereuse.

Pag. 282 , *lig.* 24. — *Voy.* Schwartz , *Diss. de Zoná serpiginosá* , *Halæ* , 1745. Ce médecin a vu trois exemples de cette maladie produits par de violens accès de colère , p. 17 ; et Plenck assure qu'il a vu cette maladie se manifester deux fois après une violente colère, et après que les personnes eurent bu abondamment de la bière.

Pag. 283 , *lig.* 18. — *Consultez* Turner, *on Dis. of The Skin.,* chap. 5.

Pag. 283 , *lig.* 20. —« Illa autem, ut inspicio, » dit le docteur Russel, vesiculis depressis, et minimè tumentibus , at livescentibus inducta esse atque acrem quemdam ichorem substare cerno, proindè secantur vesiculæ, et præcipitato rubro cum unguento aur. et cerato , ut medicamenta fixa atque immota emanerent, curantur. » *De Tabe Glandulari* , hist. 33.

Pag. 291 , *lig.* 18. — Comme le docteur Willan n'avait observé cette maladie que dans sa première période, il avait voulu la placer dans l'ordre des Exanthèmes.

Pag. 293, *lig.* 12. — L'étymologie de ce mot dérive du mot grec ῥύπος, qui était propre à spécifier la mauvaise odeur et la malpropreté des parties affectées.

Pag. 293, *lig.* 27. — Cette circonstance contribue à établir une distinction entre cette éruption et l'Ecthyma.

L'Ecthyma est, en outre, caractérise par sa forme pustuleuse et par la dureté de sa base, qui est atteinte d'un état inflammatoire très-intense. Les croûtes de l'Ecthyma sont dures, profondément dentelées, et cette dureté s'étend jusque dans le tissu musculaire sous-jacent, lorsque cette maladie a été grave.

Pag. 296, *lig.* 16. — Un grand nombre d'auteurs ont commis cette erreur. Nous citerons les suivans : Sir David Hamilton, *De Febre Miliari*, 1710; — Allionius, *De Miliarium Orig. Progressu, Nat. et Cur.*, 1758; — Fordyce, *Hist. Febris Miliaris*, 1758; — Collin, *Epist. de Pust. Miliar.*, 1764; — Blackmore, *on the Plag.*; — Macbride, *Introd. to Theor. and Pract. of Med.*, part. II, chap. 17; — Baraillon, dans les *Mémoires de la Société Roy. de Paris*, tom. I, p. 193; — *An Essay on the Cure of the Miliary Fever, by a Subject of Mithridates*, 1751; — Sauvages, *Nosol. Meth.*, class. III, gen. 5; — Burserius, *Inst. Med.*, vol. II, p. II, cap. II, etc.

Pag. 296, *lig.* 20. — Cette erreur a été commise dans l'histoire de la fièvre épidémique miliaire qui régna à Leipsick dans l'année 1650, et qui a été regardée comme le prototype de toutes les fièvres miliaires. *Voy.* Godofr, Welsch, *Hist. Med.*, Novum istum puerperar. morbum continens, qui ipsis *der Friesel* dicitur; in Haller's *Disput. Med.*, tom. v, §. 174; — Also Christ. Joan. Langius, *Prax. Med.*, part. II, cap. 14, §. 9, *De Purpura*; — Etmuller, *De Febribus*; — Schacher, *De Febre acut. Exanthemat.*, Lips., 1723; *in Haller's Disput.* v, §. 175. — And Saltzmann, *Hist. Purpuræ Miliaris albæ*, ibid., §. 176.

Pag. 296, *lig.* 23. — Aussi le nom de cette maladie dérive-t-il du mot *milium*, millet.

Pag. 297, lig. 20. — Il paraît que les médecins, qui ont confondu l'efflorescence de la Scarlatine avec l'éruption miliaire, employaient, pour spécifier ces deux éruptions, les expressions de Fièvre miliaire *rougeâtre* et *blanchâtre*, ou celles de Pourpre *rougeâtre* et *blanchâtre*; de plus, les vésicules de la miliaire étaient parfois précédées, comme celles de la Varicelle, d'une efflorescence très-étendue, qui disparaissait bientôt après le développement des vésicules : c'est ce qui a porté quelquefois à dire, que l'éruption miliaire *rougeâtre* s'était convertie en une éruption *blanchâtre*.

Pag. 298, *lig.* 8. — *Voy.* Blackmore, *loc. cit.*; — Brocklesby, *in the Med. Obs. and Inquir.*, vol. IV, p. 30.

Pag. 298, *lig.* 26 — Consultez le second livre sur les épidémies, sect. 3. Hippocrate rapporte dans ce livre que quelques fièvres furent jugées, pendant un été chaud et sec, par une sueur critique, et qu'une éruption miliaire (τρηχίσματα κεγχρώδεα) se manifesta sur la peau, le septième, le huitième et le neuvième jour, et qu'elle continua à se développer jusqu'à ce que la crise fût opérée. — Consultez aussi le livre sur les pronostics , où cet auteur parle des sueurs miliaires. (ἰδρῶτες κεγχροειδεες.

Pag. 299 , *lig.* 6.—Sir Richard Blackmore soutient que la fièvre miliaire est la pyrexie la plus commune et la plus maligne dans ce pays , et que, lorsque l'éruption est très-abondante, elle est souvent funeste au malade, et qu'elle est toujours-dangereuse. (*loc. cit.*) Son contemporain Sydenham dit, au contraire , des éruptions miliaires : « Licet suâ sponte nonnunquam ingruant, sæpius tamen *lecti calore et cardiacis* extorquentur. » Voy. *De Nov. Febris ingressu.*

Pag. 299 , *lig.* 11. — Consultez De Haen , *Theses sistent. Febrium divis.*, §. 4. Consultez le *Ratio Medendi* de cet auteur. vol. II , p. 8 — White , *On the menagement of pregnant and lying-in Women* , chap. 11. — Cullen , *First. Lines* , part. 723 , and *Nosol. Meth.* Il paraît cependant que les médecins instruits professaient , au milieu du dernier siècle , des opinions saines sur ce point de doctrine. Et, en effet, un écrivain anonyme, blâmant, en 1751 , la stupidité et l'ignorance impardonnable de ses confrères, relativement à cette maladie , les attribue à l'opinion prédominante de quelques médecins, que cette fièvre était *un être de notre propre invention.* Il ajoute que cette opinion s'était introduite dans tout le collége de Blackmore, et avait exercé de là son influence dangereuse sur les apothicaires. Voy. *The Essay by a subject of Mithridates* , Préf., p. 1.

Pag. 300 , *lig.* 13. — Le développement de cette miliaire, si funeste aux malades, doit être regardé comme un des plus grands *opprobria medicorum* ; et en effet , cette éruption est produite par une pratique erronée, établie sur des idées hypothétiques relatives à la coction et à l'expulsion de la matière morbifique. Lorsque nous réfléchissons qu'il n'y a presque point de pyrexie dans laquelle cette faute de thérapeutique n'ait été plus ou moins commise, nous devons rougir de notre art. « Quid verò demùm generi humano calamitosius , s'écrie De Haën , quàm quod, et plebe et medicis conspirantibus, tot milleni quotannis ægri , ab ipso principio acutorum , ut coacta omninò crisis , in plerisque aut lethalis, aut periculosa saltem , producatur ; interea dum salutaria naturæ molimina turbantur, confunduntur, ac penitus sufflaminantur. Faxit Deus, ut demùm sapiant Phryges ! — *De Febrium divis.*

Pag. 301 , *lig.* 3. — M. White , *loc. cit.*

Pag. 301 , *lig.* 10. — Voyez Fordyce. (*loc. cit.*): « Nonnunquam bullæ insignes, apice digiti non minores, hic elevantur. » Consultez aussi *The Anon. Essay on the Cure of Mil. Fever;* et Brocklesby, *loc. cit.*

Pag. 301 , *lig.* 24. — M. White observe qu'une femme , après ses couches, a été tellement affaiblie par le mode de traitement dont nous venons de parler, que « les cordiaux les plus puissans ont été nécessaires pour soutenir ses forces. » Non, il n'est point possible de croire, ajoute cet auteur, qu'un malade ait pris quelquefois, dans an seul jour, *quatre pintes de vin, de l'eau-de-vie, pour toute boisson, et des remèdes stimulans et échauffans*, sans que le délire ait été le résultat d'une conduite semblable. » *Loc. cit.*, chap. VIII. Des praticiens ont dernièrement conseillé d'administrer à très-haute dose le vin dans les fièvres typhoïdes : ils n'ont pas sans doute réfléchi que, si une semblable thérapeutique n'était point funeste au malade, c'était parce que l'affaiblissement des forces du malade était subordonnée à l'action des circonstances extérieures, et non à la tendance nécessaire de la maladie. Plusieurs faits, que j'ai été à même d'observer dans l'hospice des fièvreux, ne me permettent pas d'élever le moindre doute sur l'exactitude de cette opinion, sur laquelle je me propose de présenter dans la suite quelques éclaircissemens.

Pag. 3o2, *lig.* 3. — Aëtius observe qu'une éruption de phlyctènes donnant lieu à une douleur brûlante et à une cuisson très-vive, se manifeste sur toutes les parties du corps, et qu'elle ne se termine pas par un état d'ulcération. Eas εκζέματα, *ab ebulliente fervore, Græci* vulgò appellant. Tetrab. IV, serm. I, cap. 128. D'après Paulus, lib. IV, cap. 10, et d'après Actuarius, lib. VI, cap. 8, les phlyctènes sont aussi désignées sous le nom de περιζέματα, ou περιζέσματα, c'est-à-dire, *vehementer ferventia.* Voyez Gorræus, *Defin. Med.*, et Sennert, *Pract. Med.*, lib. V, part. I, cap. 2.

Pag. 3o3, *lig.* 2o. — Comme cette éruption est située autour des doigts, de la paume de la main et des poignets, et qu'elle se prolonge pendant plusieurs semaines, l'on peut quelquefois se méprendre sur son véritable caractère, et la confondre avec la gale ; mais les signes pathognomoniques que nous venons de retracer, et ceux dont nous avons fait mention au chapitre consacré à la gale, contribueront à éclairer le diagnostic de cette maladie.

Pag. 3o8, *lig.* 1o. — L'irritation produite par la compression que déterminent nos vêtemens autour des genoux et du cou, lorsqu'ils sont trop serrés, donne ordinairement naissance à l'Intertrigo (*voy.* p. 123), et chez quelques personnes à l'Eczema : aussi Sauvages a-t-il divisé en deux genres l'affection herpétique occasionnée par la compression des jarretières et des vêtemens que nous portons autour du cou. Cet auteur appelle le premier de ces genres Herpes *periscelis*, et il désigne le second sous celui d'Herpes *collaris*.

Pag. 3o8, *lig.* 12. — L'analogie ne sanctionne pas peut-être cette espèce d'Eczema, lorsque l'on réfléchit sur le caractère qui sert à la spécifier ; mais cette espèce mérite, sous tous les rapports, si l'on excepte néanmoins la rougeur ambiante de cette éruption, d'être classée dans ce genre, puisqu'elle diffère et de l'Erythème et de la miliaire, soit symptomatique, soit fébrile.

Pag. 3o8, *lig.* 13. — Voilà pourquoi cette maladie a été désignée sous le nom d'Eczema *mercuriale* (*Voy.* Pearson's, « *Observat. on the effects of var. Articles of the Mat. Med. in Lues Ven.*, chap. XIII, 2d. édit.) ; sous celui d'Erythema *mercuriale* (consultez Doct. Spens, *and* Doct. M. Mullins, *in the Edin. Med. and Surg. Journ.*, vol. I and II) ; sous celui d'*Hydrargyria* (*Voy.* doct. Alley's, « *Observ. on the Hydrargyria, or that vesicular Di-*

sease arising from the exhibition of Mercury. » Lond. 1810) ,
et sous celui de lèpre mercurielle. (*Consultez* le Traité du docteur
Moriarty , de Dublin.)

Pag. 3o8 , *lig.* 22. — On peut lire sur ce sujet deux observations
rapportées par le docteur Rutter (dans le Journal de Médecine et
de Chirurgie d'Edimbourg, vol. v , p. 143), et par le docteur Marcet (dans les Transactions Médico-Chirurgicales , vol. ii, art. 9),
sous le nom d'Erythème. Cette maladie se reproduisit plusieurs fois
chez ces deux malades , et son intensité fut quelquefois très-grande.
Il est digne de remarque , que , dans ces deux cas , la première
attaque de la maladie se manifesta après une gonorrhée qui avait été
combattue chez l'un par des préparations mercurielles , et que ces
préparations avaient été vraisemblablement administrées chez
l'autre.

PRÉFACE.

POUR prévenir toute méprise sur la nature et sur l'objet de cet ouvrage, il est nécessaire d'avertir qu'il n'a pas été publié pour suppléer aux lacunes qui sont dans le Traité important du docteur Willan, et pour être le complément de ce travail original. Son unique objet est de présenter un abrégé de la classification de cet auteur, et de donner en même temps des notions précises sur tous les genres et sur toutes les espèces que ce médecin devait embrasser dans son plan. Les matériaux des quatre premiers Ordres ont été puisés principalement dans le Traité du docteur Willan. La première partie de ce travail peut être regardée comme un abrégé de l'ouvrage de ce médecin. J'y ai ajouté néanmoins quelques observations pratiques qui me sont pro-

pres. Le reste est dû en partie à mon expérience et à mes recherches. Mes rapports fréquens avec le docteur Willan,
dans les dix années pendant lesquelles j'ai
été son collègue au Dispensaire public,
m'ont mis à même de bien connaître les
maladies de la peau. Ce travail est en
partie le fruit des conversations que j'ai
eues avec M. Willan pendant sa dernière
maladie, et avant son départ pour Madère.
A cette époque, il eut la bonté de me lire
rapidement, pour mon instruction, ses
manuscrits encore incomplets. Pendant
cette lecture je pris des notes sur les
points qui m'étaient le moins connus;
car ce médecin désirait, dans le fond,
que la science possédât une esquisse de
l'ensemble de sa classification, quoiqu'il
ne désespérât point de compléter son
propre Traité, mais à une époque plus
éloignée. Lors même que je serais en état
de suivre mon habile maître dans les recherches historiques qui enrichissent son
ouvrage, cela serait entièrement incompatible avec mon plan. J'ai cru cependant
utile de donner dans des notes quelques

éclaircissemens, et d'y ajouter quelques renvois qui, sans interrompre les détails-pratiques, peuvent prouver au lecteur, d'une manière satisfaisante, que les principes de cette classification et de cette nomenclature n'ont été adoptés qu'après avoir été sanctionnés par la raison et par les témoignages des auteurs.

Je suis loin de soutenir que cette classification des maladies de la peau soit entièrement exempte des imperfections relatives à l'essence du sujet ; (En effet, quelle est la classification artificielle des objets naturels qui ait été inventée, sans qu'on ne puisse y trouver des imperfections?) mais je pense qu'il sera impossible de l'étudier avec soin et en praticien, sans en retirer de l'avantage. Je suis convaincu, il est vrai, qu'il y a plusieurs individus qui se vantent eux-mêmes d'être praticiens, qui affectent du mépris pour toutes les recherches nosologiques, et qui regardent les discussions relatives à la nomenclature, en particulier, comme très-futiles et très-frivoles, ou, tout au plus, comme une espèce d'amusement scientifique, qui ne contribue en rien aux progrès de l'Art médical. Cette opinion me paraît erronée, et trouve sa source peut-être dans l'indolence, ou dans le défaut d'une précision habituelle dans l'emploi du langage. Les conséquences d'une observation légère et superficielle peuvent être détaillées, sans recourir à une grande précision dans l'emploi des mots; mais toutes les fois que les observations sont faites d'une manière vague, les expressions correspondent au vague de ces observations. Mais ce n'est point par de semblables moyens que l'on recule les bornes de la science.

Parmi les avantages manifestes d'une Nomenclature vaste et bien exacte, l'on peut citer au premier rang la nécessité qu'elle impose de s'élever avec soin à la recherche des phénomènes, ou, en d'autres termes, la forme analytique qu'elle tend à donner à nos recherches, et par conséquent, en dernier résultat, les progrès qu'elle fait faire à l'Observation. En second lieu, une Nomenclature semblable contribue à faciliter les moyens de distinguer les objets, en multipliant les instrumens propres à produire une conception distincte; car le défaut de mots ayant une signification bien déterminée, nous porte à penser, et même à observer confusément. Mais, par-dessus tout, une Nomenclature exacte nous fournit les moyens de communiquer avec précision l'instruction que nous puisons dans les faits, et par conséquent elle contribue directement à l'avancement des connaissances, ou du moins elle surmonte un obstacle qui nuit aux progrès de la science, et qu'il est impossible de vaincre de toute autre manière.

Pour remplir ces vues, une Nomenclature semblable, autant qu'on pourra l'appliquer aux maladies de la peau, est évidemment un ouvrage dont on doit beaucoup désirer l'exécution. En effet, tandis que les dénominations qui ont été données aux autres classes de maladies par les fondateurs de la médecine, sont claires et intelligibles, les noms des affections cutanées ont reçu des acceptions différentes et vagues à l'époque où vivait Hippocrate, et ont eu encore un sens moins précis depuis la renaissance des lettres. Depuis ce temps, les maladies de la peau ont été désignées communément par quelques mots pris dans un sens général, et qui n'ont par conséquent rien déterminé avec précision. Ainsi les mots, *Lèpre*, *Scorbut*, *Herpes*, *Scabies*, *Dartres*, et quelques autres, sont devenus tellement vagues, qu'ils sont purement synonymes de *maladie de la peau*; et même les scrutateurs les plus érudits, dont les connaissances sur les maladies n'étaient pas toujours égales à l'érudition, ou dont l'érudition était au-dessous de leurs connaissances pathologiques, ont interprété dans des sens différens les noms génériques et spécifiques donnés par les anciens. Ils ont non-seulement différé d'opinion, par exemple, dans l'acception des termes généraux, comme les mots *pustule*, *phlyctæna*, *exanthema*, *erythema*, *phyma*, *phlyzacium*, *etc.*, mais encore les noms particuliers, comme *Lichen*, *Psora*, *Herpes*, *Impetigo*, *Porrigo*, *Scabies*, et plusieurs autres, ont été donnés arbitrairement à des genres très-différens de maladies. Les erreurs pour la pratique, qui résultent d'une semblable confusion dans l'emploi des mots, sont très - nombreuses, comme en sont convaincus tous ceux qui ont essayé d'étudier ce point de doctrine dans les livres. Il suffit de citer pour exemple l'emploi anti - médical des remèdes du scorbut pétéchial ou de mer, prescrits pour guérir les maladies inflammatoires, écailleuses et pustuleuses, uniquement parce que l'épithète *scorbutique* a été vaguement donnée à toutes ces maladies ; et pour spécifier un exemple, nous nous bornerons à l'administration de la teinture de cantharides dans la lèpre écailleuse, d'après le conseil du docteur Mead, qui paraît cependant avoir parlé de l'elephantiasis tuberculaire, ou du *leuce* non squammeux, quoiqu'il fût très-difficile de soutenir cette opinion.

La plupart des écrivains qui ont composé des Traités particuliers sur les maladies de la peau, dans les temps modernes, ont implicitement adopté la Nomenclature des anciens, sans chercher à la rendre plus précise ou à éclairer le diagnostic qu'ils ont exposé. Les essais de Mercurialis, d'Hafenreffer, de Bonacurcius et de Turner, ont été écrits d'après cette manière de voir ; et Lorry lui-même, dans son savant et élégant ouvrage, ne s'écarte point du sentier depuis long-temps frayé. Cependant, à-peu-près vers l'année 1780, une classification soignée des maladies de la peau fut publiée par Plenck, professeur de l'Université de Bade ; et après la publication du commencement de l'ouvrage du docteur Willan, une espèce de classification a été proposée par M. Alibert dans son ouvrage brillant et magnifique, mais entièremeut dépourvu de méthode.

La classification de Plenck, ainsi que celle du docteur Willan, repose sur les mêmes principes, savoir, sur les caractères extérieurs des éruptions; mais en se conformant à ce plan, il s'est beaucoup écarté des lois sévères établies par les naturalistes sur les classifications. Neuf de ces quatorze classes correspondent de très - près aux huit ordres du docteur Willan (1). Ce sont : 1° *Maculæ*, 2° *Pustulæ*, 3° *Vesiculæ*, 4° *Bullæ*, 5° *Papulæ*, 6° *Crustæ*, 7° *Squamæ*, 8° *Callositates*, et 9° *Excrescentiæ*. Mais les autres cinq classes comprennent: 10° *Ulcera*, 11° *Vulnera*, 12° *Insecta cutanea*, 13° *Morbi unguium*, et 14° *Morbi capillorum*. Une classification semblable doit manquer d'atteindre son but, parce qu'elle exige que les différens degrés de la même maladie soient regardés comme autant de maladies distinctes, et qu'ils soient arrangés dans différentes classes. Par exemple, les *Crustæ* et les *Ulcera cutanea* sont également le résultat des Pustules, des Vésicules et des Bullæ, et quelquefois même des Ecailles ; tandis que la Petite-vérole et la Gale sont classées parmi les Pustules, et la Lèpre (par le nom de laquelle Plenck entend désigner l'Elephantiasis); parmi les Papulæ; les croûtes qui leur suc-

(1) Il paraît vraisemblable, en effet, que le docteur Willan a été redevable à cet ouvrage du professeur Plenck, du plan de sa classification, puisque les définitions, aussi bien que les expressions, correspondent exactement à celles du nosologiste de Hongrie.

cèdent, et sont grouppées toutes ensemble comme des espèces d'un seul genre, dans la classe des *Crustæ*. De la même manière, des symptômes particuliers sont classés comme des genres distincts : ainsi la *Rugositas* et les Rhagades du même éléphantiasis se trouvent respectivement dans les classes des *Squamæ* et des *Ulcera*. En résumé, cet Eléphantiasis est divisé en quatre genres, et ces parties sont placées dans quatre classes différentes ; erreur qui rend le plan de cette classification presque ridicule.

Quoique M. Alibert exalte les services qu'il a rendus à cette partie de la médecine (1), il n'a, dans le fait, contribué en rien à dissiper l'obscurité dans laquelle

(1) M. Batemann me reprochera peut-être de ne pas avoir traduit assez fidèlement cette phrase : M. Alibert, *with loud pretensions to superior skill, and much vaunting of the services which he has rendered this department of medicine, etc., etc.* (*) J'ai cru devoir modifier un peu les expressions précédentes ; le docteur Batemann en sentira aisément les raisons ; il sait très-bien que les personnalités ne contribuant en rien aux progrès de la science, peuvent et doivent être retranchées. (*Note du traducteur.*)

(*) *Pratical Synopsis of cutaneous Diseases.* Pref., p. **xii**, fifth edit.

elle est enveloppée. Le mérite de son ouvrage appartient principalement aux ar-
tistes qu'il a eu le bonheur de rencon-
trer ; et en effet il a adopté l'ancienne confusion des mots, sans une seule définition propre à fixer leur signification, et
il ne s'est fait aucun scrupule d'emprunter
la nomenclature du vulgaire dans son acception la plus vague et la plus indéterminée. Il a, de plus, confondu ces genres,
sans faire aucune attention à leur affinité
ou à leur différence, en faisant arbitrairement un tout de parties qui doivent être
séparées. Ainsi sa classification commence par les Teignes (Porrigo), qui sont
suivies des Pliques (Plica ou Trichiasis),
et des Dartres (mot qui paraît être équivalent à notre terme vulgaire et indéfini,
Scorbut). Il traite ensuite des décolorations appelées *Éphélides* ; de quelques
éruptions, qu'il préfère nommer *Can-
croïdes*, mais qui ne sont point décrites
d'une manière intelligible ; de la Lèpre,
du *Frambœsia* et de l'Ichthyosis.

Mais le défaut complet d'analyse et de
méthode est encore plus évident dans la

distribution des espèces, de l'ouvrage de M. Alibert. Les dartres, par exemple, sont, dit ce médecin, de sept espèces : furfuracées, écailleuses, crustacées, phagédéniques, pustuleuses, vésiculaires et érythémoïdes ; de sorte que, dans le fait, ce nom convient presque généralement à chaque forme sous laquelle se présentent les maladies de la peau ; il renferme au moins dans cette classification le Pytiriasis, le Psoriasis, la Lèpre, l'Impetigo, l'Ecthyma, l'Herpes, l'Acne, le Sycosis, le Lupus et l'Erythema. La lèpre renferme aussi dans cette classification quelques formes de la maladie appelée avec raison maladie écailleuse, quelques-unes de celles du Leuce ou du Vitiligo, de l'Eléphantiasis tuberculeux, et de la maladie des Barbades. Ainsi, ce médecin réunit sous le même nom des maladies qui n'ont entre elles aucune affinité.

La classification du docteur Willan paraît être entièrement affranchie de ces erreurs graves, et les imperfections qui, de l'aveu de tout le monde, lui sont inhérentes, sont vraisemblablement insépa-

rables de la nature du sujet. La vérité
est, que les genres divers des maladies
de la peau, tels qu'ils sont caractérisés
par leurs phénomènes extérieurs, ne diffèrent pas dans un degré aussi prononcé
que les maladies des organes d'une struc-
ture diverse ne diffèrent entre elles. La
même cause excitante produira différentes
espèces de maladies cutanées, chez des
individus différens : ainsi, certaines substances qui dérangent subitement les organes de la digestion, produisent quelquefois l'Urticaria, quelquefois l'*Erythema* et *Roseola*, et quelquefois même la
Lèpre et le Psoriasis ; cependant chacune
d'elles conservera son caractère spécifique,
et suivra sa marche particulière : ainsi certains irritans extérieurs produiront, dans
une circonstance, les pustules de l'Impetigo, et dans une autre les vésicules de
l'Eczema. D'ailleurs, les maladies qui dès
leur commencement ont un caractère générique, sont exposées parfois à en présenter un autre dans le cours de leurs progrès.
Ainsi, quelques-unes des éruptions papuleuses deviennent écailleuses, et plus fré-

quemment encore pustuleuses, si leur durée se prolonge : le Lichen *simplex* et *circumscriptus*, par exemple, se convertit quelquefois en Psoriasis ; le Lichen *agrius* et le Prurigo *formicans* sont parfois transformés en Impetigo, et le Prurigo *mitis* est changé en Scabies. Il arrive aussi fréquemment que les formes caractéristiques des maladies éruptives ne sont point pures et sans mélange ; mais une éruption particulière d'un autre caractère s'unit avec la forme éruptive prédominante. Ainsi, un mélange de vésicules lymphatiques se réunit au Strophulus papuleux, à l'éruption de la Rougeole et de la fièvre scarlatine, à l'Impetigo pustuleux et à la Gale. Enfin, les progrès naturels de plusieurs éruptions présentent une grande variété, quant à l'aspect ; de sorte que ce n'est qu'à quelque période particulière de leur marche que leur caractère est déterminé d'une manière non équivoque. Ainsi, au commencement du Scabies *papuliformis* et *lymphatica*, l'éruption a un caractère vésiculaire, quoiqu'elle ait, à la fin, une tendance vers la forme pustuleuse : et, au contraire, dans toutes les variétés de l'Herpes le caractère général de l'éruption est purement vésiculaire. Cependant, à mesure que celle-ci fait des progrès, la lymphe renfermée dans les vésicules acquiert un degré considérable d'opacité, et peut être regardée comme purulente par des observateurs peu attentifs. De la même manière, le caractère pustuleux primitif de quelques formes du porrigo est fréquemment altéré par l'accumulation des croûtes, les ulcérations confluentes et les desquammations furfuracées qui s'ensuivent, et qui cachent sa véritable nature aux médecins qui n'ont pas vu et qui ne connaissent point la marche et les progrès de cette maladie.

Ces circonstances constituent une série d'obstacles naturels que l'on a rencontrés toutes les fois que l'on a essayé de classer avec méthode les maladies de la peau. Mais il est plus philosophique, et plus utile pour la pratique, de pallier ces difficultés, en plaçant dans le même cadre les différens phénomènes extérieurs d'une maladie, dans ses diverses phases et ses différentes circonstances, lorsque nos connaissances sur les causes, les remèdes, les progrès naturels et la terminaison de l'état maladif suffisent pour établir cette identité, que de séparer les symptômes variés de la même affection, et d'en distribuer les membres épars non-seulement dans des genres différens, mais encore dans des classes différentes du système, d'après la méthode du professeur Plenck. Telle fut la méthode adoptée par le docteur Willan; et quoiqu'elle ne permette point de classer avec la même facilité dans le système nosologique les phénomènes extérieurs individuels, cependant elle simplifie beaucoup la classification et les indications pratiques qui en résultent.

Si l'adoption de la Nomenclature et de la classification dont je donne ici un abrégé, pouvait mener à des notions plus claires et plus exactes sur les formes variées des maladies de la peau, et pouvait mettre les praticiens à même d'écrire et de parler avec clarté sur ces maladies, en déterminant la signification des mots qu'ils emploient, nous regarderions notre travail comme utile sous ce point de vue, et l'on trouvera peut-être à la fin, que pour traiter avec succès ces maladies, la découverte des remèdes nouveaux est moins nécessaire qu'un emploi judicieux de ceux que nous possédons déjà.

Je suis entièrement convaincu qu'il est très-difficile de transmettre par des mots, pris dans une signification qui n'est point usitée, des notions distinctes sur la plupart des changemens si variés, qui surviennent à l'extérieur du tissu de la peau. Ce défaut, auquel le docteur Willan avait entrepris de remédier dans son grand ouvrage, au moyen des planches qui l'accompagnent, se retracera dans cet abrégé. Peut-être y aurai-je remédié en partie, en plaçant à la tête de ce volume une planche, dans laquelle j'ai tâché de donner une idée des principes fondamentaux de cette Classification, et d'exposer les caractères des genres les plus remarquables des maladies cutanées.

14. Bloomsbury-Square.

Mai 25, 1813

EXPLICATION DE LA PLANCHE.

Les huit compartimens de la planche montrent les huit formes revêtues par les éruptions cutanées, et indiquent aussi quelques-uns des genres et des espèces.

Fig. 1, représente cinq variétés de *Papula*, comme on le voit dans le Strophulus confertus, (*b*) Lichen simplex, (*c*) Lichen pilaris, (*d*) Lichen lividus, et (*e*) Prurigo mitis.

Fig. 2, représente les écailles et les taches circulaires de la lèpre ordinaire.

Fig. 3, retrace les deux formes des *Exanthemata* ou éruptions; savoir, la rougeole, et l'éruption urticaire fébrile.

Fig. 4, nous fait voir les *Bulla* du Pompholix diutinus, dans les différens degrés de leurs progrès.

Fig. 5, indique les quatre formes de pustules distinguées en cinq; savoir : les *Phlysacia*, comme elles se développent dans l'Ecthyma (*h*) vulgare, et dans la (*i*) Scabies purulenta sur les mains; les *I sydracia*, comme ils s'élèvent dans (*k*) l'Impetigo, et formentensuite une écaille; les *Achores* (*l*) du Porrigo scutulata, sur le cuir chevelu, et les (*m*) *Favi*, comme ils ont lieu sur le cuir chevelu et sur d'autres parties.

Fig. 6, contient trois genres de vésicules; savoir : les taches de l'Herpes (*n*) zoster et de l'Herpes phlyctanodes, les vésicules miliaires et les vésicules (*q*) de la vaccine.

Fig. 7, représente les différentes formes des *tubercules*, comme dans (*r*) l'Acne punctata et dans (*s*) l'Acne indurata, dans le (*t*) Sycosis et dans le (*v*) Molluscum.

Fig. 8, contient des empreintes des *macula*; savoir (*w*), une envie comparée à une tache de vin rouge; une envie (*x*) qui a la forme d'une araignée, et un signe.

DÉFINITIONS.

1. *Papula* (bouton), une élévation très-légère et aiguë de l'épiderme, avec une base enflammée contenant très-rarement un fluide, ou suppurant, et se terminant ordinairement par une croûte (1).

2. *Squama* (écaille), une lame de l'épiderme malade, rude, épaissi, blanchâtre et opaque. Lorsque les écailles augmentent et forment des couches irrégulières, elles prennent le nom de croûtes.

3. *Exanthema* (éruption), taches rouges superficielles, de formes différentes, et répandues irrégulièrement sur le corps, laissant des inter-

(1) Le mot *papula* a été employé dans des acceptions différentes par les anciens écrivains; mais les nosologistes ont été d'accord pour restreindre ce mot à la signification qui est adoptée ici. Sauvages le définit : « Phyma parvulum, desquamari solitum. » (*Nosol. Meth.* , class. i ; *Synops* , ord. ii , 6. *Voyez* aussi *Linnæi Gen. Morb.*, class. ii, ord. 4.) Celse paraît avoir pris ce mot dans cette signification, quoiqu'il l'emploie d'une manière générale; car lorsqu'il définit cette affection morbide, une maladie dans laquelle des pustules très-petites rendent l'organe cutané *dur* et *rouge*, il désigne évidemment des boutons qui sont dans un état de sécheresse ; comme par le mot *pustulæ* il désigne toute élévation de la peau, lors même qu'elle présente des boutons. (*De Med.*, ib. v , cap. 28, §. 15 et 18.)

2*

valles d'une couleur naturelle , et finissant par des exfoliations de la peau.

4. *Bulla* (ampoule), une large portion de l'épiderme détachée de la peau par l'interposition d'un fluide transparent et aqueux.

5. *Pustula* (pustule), une élévation de l'épiderme avec une base enflammée , contenant du pus.

Quatre variétés de pustules ont reçu des noms dans cette classification , comme il suit :

a. *Phlyzacium* : une pustule ordinairement large , élevée sur une base rude circulaire, d'un rouge très - vif, et remplacée par une croûte épaisse , rude et d'une couleur foncée (1).

b. *Psydracium* : une pustule petite, souvent irrégulièrement circonscrite, produisant seulement une élévation légère de l'épiderme, et se

(1) L'étymologie de ce mot vient de απο του φλυο , φλυζω ou φλυσσω , qui signifie *fervere* et *ebullire* (*Gorrœi def. med.*); elle rendrait ce terme assez propre pour désigner les pustules élevées et enflammées, si nous n'avions point aussi l'interprétation qui nous a été transmise par Celse. « ....
» ..... Autem paulò durior pustula est , subalbida , acuta ,
» ex qua quod exprimitur humidum est. Ex pustulis verò
» nonnunquam etiam usculcula fiunt , aut aridiora, aut humi-
» diora : et modò tantùm cum prurigine , modò etiam cum
» inflammatione aut dolore ; exitque aut pus, aut sanies, aut
» utrumque. Maximèque id evenit in ætate puerili ; rarò in
» medio corpore, sæpè in eminentibus partibus. » *De Medicina*, lib. v, cap. 28, §. 15. (*Voy.* aussi *Ecthyma.*)

terminant par une croûte lamelleuse (1). Plusieurs psydracia paraissent ordinairement ensemble et deviennent confluens ; et après l'issue
du pus ils versent au-dehors une humeur terne
et aqueuse, qui forme souvent une incrustation
irrégulière.

c. *Achor*, et

d. *Favus* : ces deux pustules sont regardées
par la plupart des écrivains, depuis les Grecs
jusqu'à présent, comme des variétés du même
genre, différant principalement en grandeur (2).
L'*achor* peut être défini une pustule petite, en
forme de pointe, contenant une matière d'une
couleur paille, qui a l'apparence, et presque la
consistance du miel passé à travers le tamis, et
se terminant par une croûte mince, brune ou
jaunâtre. Le *favus*, ou κηριον, est plus large
que l'*achor*, plus aplati et non pointu, et con-

(1) Comme les *phlyzacia* furent ainsi appelés d'après la
chaleur qui caractérisait l'éruption, de même les *psydracia*
recurent leurs noms des qualités opposées à celle des *phlyzacia*.
Alexander et Paul, et quelques autres écrivains grecs, énu-
mèrent les *psydracia* parmi les éruptions de la tête ; mais
Gallien et d'autres médecins font mention de cette éruption
comme d'une maladie qui se manifeste sur d'autres parties
du corps. (*Voy. Alex. Trall. Op.*, lib. i, cap. 5 ; *Paul Ægin.*,
lib. iii, cap. i ; *Actuarius*, lib. vi, cap. 2. *Voy.* aussi *Impetigo.*)

(2) *Voyez* aussi *Tetrab.* ii, *serm.* ii, cap. 68 ; *Alex.
Trall.*, lib. i, cap. 8 et 9 ; Paul Ægin., *de Re Med.*, lib. iii,
cap. 3 ; Oribas, *de Loc. Affect.*, lib. iv, cap. 12. (*Voy.* aussi
Porrigo.)

tient une matière plus visqueuse ; sa base, qui est souvent irrégulière, est légèrement enflammée, et elle est remplacée par une éruption jaune, demi-transparente, et quelquefois cellulaire, semblable à un rayon de miel, d'où elle a tiré son nom.

6. *Vesicula* (vésicule), une petite élévation orbiculaire de l'épiderme, contenant de la lymphe, qui est quelquefois claire et sans couleur, mais souvent opaque et blanchâtre ou couleur de perle. Elle est remplacée ou par une croûte, ou par une éruption lamelleuse.

7. *Tuberculum* (tubercule), une tumeur petite, dure, superficielle, circonscrite et permanente, ou suppurant partiellement.

8. *Macula* (tache), une décoloration permanente de quelque partie de la peau, souvent avec un changement dans son organisation.

Les dénominations suivantes sont employées dans leur signification ordinaire, savoir :

a. *Bouton :* une élévation arrondie ou longitudinale de l'épiderme, avec un sommet blanchâtre, mais non permanent, ne contenant point un fluide, ne tendant point à suppurer.

b. *Eruption furfuracée :* petites exfoliations de l'épiderme, qui arrivent après une légère inflammation de la peau, un nouvel épiderme étant formé par dessous pendant l'exfoliation.

c. *Croûte* : une substance dure, couvrant des ulcérations superficielles et formées par la concrétion du fluide qui en a découlé.

d. *Stigmate* : une petite tache rouge dans le tissu de la peau, sans aucune élévation de l'épiderme. Lorsque les stigmates s'unissent et prennent une couleur d'un rouge foncé ou livide, on les appelle *Pétéchies*.

Les maladies de la peau ont été classées par le docteur Willan, d'après leurs formes extérieures définies ci-dessus, comme dans le tableau suivant :

HUIT ORDRES
des Maladies de la peau.

1. *Papulæ.*

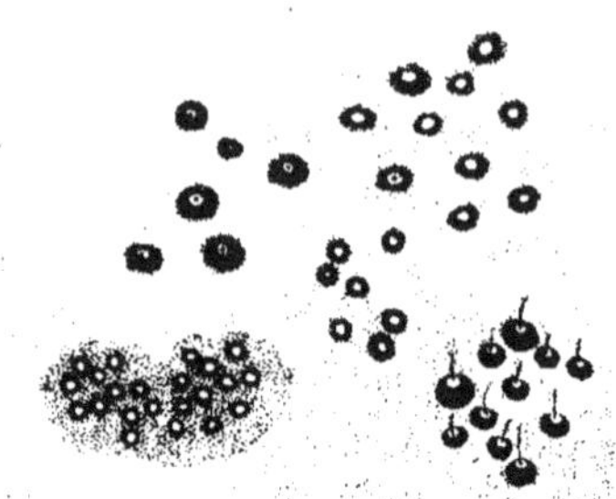

2. *Squamæ.*

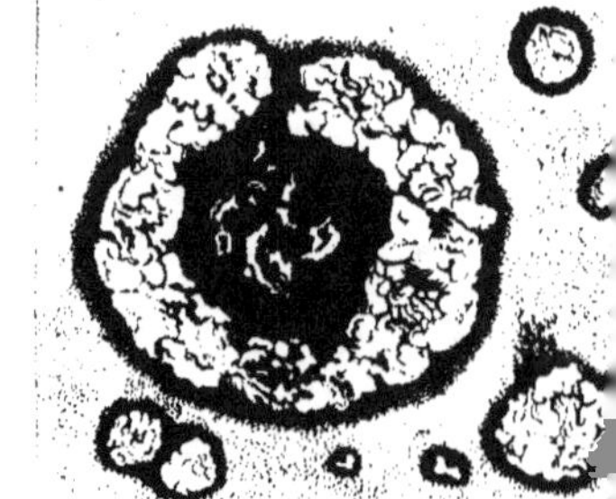

3. *Exanthemata.*

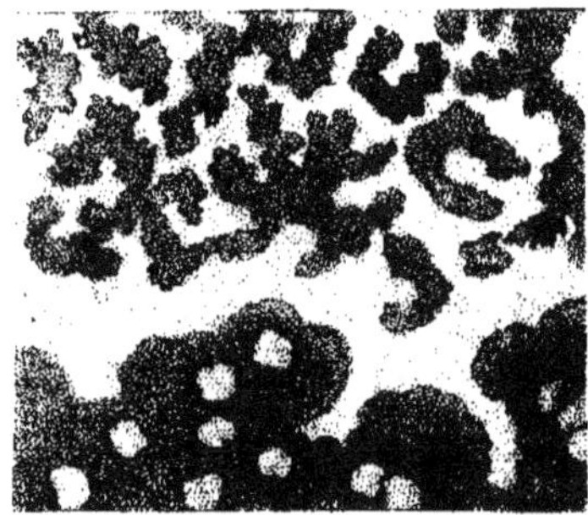

4. *Bullæ.*

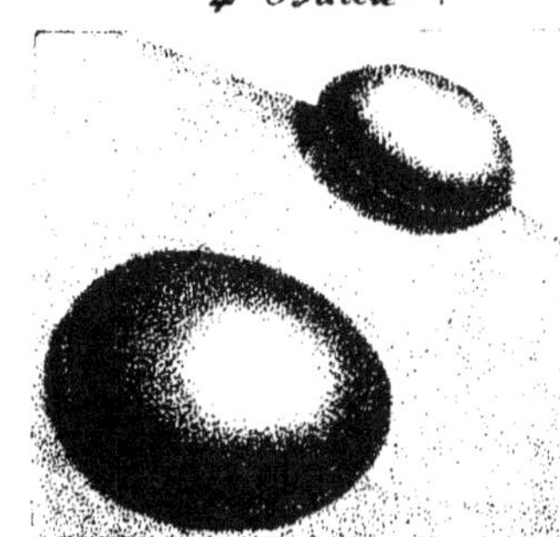

5. *Pustulæ.*

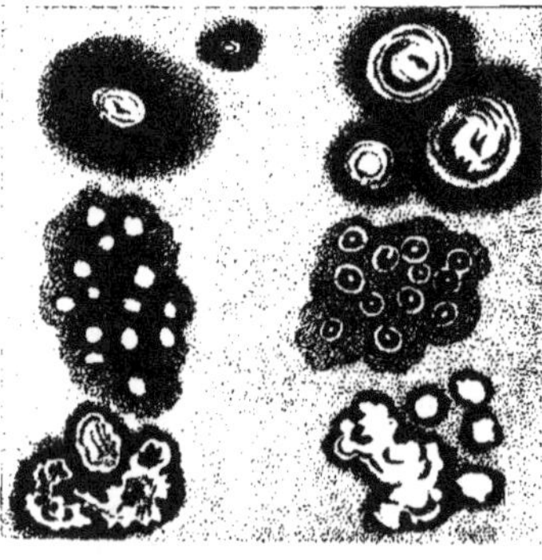

6. *Vesiculæ.*

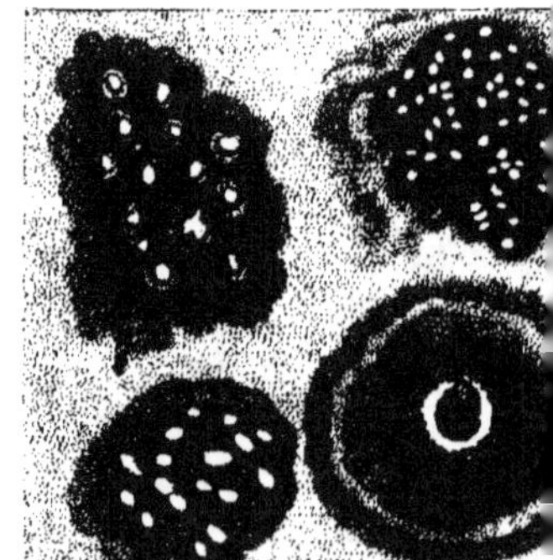

7. *Tubercula.*

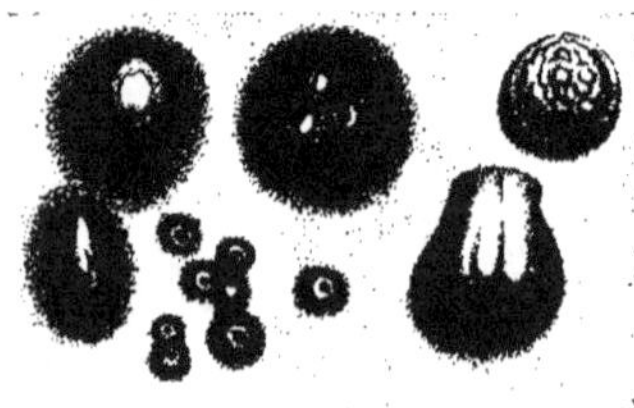

8. *Maculæ.*

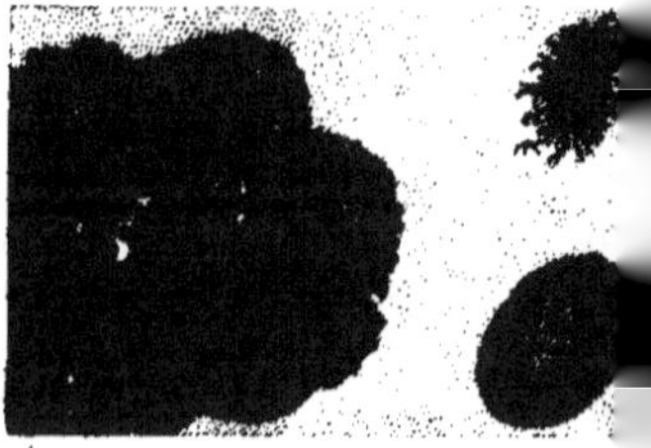

ABRÉGÉ PRATIQUE

MALADIES DE LA PEAU.

Ordre I.

PAPULÆ.

Les boutons paraissent tirer leur origine d'une inflammation des papilles de la peau, qui élargit, élève, durcit ces papilles, et leur fait prendre une couleur plus ou moins rouge. Quelquefois même, un épanchement léger de la lymphe a lieu, ce qui donne une apparence vésiculaire à plusieurs boutons ; mais le fluide est résorbé sans rupture de l'épiderme, et une éruption furfuracée est, en général, la terminaison de ces boutons.

Les variétés de ces éruptions sont comprises dans cette classification, dans les trois genres suivans : Strophulus, Lichen, et Prurigo.

I. STROPHULUS.

Ce genre comprend plusieurs affections *papuleuses*, particulières aux enfans à la mamelle, connues sous le nom ordinaire d'*aphthes*, d'*érup-*

tion de dents. Ces maladies se manifestent à cause de l'état très-prononcé du système vasculaire et de l'irritabilité de la peau à cette époque de la vie , lorsque la constitution est accidentellement dérangée par une irritation , soit dans le canal alimentaire, les gencives , soit dans d'autres parties. Comme ce ne sont pas, cependant, des objets très-importans de la pratique médicale, comme ils ne sont intéressans qu'à cause de leur ressemblance accidentelle avec quelques exanthèmes , je ne m'étendrai pas long-temps sur ce point. Les variétés suivantes sont mentionnées par le docteur Willan.

1. Strophulus *intertinctus*. (*Pl.* I.) Les *aphthes qui surviennent au visage des enfans nouvellement nés*, ou la *gourme*, sont caractérisés par des boutons d'un rouge vif, situés le plus communément sur les joues, les avant-bras, le dos des mains, et quelquefois sur tout le corps. Ils sont ordinairement distincts les uns des autres ; mais ils sont entremêlés de plaques rouges, ou de stygmates, et souvent de taches larges, rouges, qui ne s'élèvent point au-dessus de la peau. De petites vésicules paraissent quelquefois sur les mains et sur les pieds, mais elles se sèchent bientôt sans se rompre.

Cette éruption est souvent liée d'une manière évidente, chez les enfans à la mamelle, avec un état de faiblesse et d'irritabilité du canal alimentaire, et avec des indigestions qui s'en suivent ; ce qui fait qu'elle est fréquemment précédée de nausées , et quelquefois de diarrhée. Mais dans sa forme ordinaire bénigne , cette éruption n'est point incompatible avec une bonne santé , et ne mérite qu'un léger traitement médical. Des lotions faites chaque jour avec l'eau tiède , qui enlèvent la malpropreté et provoquent une transpiration égale, sont utiles ; et une attention convenable doit être dirigée autant vers la nature et la quantité des alimens, que vers l'exercice que l'on doit faire faire régulièrement à l'enfant. Le bain froid, ou même l'exposition à un courant d'air froid, seront évités pendant l'invasion de cette éruption ; et si, parce que l'on avait négligé de prendre ces précautions , l'éruption avait disparu, et qu'un désordre intérieur en eût été la suite, un bain chaud serait le moyen le plus prompt , le plus utile : de légers cordiaux, comme quelques gouttes d'esprit d'ammoniac composé , données intérieurement , et à l'extérieur le stimulus d'un vésicatoire, ont été aussi efficaces dans ces circonstances (1).

(1) *Voyez* Underwood, sur les *Maladies des enfans*, vol. 1 , pag. 79, cinquième édition, et Armstrong, sur le même sujet, p. 84. Quoique nous n'observions pas aujourd'hui, à cause de la thérapeutique qui est employée, ce dérangement interne et peu intense qui se manifeste d'une manière alternative; quoique nous ne l'observions pas, dis-je, aussi souvent qu'à l'époque où vivaient des médecins plus anciens, néanmoins

2. Strophulus *albidus*. (*Pl.* II.) Cette éruption est simplement une variété de l'espèce précédente ; elle se mêle accidentellement avec elle ; les boutons présentent la forme de taches légères, dures, blanchâtres, un peu proéminentes, et quelquefois entourées d'une rougeur légère : ils paraissent principalement sur la face, sur le cou et sur la poitrine.

3. Le strophulus *confertus* (*Pl.* III, *fig.* 1), qui est quelquefois nommé *aphthes de mauvaise nature, éruption des dents*, est caractérisé par une quantité très-grande de boutons. Ces boutons sont situés principalement sur les joues et sur le front : lorsqu'ils surviennent vers le quatrième ou vers le cinquième mois, ils sont plus petits, plus confluens, et moins animés, quant à la couleur, que dans la première espèce. Mais chez les enfans âgés de sept ou huit mois, ils paraissent sous la forme de taches larges et irrégulières au dehors des mains, des bras et des épaules, et ces taches sont dures et serrées, au point de donner à toute la surface de la peau une couleur très-rouge. Dans l'espace de quinze jours ils commencent à se faner et à se dessécher, et ils disparaissent graduellement.

ces mutations morbides se manifestent parfois dans le strophulus, dans la rougeole et dans quelques autres exanthèmes ; dans ces cas, la diarrhée, les nausées, et quelquefois une tendance à la syncope ou aux convulsions, se déclarent par la suite.

Quelquefois, quoique rarement, une variété du strophulus *confertus* survient sur les jambes, s'étend vers les parties supérieures, et même jusqu'aux lombes et jusqu'au nombril, en produisant une rougeur générale de l'épiderme (semblable à l'intertrigo), qui se crevasse et se sépare en larges écailles, ce qui occasionne beaucoup de douleur à l'enfant. Cette maladie peut se reproduire à de courts intervalles, dans l'espace de deux ou trois mois.

Le strophulus *confertus* ne demande point un traitement médical spécifique, parce qu'il paraît être un des nombreux symptômes de l'irritation produite par la dentition, et qu'il cède souvent bientôt après l'apparition des premières dents (1). Il peut être adouci par le traitement général qui convient à la dentition, par une grande attention à entretenir la propreté, et par de fréquentes lotions de lait ou d'eau tièdes.

4. Le Strophulus *volaticus* (*Pl.* III, *fig.* 2),

(1) Le docteur Bisset, un des médecins de l'ancienne école, mais bon observateur, note une circonstance relative aux enfans qui sont attaqués de ces éruptions, circonstance que j'ai vue se renouveler dans quelques cas. Après avoir dit que « quelques enfans sont plus ou moins affectés de cette maladie jusqu'à ce que leur première dentition soit terminée, malgré tous les moyens possibles, et qu'après cette époque ces éruptions se dissipent spontanément, » il ajoute : « Mais dans ce cas les enfans sont sujets à la *carie des dents*, après que l'éruption a disparu. » (*Voy. Med. Essays and. Obs.*, §. xix, p. 274.)

n'est point une maladie fréquente. Il est caractérisé par de petites taches circulaires, ou par une réunion de boutons qui s'élèvent et se dessèchent successivement sur les différentes parties du corps; ils sont d'un rouge vif, et accompagnés quelquefois d'une légère fièvre. Chaque tache brunit vers le quatrième jour et commence à se dessécher; l'éruption entière est guérie dans trois ou quatre semaines.

Cette éruption est ordinairement liée avec un dérangement de l'estomac et des intestins, et elle est adoucie par de légers laxatifs. La décoction de quinquina ou une légère préparation chalibée (1) est utile après l'emploi des laxatifs. Aucune application extérieure n'est nécessaire.

5. Le Strophulus *candidus* (*Pl*. III , *fig*.3) est caractérisé par des boutons plus larges que ceux de l'espèce précédente, ne présentant point d'inflammation autour de leur base, et ayant une surface unie et brillante; voilà pourquoi ils paraissent être d'une couleur moins prononcée

(1) Je saisirai cette occasion pour recommander à l'attention des praticiens une préparation chalibée qui convient particulièrement au palais des enfans, parce qu'elle n'a point de goût, et qui est plus efficace que le vin ferrugineux : je veux parler d'une solution aqueuse du tartrite de fer, dont M. R. Phillips, chimiste savant et habile, a enrichi la thérapeutique. (*Voyez His experimental examination of the Pharm. Lond.* 1811.) Les propriétés de cette préparation ont été bien indiquées par le docteur Birkbeck, *In the London medical Review*, n°. xix. July 1812.

que l'épiderme adjacent. On les voit plus fréquemment sur les lombes, les épaules et la
partie supérieure des bras ; mais je les ai aussi
observés sur la face et le cou, lorsque le strophulus
confertus occupait les avant-bras : après avoir été
durs et élevés pendant environ une semaine, ils
disparaissent graduellement. Cette variété du
strophulus succède ordinairement à quelques
maladies aiguës, auxquelles les enfans d'un an
sont sujets. Cette éruption eut lieu aussi sur
les bras, lorsque le porrigo *larvalis* occupait
la face; et dans une circonstance, elle parut
sur les bras, les cuisses et le cou, à l'âge de
trois ans et demi, pendant l'éruption des dents
molaires.

II. Lichen.

La signification primitive du mot *lichen* n'a
point été donnée d'une manière distincte depuis
les écrits d'Hippocrate, et par conséquent elle
a été interprétée différemment par les successeurs de ce médecin (1). La plupart d'entre eux

(1) Hippocrate classe les λειχηνες avec les prurigo, psora,
lepra, alphos, sans spécifier leurs formes caractéristiques. *Voy.*
ses Προῤῥητικον, liv. ii, et son livre Περι Παθων, dans lequel
il regarde ces affections morbides plutôt comme des taches de
la peau, que comme des maladies. Cette manière de voir in-
diquerait, ce me semble, que les écrivains grecs qui lui ont
succédé, considéraient le prurigo, le lichen, le psora et la
lèpre, comme des degrés progressifs de la même maladie; le

ont regardé ce mot (lichen) comme synonyme
de l'impetigo des Latins : mais, comme l'ont remarqué Foës, de Gorter, et d'autres habiles
commentateurs, l'impétigo décrit par l'auteur le
plus propre à faire autorité chez les Romains,
par Celse, est une maladie très-différente ; tandis que le bouton décrit par le même auteur
paraît se rapporter plus exactement au lichen
d'Hippocrate (1). Voilà pourquoi le docteur
Willan se détermina à donner le nom de lichen

premier degré consistant dans une simple démangeaison ; le
second, dans une démangaison unie à la rudesse de la peau ;
le troisième, dans une démangeaison unie à des exfoliations
farineuses ; et le dernier, dans une démangeaison avec des
écailles.

(1) *Voyez* Foës, Œcon. *Hyppocr.* — De Gorter , *Medecina
Hippocrat.* Aph. xx , lib. iii.

Gorter fait l'observation suivante, relativement à cet aphorisme : « In hoc loco, Hippocr. per leichenas intelligit talem
» cutis fædationem, in qua summa cutis pustulis siccis admo-
» dum prurientibus exasperatur.... Sed quia humor totus ferè
» volatilis est, non relinquit squamas ut lepra, neque furfures
» ut psora , sed siccam et asperam pustulosam cutim. » Il
faut faire attention que le mot *pustula* signifiait , chez les anciens, toute élévation de l'épiderme, et que, par conséquent,
des pustules qui se trouvent dans un état de sécheresse , sont
des boutons. Si le lichen est observé dans sa dernière période,
lorsque la surface de cette éruption est rude et légèrement
furfuracée, cette maladie peut être regardée comme présentant
quelque affinité avec les maladies squammeuses mentionnées
ci-dessus ; et , dans le fait, elle se termine quelquefois par le
psoriasis. *Voyez Aëtius , Tetrab.* ii , *Serm.* iv, cap. 16. —
Actuar. , lib. ii, cap. ii. — *Celsus, de Medicina,* lib. v, cap. 28.

à l'affection *papuleuse*, d'après les caractères suivans :

« Une éruption étendue de boutons, attaquant
» les adultes, liée avec un dérangement inté-
» rieur, se terminant ordinairement par la
» teigne périodique non contagieuse. »

Les variétés de cette éruption sont au nombre de sept.

1. Le lichen *simplex* (*Pl.* IV, *fig.* 1) est une éruption de boutons rouges, paraissant d'abord sur la face ou sur les bras, et s'étendant, dans l'espace de trois ou quatre jours, sur le tronc et sur les membres inférieurs. Cette maladie est précédée, pendant quelques jours, d'une légère irritation fébrile, qui cesse ordinairement lorsque l'éruption paraît. Celle-ci est accompagnée d'un sentiment incommode de fourmillement, surtout pendant la nuit : elle reste presque stationnaire durant une semaine ; alors la couleur de l'éruption commence à s'affaiblir, et la peau montre bientôt de nombreuses exfoliations farineuses qui durent plus long-temps dans l'intervalle des articulations. La durée de la maladie varie considérablement ; elle est ordinairement de dix jours à trois semaines.

La maladie est sujette aussi à des anomalies sous d'autres rapports. Les boutons de la face, par exemple, sont larges et arrondis, et quelques-uns d'entre eux prennent la forme de

4

petits tubercules, ressemblant à ceux de l'acne :
les boutons sont plus pointus, et ceux des mains
ont quelquefois une forme vésiculaire peu prononcée. Dans quelques cas, l'éruption est partielle, elle affecte la face, le cou ou les bras seulement ; quelquefois elle paraît et disparaît, souvent sans laisser aucune croûte ; dans d'autres
circonstances, des éruptions et des exfoliations
successives prolongent la maladie pendant deux
ou trois mois.

Le lichen *simplex* est sujet à se reproduire
chaque été chez quelques individus d'une constitution irritable (1). Il paraît parfois chez ceux
qui sont sujets à des maux de tête violens et à
des douleurs d'estomac ; il est comme une espèce
de crise de ces maladies, et il en diminue sur-le-
champ les progrès : il survient aussi quelquefois
à la suite des fièvres aiguës.

Cette espèce de lichen est souvent confondue
avec la rougeole, la scarlatine, et d'autres exanthèmes. Mais en faisant attention aux définitions 1 et 3 (*voyez* page xix), et à la marche
des symptômes, l'observateur évitera de commettre de semblables erreurs. Elle est aussi
quelquefois confondue avec la gale, dont il n'est
pas toujours aussi aisé de la distinguer (2).

(1) *Voy. Lorry, de Morbis cutaneis*, cap. iii, p. 215.

(2) *Voy. Scabies.*—Le professeur Lorry a exposé avec sagacité les points principaux sur lesquels repose le diagnostie.
En traitant du lichen sous le nom de *Papulæ*, il s'exprime de

2. Le lichen *pilaris* (*Pl.* V , *fig.* 1), est simplement une modification de l'espèce précédente, les boutons paraissant seulement aux racines des poils de la peau. Comme la première espèce, ce lichen alterne souvent avec les maladies de la tête ou de l'estomac, chez les personnes irritables. Il n'est pas souvent lié avec le dérangement de ces organes , qui est produit par l'abus des boissons spiritueuses. La grande irritabilité de la peau est manifeste, comme on le voit d'après la facilité avec laquelle les boutons sont élargis et convertis en pustules passagères par de fortes frictions auxquelles la démangeaison et le fourmillement obligent le malade de recourir.

3. Le lichen *circumscriptus* (*Pl.* V , *fig.* 3) est caractérisé par des faisceaux ou des réunions de boutons qui ont un bord très - marqué et une forme irrégulièrement circulaire (1). Quel-

la manière suivante : « Primò a scabie differunt, quòd papulæ
» illæ vulgò magis confertæ sint et elatiores ; secundò, quòd
» rubicundæ magis et minus aridæ sint ; tertiò, quòd sæpè
» sanatis febribus superveniant ; quartò, quòd latiores sint, et
» sæpiùs recidivam patiantur quàm vera et legitima scabies ;
» quintò, quòd in furfur abeant notabile ; sextò, demùm, quòd
» remediis sanentur a scabiei curatione alienis. » *Loco cit.*

(1) Cette variété du lichen n'a pas été notée dans l'ordre des *papulæ*, dans la première édition publiée par le docteur Willan. Elle est la première des deux espèces de *Papulæ* décrites par Celse. « Medium habet pauxillum levius : tardè » serpit ; idque vitium maximè rotundum incipit, eaque ra» tione in orbem procedit. » *De Medic.* , lib. v, cap. 28. (*V.* aussi *Ingrassias, de Tumor. præt. naturam,* tract. 1, cap. 1.)

4*

ques-uns d'entr'eux sont stationnaires pendant une ou deux semaines , après lesquelles ils disparaissent ; mais de nouveaux bords parsemés de boutons assez larges, qui finissent par se réunir, augmentent progressivement l'éruption. A mesure que les bords s'étendent, leurs aires centrales prennent une forme unie; mais elles continuent à être légèrement rouges et farineuses. Quelquefois avant la chute des écailles, de nouveaux boutons s'élèvent en quantité et se terminent comme les premiers. Ces nouvelles éruptions prolongent la maladie pendant plusieurs semaines. Cet état peut être produit par des causes d'irritation , soit internes, soit externes. Chez les adultes il est parfois produit par la vaccine, et il peut être regardé comme une preuve de l'action profonde du virus sur l'économie entière.

Un traitement médical est à peine nécessaire pour combattre cette espèce de lichen. Il suffit que les malades aient soin de ne point s'échauffer, soit par un exercice trop prolongé, soit par des moyens stimulans , qu'ils suivent un régime léger, qu'ils prennent des boissons délayantes , et parfois quelques légers laxatifs.

L'acide sulfurique étendu est un tonique agréable à l'estomac dans la période de la desquamation , et un léger chalibé peut être pris avec avantage à la même époque. Toutes les applications extérieures fortes ne conviennent point, et notamment les préparations de mercure et de soufre, qui produisent une vive irritation. Les anciens recommandaient de laver, chaque matin, avec la salive, les parties malades; mais quelque lotion adoucissante, préparée avec le blanc d'œuf, ou avec une émulsion d'amandes, remplacera ce moyen malpropre, et calmera les douleurs du malade. Des lotions d'eau de chaux, ou d'acétate ammoniacal très-étendu, sont aussi parfois utiles.

4. Le lichen *agrius* (*Pl.* IV, *fig.* 2) se manifeste à la suite de symptômes fébriles qui sont ordinairement adoucis par le développement de cette éruption *papuleuse*. Les boutons se manifestent sous la forme de larges taches qui sont d'un rouge vif, et sont atteintes, à un certain degré, d'une inflammation qui s'étend très-loin; elles sont accompagnées de démangeaison, de chaleur, et d'un fourmillement douloureux que la chaleur du lit, les lotions avec le savon, l'usage du vin, ou un exercice violent portent jusqu'à une douleur cuisante et brûlante. Les symptômes présentent chaque jour un accroissement et une rémission; en effet, ils sont très-affaiblis le matin, et ils augmentent après le dîner. Quelques petites vésicules remplies d'un fluide couleur de paille se mêlent parfois aux papules, mais elles ne sont point permanentes.

La durée du lichen *agrius* varie : quelquefois ce lichen se prolonge pendant plusieurs semaines ; et dans quelques cas l'éruption paraît et disparaît plusieurs fois. Dans ces deux cas, l'épiderme des parties malades devient rude, épais, gercé, et d'une sensibilité exquise et douloureuse par l'effet du frottement et du maniement. Après des attaques répétées, il se termine assez souvent par une maladie pustuleuse chronique, appelée *impetigo* (1). Cette tendance et la rougeur ambiante qui réunit les boutons, distinguent le *lichen agrius* de l'espèce précédente, qui parfois se transforme en psoriasis, comme l'ont observé les anciens.

Le lichen *agrius* peut être répercuté par l'action du froid, ce qui donne lieu à une fièvre aiguë, accompagnée de vomissemens, de mal de tête, et de douleurs dans les intestins, symptômes qui continuent pendant plusieurs jours. Les femmes sont plus sujettes à cette es-

(1) Celse a décrit cette seconde espèce de *papula* sous le nom de αγρια ou *fera*, et il a exposé aussi la tendance qu'elle a à se transformer en *impetigo*. « Difficiliùs sanescit ; nisi sublata est, » in impetiginem vertitur. » *Loco cit.* Ses successeurs ont donné aussi la même épithète à la forme active du lichen. Galien parle du lichen *simplex* et *ferus*, απλους και αγριος : *Isagoge*, cap. 13. (*Voy.* aussi *Paul Ægin., de Re med.*, lib. iv, cap. 3 ; *Oribas ad Eunap.*, lib. iii, cap. 57 ; et *Aëtius*, sur les *Lichens rudes et enflammés*, τρηχεις και φλιγμαινοντις Tetrab. iv, serm. 1, cap. 134, qui paraissent indiquer les mêmes variétés.)

pèce de lichen que les hommes, particulièrement après avoir souffert de longues fatigues,
des veilles, et éprouvé des affections morales :
les personnes adonnées aux boissons spiritueuses
y sont aussi sujettes.

Le traitement de ce lichen consiste à administrer, dans le principe, quelques légers laxatifs
salins ou mercuriels ; et à donner dans le cours
de la maladie, et trois fois par jour, de l'acide
sulfurique étendu dans une infusion de roses,
ou à recourir à une décoction de quinquina.
Un simple onguent rafraîchissant, comme l'onguent rosat, ou un emplâtre de litharge adouci
avec l'huile d'amandes, calme la chaleur incommode ou la démangeaison. Toutes les applications
stimulantes sont et plus douloureuses et plus
nuisibles que dans l'espèce précédente.

5. Le lichen *lividus* (*Pl.* V, *fig.* 2) est caractérisé par la couleur d'un rouge foncé ou livide
de ses boutons, qui paraissent principalement
sur les extrémités, et qui ne sont pas accompagnés de fièvre. Les boutons sont plus permanens
que dans les variétés précédentes, et après leur
dessiccation une éruption nouvelle peut prolonger la maladie pendant plusieurs semaines.

Son affinité avec l'exanthême pourpré est démontrée par le mélange des pétéchies avec les boutons, et par la similitude de l'origine et du traitement des deux maladies (1).

(1) *Voyez* Ordre 3, Gen. 5.

6. Le lichen *tropicus* (ou chaleur piquante, comme on l'appelle dans les Indes occidentales) est une forme brûlante et douloureuse de lichen, particulière aux climats qui sont sous les tropiques. Il a été décrit en grand par la plupart des auteurs qui ont écrit sur les maladies de ces contrées. Le lecteur consultera ces ouvrages (1).

Quelques limites se trouvent à peine placées entre les variétés de ces maladies *papuleuses;* mais j'ai observé une forme qui est si constante dans son caractère, que j'en ai retracé ici une notice. Elle peut être appelée lichen *urticatus*, parce que sa première apparence consiste dans des boutons irréguliers, enflammés, ressemblant si fort aux empreintes faites par les morsures des punaises et des cousins, qu'elles en imposent presque à l'observateur. L'inflammation dure un jour ou deux, et laisse après elle des boutons petits, élevés, qui occasionnent la démangeaison. Tandis que les premiers se terminent de cette manière, de nouveaux continuent à paraître successivement, jusqu'à ce que tout le corps et les membres en soient couverts; alors ils deviennent çà et là confluens, et se réunissent en petites plaques. Cette éruption est particulière aux enfans; elle commence, dans quelques cas, aussi-

(1) Voyez *Hillary on the Climate and Diseaes of Barbadoes*, p. 3, introd. ; *Moseley on the Diseaes of Tropical Climates*, p. 20 ; *Clegorhn on the Diseaes of Minorca*, chap. 4; *Clark on the Diseues of Seamen in long Voyages*, vol. 1, p. 34 ; *Bontius, de Medicina Indorum*, cap. 18.

tôt après la naissance, et quelquefois plus tard, et elle continue avec beaucoup de ténacité pendant plusieurs mois. Les boutons sont accompagnés d'une démangeaison intense, qui est excessivement forte pendant la nuit, et qui produit l'insomnie et diminue beaucoup l'embonpoint.

Des bains tièdes fréquens, des vêtemens légers, principalement au lit, l'emploi de petites doses de soufre ou de sulfure noir de mercure à l'intérieur, paraissent affaiblir les symptômes. La peau ne peut supporter aucune irritation, pas même un bain d'une température trop élevée. J'ai combattu cette éruption avec succès par les préparations chalibées, comme le vin martial ou la solution du tartrite mentionné ci-dessus, lorsqu'elle attaquait les enfans faibles et émaciés. L'inflammation des boutons et la démangeaison qui les accompagne sont les signes caractéristiques du lichen et du prurigo ; la réunion de ces deux signes est aussi fréquente chez les adultes.

III. Prurigo.

Une démangeaison forte, accompagnée d'une éruption de boutons de la même couleur, à-peu-près, que l'épiderme environnant, annonce le prurigo. Cette maladie attaque toute la surface de la peau, présente trois variétés quant à la forme, et affecte certaines parties du corps.

1. Le Prurigo *mitis* (*Pl.* VI , *fig.* 1) est accom-

pagné de boutons unis, plus larges et moins pointus que ceux du lichen, rarement rouges ou enflammés, à moins qu'on ne fasse de fortes frictions. Aussi un observateur peu attentif peut-il ne pas distinguer parfaitement les boutons (1), sur-tout lorsque les croûtes, petites, légères et noirâtres, sont éparses çà et là, et fixent son attention. Elles tirent leur origine de la concrétion d'une humeur aqueuse, ténue, mêlée avec le sang, qui suinte au dehors, lorsque les sommets des boutons ont été enlevés par le malade qui s'est gratté pour calmer la vive démangeaison qu'il éprouve. Ces frictions continuelles produisent quelquefois aussi des pustules enflammées, qui sont purement accidentelles: cependant, lorsqu'elles surviennent dès le commencement de la maladie, la démangeaison est beaucoup aggravée, soit par l'exposition brusque à l'air, soit par l'impression de la chaleur; ce qui est particulièrement incommode, lorsque le malade se déshabille lui-même, et ce qui l'empêche, pendant plusieurs heures, de s'endormir.

Cette éruption attaque principalement les jeunes personnes, et elle se manifeste ordinairement au printemps ou au commencement de

____

(1) « Pruritus enormes non semper densæ confertæque papulæ afferunt; paucæ vix aspectu notandæ occurrunt, quæ » hominem convellant. » *Lorry*, *de Morb. Cutan.*, cap. III, art. I, part. 2.

l'été. Elle est bientôt adoucie par l'usage des bains tièdes dont il faut continuer l'emploi pendant long - temps, ou par des lotions faites régulièrement avec de l'eau chaude, quoique dans le principe ce stimulus augmente légèrement l'éruption (1). L'usage intérieur du soufre seul, ou combiné avec la soude ou avec de petites doses de nitre, continué pendant peu de temps, contribue à diminuer l'irritation de la peau, et peut être suivi de l'administration des acides minéraux. A l'aide de ces remèdes la maladie disparaît peu-à-peu; mais si les bains sont négligés, si la plus grande propreté n'est point observée quant aux vêtemens, cette maladie continuera pendant plusieurs mois; elle peut, à la fin, dégénérer en gale contagieuse.

2. Prurigo *formicans*. (*Pl.* VI, *fig.* 2.) Cette maladie diffère de la précédente, quant à la ténacité et à l'intensité des symptômes, quoique les phénomènes extérieurs ne soient pas très-différens. La démangeaison qui l'accompagne est continuelle, et elle est unie à plusieurs autres sensations pénibles, comme celles qui sont produites par des insectes qui rampent sur la peau, et qui

(1) Après avoir conseillé de prendre un bain à une température modérée, Lorry observe ce qui suit : « Nec mirandum » si inter balneorum usum plures papulæ prodeant. Etenim » laxatis vasis, ad cutem omnia deferri æquum est. Sed nulla » inde ratio est, cur minùs balneis fidamus. » *Loc. cit.*

la piquent, ou comme celles qui sont déterminées par des aiguilles brûlantes qui la percent. Lorsque le malade se déshabille, ou qu'il demeure devant le feu, mais surtout lorsque la chaleur se fait sentir dans le lit, ces sensations sont beaucoup augmentées, et les frictions produisent non-seulement la rougeur, mais encore de larges boutons qui ne tardent pas à se déprimer. Les petites croûtes noires qui se trouvent sur les boutons dans un état d'érosion, couvrent de taches toute la surface, tandis que les boutons moins colorés sont souvent si petits, qu'ils échappent de près à notre observation.

Ce prurigo attaque les adultes, et n'est particulier à aucune saison. Il survient sur toute la surface du tronc et des membres, à l'exception de la plante des pieds et de la paume des mains ; mais cette éruption est plus abondante dans les parties sur lesquelles les vêtemens sont les plus serrés. Sa durée est ordinairement longue, quelquefois elle continue pendant deux ans ou plus long-temps, en présentant de courtes interruptions. Elle n'est jamais, cependant, transformée, comme la précédente, en gale, et elle ne devient pas contagieuse ; mais elle se convertit parfois en impetigo.

Les causes du prurigo *formicans* ne sont pas toujours manifestes. Dans quelques circonstances le prurigo est distinctement lié avec un dérangement de l'estomac, puisqu'il est précédé de

nausées, de gastrodynie et de céphalalgie ; dans
d'autres cas, il paraît être produit par certains genres de vie, par l'usage d'alimens très-
échauffans pendant les temps chauds, par l'abus
du vin pur et des boissons fermentées, des assaisonnemens, des salaisons et du vinaigre (1).
D'un autre côté, on l'observe souvent chez les personnes d'une constitution délicate et d'un teint
plombé, et chez celles qui sont affectées d'obs-
tructions dans les viscères, ou affaiblies par la
fatigue, les veilles, et par une nourriture malsaine.

Le traitement du prurigo *formicans* doit nécessairement être varié d'après les circonstances
mentionnées ci-dessus ; mais cette éruption n'est
pas adoucie promptement par des moyens internes et externes. Lorsqu'elle paraît liée avec
un état de faiblesse générale, ou avec quelque
dérangement des viscères abdominaux, la pre-

(1) J'ai vu plusieurs exemples de l'influence immédiate de
l'acide acéteux sur la peau, surtout pendant l'été ; cet acide
produisait un sentiment de chaleur et de fourmillement
après avoir été avalé ; et, chez les individus doués d'une irritabilité particulière, il donnait lieu à des effets plus permanens.
Le docteur Withering dit : « Quel est celui qui n'a point eu
occasion d'observer l'éruption rouge et couleur d'écarlate qui
survient à la face, après que l'on a mangé des harengs ou avalé
du vinaigre, après avoir bu de la bierre ou du cidre acéteux ? »
L'usage des acides végétaux et des herbages crus, communément recommandé dans cette irritation de la peau, à raison de
l'interprétation vicieuse du mot *scorbutique*, est en opposition
avec les résultats d'une saine observation.

mière indication consiste à remédier à cet état
par un régime convenable, par l'exercice, et par
les remèdes appropriés à la nature de la maladie.
Toutes les fois que l'estomac est dérangé, il est
important de suivre régulièrement un bon régime, et de s'abstenir surtout des objets nuisibles mentionnés ci-dessus, de les remplacer par
des alimens légers, faciles à digérer, et de prendre
pour boisson du petit-lait, du lait, du lait d'ânesse
et du lait de beurre. Cette régularité dans le régime
doit être, il est vrai, recommandée dans tous les
cas de la maladie, quoiqu'on ne puisse faire remonter l'origine de cette affection à aucune cause
interne apparente. En effet, dans ces cas, les
médicamens seuls sont souvent très-impuissans.

L'usage, à l'intérieur, du soufre lavé avec le
carbonate de soude, uni à un régime convenable, a beaucoup adouci les sensations douloureuses du malade, et diminué la durée de
sa maladie : et lorsque la constitution a été affaiblie, les décoctions de salsepareille, de quinquina, de serpentaire et d'autres toniques végétaux, ont été essentiellement utiles. J'ai vu
l'usage interne de l'acide muriatique oxigéné
produire de grands avantages dans cette affection
et dans la première espèce de prurigo, puisque
l'éruption et la démangeaison cédaient, toutes les
deux, pendant l'administration de ce moyen. Ce
médicament peut être pris à la dose d'une dragme,
qui est augmentée progressivement et portée

jusqu'à trois dragmes, administrées dans l'eau, ou dans un autre véhicule agréable. Des purgatifs drastiques, ou des purgatifs réitérés, paraissent être nuisibles; les préparations antimoniales et mercurielles ne conviennent point, et les sudorifiques actifs aggravent la maladie.

Quant aux remèdes externes, des lotions fréquentes avec de l'eau chaude, en dissipant l'irritation produite par la malpropreté, et en adoucissant la peau, contribuent beaucoup au soulagement du malade. Un bain d'eaux sulfureuses naturelles ou artificielles est encore plus efficace, en diminuant la démangeaison, et des bains de mer ont aussi parfois dissipé cette maladie. En général, l'application des onguens, ou des lotions contenant le soufre, l'hellébore, le mercure, le zinc, l'eau de chaux, ont peu d'avantage; j'ai vu cependant quelquefois un soulagement prompt déterminé par des lotions avec la liqueur de l'acétate d'ammoniac étendu, ou de la partie spiritueuse de ce remède, par une combinaison de ces deux moyens, dont les doses furent administrées d'après l'irritabilité de la peau.

3. Prurigo *senilis* (*Pl.* VI, *fig.* 3). La fréquenté invasion du prurigo dans la vieillesse, et la difficulté de le guérir, ont été le sujet de l'observation générale (1). La démangeaison dans

(1) *Voy.* Hippocrate, *Aph.*, lib. III, §. III, cap. 31, où ce médecin mentionne, parmi les autres maladies des vieillards,

le prurigo , à cette époque de la vie , est en quelque sorte insupportable et plus permanente que
dans le prurigo *formicans* : les symptômes extérieurs qu'il présente sont semblables dans ces
deux espèces ; mais les boutons dans celle-ci sont ,
pour la plupart , plus larges. Le plaisir du reste
de la vie est quelquefois entièrement détruit par
l'invasion de cette maladie.

Un bain chaud procure le soulagement le plus
efficace aux souffrances du malade ; mais son action est momentanée. La maladie paraît être liée
avec un état languissant de la constitution en
général , et de la circulation cutanée en particulier. Voilà pourquoi les eaux sulfureuses d'Harrowgate , employées en même temps intérieurement et extérieurement , font obtenir les
plus grands avantages. Un bain chaud d'eau de
mer a été aussi utile. Quelquefois des lotions stimulantes, contenant l'oximuriate de mercure ,
la liqueur d'acétate ammoniacal ou alcoolique,
soulagent beaucoup le malade , et rendent parfois
sa situation supportable en comparaison de son

ξυσμοι του σωματος ολου. L'opiniâtreté de cette maladie a été particulièrement remarquée par les médecins grecs. « Pruritum
» in senectute contingentem perfectè sanare non datur, ve-
» rùm subscriptis mitigare potes. » *Paul. Ægin., de Re med.,*
lib. iv, cap. 4. *Actuar. , meth. med.*, l. ii, c. 11. (*Voy.* aussi
Sennert. Pract., lib. v, part. iii, §. 1, cap. 8. *Mercurialis , de
morb. curand.*, cap. 3. *Heberden Comment.*, cap. 76.

premier état, ou même dissipent la maladie (1).
Lorsque la surface de la peau n'est pas beaucoup
enlevée, l'oximuriate sera porté depuis la dose
de deux grains jusqu'à une once d'un véhicule
aqueux ou légèrement spiritueux ; mais il est, en
général, nécessaire de commencer par une proportion beauco up plus petite.

Ce minéral salin est également utile, en détruisant les poux, qui sont souvent engendrés
lorsque le prurigo *senilis* a lieu. Lorsque le malade
ne s'est point excorié la peau en se grattant, l'huile
de thérébentine, délayée dans l'huile d'amandes,
peut être appliquée sur la partie, avec avantage,
pour détruire ces insectes (2).

(1) Le docteur Heberden établit comme un axiôme, que
les stimulans sont ordinairement utiles dans les maladies de la
peau, accompagnées de démangeaison. « Quod attinet ad
» remedia extrinsecùs admovenda, illud sedulò tenendum
» est, acriora plerùmque convenire, ubi pruritus est ; sin dolor
» fuerit, lenia esse adhibenda, etc. » (*Comment.*, cap. 23.)
Cela est vrai, peut-être, relativement à la peau qui n'est pas
rompue, ou qui se trouve couverte de boutons ; mais la démangeaison accompagne souvent les gerçures et les rhagades,
les maladies vésiculaires, et même pustuleuses, dans lesquelles
on remarque un état d'excoriation. Elle accompagne aussi
l'irritation de la surface de la peau, produite par la desquammation de quelques-unes des éruptions écailleuses.

(2) L'opiniâtreté avec laquelle ces insectes dégoûtans continuent souvent à infester la peau, malgré toutes les applications, est très-surprenante ; mais, comme l'a observé, avec
raison, le docteur Willan, les histoires merveilleuses de la
mort produite par les poux, chez Pherecydes, Antiochus,
Hérode, etc., se rattachent vraisemblablement à cette ma-

Les affections locales prurigineuses , mentionnées ci-dessus , ont à peine quelque affinité avec le prurigo décrit maintenant , à l'exception de la démangeaison qui l'accompagne et qui n'a pas lieu dans les maladies *papuleuses* générales. Le prurigo *præputii* est occasionné par une sécrétion altérée , ou augmentée , autour de la couronne du gland , et cette maladie est guérie par des lotions simples , faites fréquemment , ou par des lotions saturnisées. Le prurigo *pubis* est produit par la présence des morpions ou des poux sur le pubis, qui sont promptement détruits par l'onguent mercuriel ; et le prurigo *urethralis* est ordinairement sympathique de quelque maladie située autour du col de la vessie , ou de la présence de quelque calcul dans cet organe.

nière de voir erronée ; les écrivains ayant confondu d'autres insectes avec les poux. L'on cite un grand nombre d'exemples de la génération des vers , qui se sont manifestés non-seulement dans les cavités intérieures du corps de l'homme , mais encore dans les maladies et les excoriations externes. Dans les climats chauds , il est vrai , ces insectes sont si abondans chez les malades , qu'il faut employer les plus grands soins afin d'en prévenir la formation , à cause des œufs qu'ils déposent non-seulement sur les ulcères superficiels , mais encore dans les narines , dans la bouche, sur les gencives , etc. Le docteur Lemprière a rapporté l'observation de la maladie de la femme d'un officier. Cette femme avait eu une fièvre aiguë , dans laquelle s'étaient engendrés des vers , qui , passant par le nez , à travers l'os ethmoïde , avaient pénétré dans le crâne et jusque dans le cerveau ; ce qui causa la mort de la malade.

Chez les femmes, cependant, cette maladie a lieu sans aucune cause manifeste, et elle est guérie par l'usage des bougies, comme l'a conseillé le docteur Hunter.

Les deux formes du prurigo local, savoir, le prurigo *podicis* et *pudendi muliebris*, demandent plus fréquemment un traitement médical. Indépendamment des ascarides ou des hémorrhoïdes, qui occasionnent quelquefois une démangeaison incommode autour du sphincter de l'anus, le prurigo *podicis* attaque les individus sédentaires et les personnes avancées en âge, lorsque les sécrétions sont altérées en partie, et lorsqu'il existe une faiblesse constitutionnelle. Cette maladie peut s'étendre sur le scrotum, principalement chez les vieillards. La couleur du scrotum devient chez eux brune, et quelquefois cet organe s'épaissit et devient squammeux. La démangeaison, dans ces cas, est très-vive, principalement la nuit, et prive souvent le malade d'une grande partie de son sommeil. Un prurigo incommode du scrotum est aussi occasionné parfois par des frictions, un exercice violent dans un temps chaud, et tire quelquefois son origine de l'irritation des ascarides dans le rectum.

Des lotions chaudes ou froides, avec les préparations de plomb, de zinc, d'eau de chaux, sont peu efficaces dans ces maladies. Les lotions faites avec le vinaigre ou l'acétate d'ammoniac produisent un soulagement momentané; mais les onguens mercuriels , principalement l'onguent du nitrate de mercure délayé , sont les applications les plus utiles. A l'intérieur, de petites doses de calomel , avec l'antimoine , comme les pilules *submuriatis hydragyri* , de la nouvelle Pharmacopée , paraissent être avantageuses en corrigeant la sécrétion morbide , et les toniques végétaux ou minéraux peuvent être administrés chez les individus faibles. Une grande tempérance doit être très-recommandée dans le cas du prurigo *podicis ,* puisqu'un genre de vie stimulant aggrave la maladie.

Le porrigo *pudendi muliebris* est en quelque sorte analogue au précédent; mais cette maladie est parfois beaucoup plus grave. Elle est quelquefois liée avec des ascarides dans le rectum, et quelquefois avec la leucorrhée ; mais elle est plus violente , lorsqu'elle se manifeste bientôt après la cessation des règles. La démangeaison autour des lèvres et de l'orifice du vagin est continuelle et presque insupportable; elle oblige à recourir sur-le-champ à des frictions et à des applications rafraîchissantes ; elle est si vive , qu'elle force les malades à fuir la société , et elle excite même quelquefois une légère nymphomanie.

Cet état est, en général, accompagné de quelque engorgement et de quelque rougeur dans les parties malades, quelquefois à cause de l'inflammation des boutons , et quelquefois à cause des aphthes. Des lotions saturnines et salines , d'eau de chaux seule ou avec le calomel, de vinaigre, et des linimens huileux préparés avec la soude ou avec la potasse, sont utiles, principalement dans les cas les plus légers; mais le remède le plus actif est une solution de l'oximuriate de mercure dans l'eau de chaux, dans la proportion de deux grains jusqu'à une once. Comme dans les circonstances mentionnées ci-dessus, on palliera l'irritation produite par les rhagades et les excoriations, avant d'employer cette préparation.

Ordre II.

SQUAMÆ.

Ces lames opaques et épaissies, de l'épiderme, appelées Ecailles, sont ordinairement produites par quelque inflammation du tissu de la peau, sur lequel elles se forment ; mais parfois, comme dans les formes les plus légères du pityriasis, l'épiderme seul, ou avec le corps muqueux, paraît être dans un état maladif. Si cette définition est méditée avec attention, les écailles ne seront pas confondues avec les croûtes qui succèdent aux pustules confluentes et aux vésicules, ou avec les ulcérations superficielles.

Les quatre genres des maladies écailleuses, sont : la Lèpre, le Psoriasis, le Pityriasis, et l'Ichthyosis.

I. Lepra.

Le mot *Lepra* désigne ici seulement *la lèpre des Grecs*, telle que les meilleurs écrivains l'ont décrite.

Elle est caractérisée par « des plaques écailleuses, de différentes dimensions, mais qui ont presque toujours une forme circulaire. » (1)

(1) La confusion qui a eu lieu toutes les fois que l'on a employé les mots *lepra* et *leprosy*, paraît être due aux écrivains qui ont traduit les ouvrages arabes après la renaissance des lettres. Les Grecs donnèrent, d'un commun accord, le nom de λεπρα à une éruption squammeuse (comme cette étymologie l'indique). La plupart d'entre eux regardèrent cette maladie comme le degré le plus élevé de *l'affection squammeuse*, comprenant sous ce point de vue les *Lichen*, *Psora* et *Alphos*. Les auteurs qui ont fait leur description avec l'exactitude la plus minutieuse, disent : « que cette maladie se manifeste sur la peau sous la forme de taches *circulaires*; qu'elle en affecte profondément le tissu, en même temps qu'elle produit des écailles semblables à celles des poissons. (*Voy. Paul Ægin.*, *de Re med.*, lib. iv, cap. 2. *Actuarius*, *de Meth. med.*, lib. ii, chap. 11. *Aëlius*, tetrab. iv, serm. i, cap. 134. *Galen. Isagoge.*)

Ce fait est assez évident; mais ceux qui ont traduit les ouvrages des Arabes en latin ont commis une erreur bien plus grande, en appliquant la dénomination grecque à une maladie *tuberculeuse*, qui a été décrite par les Grecs sous le nom d'éléphantiasis : ils appelèrent du nom barbare de *Morphea*, et de ceux de *Scabies*, *Impetigo*, les maladies squammeuses retracées par ces médecins. Voilà pourquoi leurs successeurs, qui ont connu cette erreur, traitèrent de la lèpre décrite par les Arabes, comme de celle qui a été retracée par les médecins grecs; tandis que des écrivains moins exacts ont com-

1. *Lepra vulgaris* (1) (*Pl.* VII.) L'espèce ordinaire de cette maladie est caractérisée d'abord par des élévations petites, arrondies, rougeâtres et luisantes, de la peau, unies dans le principe, mais présentant dans un ou deux jours de légères écailles blanches sur leurs sommets. Elles se dilatent progressivement, quelquefois rapidement, jusqu'à la grandeur d'un petit écu, en conservant encore leur forme ovale ou circulaire, et elles sont recouvertes d'écailles luisantes, et entourées d'un bord sec, rouge et légèrement enflé. Dans quelques cas, les écailles s'accumulent de manière à former des croûtes épaisses et proéminentes. Si les écailles et les croûtes tombent, la peau paraît rouge et luisante; elle est unie et ne présente point de traces sur l'épiderme dans le commencement ; mais ces empreintes ont lieu dans les phases avancées de la maladie, elles sont accompagnées de lignes longues et profondes, et de sillons, qui ne coïncident pas toujours avec ceux de la surface contiguë.

La lèpre commence le plus ordinairement sur les extrémités, partout où les os sont les plus

pris sous le nom de *lèpre* toute maladie de la peau caractérisée par des formes hideuses. Les Arabes eux-mêmes n'emploient pas dans leurs ouvrages le mot *lepre*, mais ils ont décrit ces maladies en leur donnant des noms plus convenables. (*Voy. Eléphantiasis.*)

(1) Dartre furfuracée, arrondie, du docteur Alibert, représentée dans la planche douzième de son grand ouvrage, livraison III.

rapprochés de la surface, principalement au-dessous du coude et du genou, et ordinairement sur les deux bras, ou les deux jambes, dans le même moment. De ces points elle s'étend progressivement, par la formation de plaques nouvelles et distinctes, le long des bras ou des cuisses, sur la poitrine, les épaules, les lombes et les parties latérales de l'abdomen. Dans plusieurs cas j'ai observé que l'éruption était plus abondante et plus permanente autour de toute la partie inférieure du bas-ventre. Les mains deviennent aussi malades, et dans plusieurs circonstances le cuir chevelu est affecté; mais la face est rarement le siége de plaques larges, quoique quelques écailles paraissent parfois autour des angles externes des yeux, sur le front et sur les tempes, en s'étendant depuis les racines des cheveux. Dans les cas les plus graves, les ongles des doigts et des orteils sont souvent très-épaissis, ils deviennent opaques, d'une couleur jaune sale, et ils se recourbent à leurs extrémités : leur surface est aussi irrégulière, à cause des sillons profonds longitudinaux, ou des bords élevés.

Lorsque l'éruption de la lèpre est modérée dans son degré et dans son étendue, elle n'est accompagnée d'aucune sensation pénible, à l'exception d'une légère démangeaison, lorsque le malade est échauffé par l'exercice, ou qu'il commence à éprouver la chaleur du lit; et un petit fourmillement accidentel est produit par l'influence de quelques états de l'atmosphère (1). Lorsqu'elle est répandue d'une manière générale, et qu'il y a une violente inflammation dans la peau, elle est accompagnée de douleurs excessives d'anxiété et de tension, que j'ai vues quelquefois portées à un degré si fort, qu'elles rendaient les mouvemens des articulations impossibles, et obligeaient le malade à rester au lit. Cependant, même dans ces cas, il n'y a point de maladie constitutionnelle ; et si l'on n'emploie les moyens convenables, la maladie cutanée peut continuer pendant plusieurs mois, ou même des années, sans troubler les fonctions de l'économie animale.

Il n'est point aisé de remonter aux causes de cette maladie, qui paraissent être très-variées : car cette affection morbide est une des maladies les plus communes de la peau, au moins dans cette capitale, et elle a lieu aux diverses époques et dans chaque circonstance de la vie (2). Assurément elle ne se propage point

(1) Hippocrate remarque que la démangeaison se manifeste aux approches de la pluie, dans certaines affections lépreuses.

(2) Il est difficile par conséquent de concevoir comment le docteur Heberden a pu dire que la lèpre est très-rare en Angleterre. « De vero scorbuto et lepra nihil habeo quod dicam, cùm alter rarissimus est in urbibus, altera in Anglia penè ignota ; » undè factum est ut hos morbos numquam curaverim. » (*Comment.*, cap. 23.) Il est encore plus difficile d'expli-

par la voie de la contagion : elle ne paraît pas tirer son origine de l'usage exclusif de certains alimens, comme le poisson, les viandes desséchées ou salées, puisqu'elle n'est point endémique dans les départemens où cette nourriture est la plus usitée, et qu'elle se déclare fréquemment dans tous ceux où ces alimens sont presque inconnus ; mais, comme quelques autres maladies cutanées dont la durée est plus courte, la lèpre est parfois produite par l'influence de certains alimens et de quelques boissons particulières, qui exercent leurs effets sur l'idiosyncrasie des individus. J'ai vu une personne chez laquelle des alimens épicés ou l'alcohol la produisaient subitement. La première attaque se manifesta chez elle après qu'elle eut mangé quelques cuillerées d'une soupe échauffante et épicée : la première cuillerée excita un violent tintement dans toute la tête, qui fut suivi d'une éruption lépreuse, qui s'étendit bientôt jusqu'aux membres. Dans une autre circonstance, un jeune homme, âgé de dix-neuf ans, fut atteint de cette maladie, après avoir mangé de la crême en abondance : le vinaigre, le gruau et d'autres alimens, que l'on a accusés de produire cette

quer la manière de voir du docteur Cullen, qui, dans sa définition de la lèpre, renferme les dartres sèches et humides (psoriasis et impetigo) ; mais ce médecin avoue qu'il n'a jamais observé cette maladie. (*Nosol. Meth.*, class. III, Gen. 88, note.)

maladie , lui ont vraisemblablement donné parfois naissance : mais ce sont là des anomalies,
qui ne peuvent se rapporter qu'à l'idiosyncrasie
particulière (1). Dans quelques cas , elle a commencé à se manifester après un exercice violent
et prolongé , qui avait beaucoup échauffé et fati-
gué le corps.

Le docteur Willan a attribué l'origine de la
lèpre à l'impression du froid et de l'humidité,
et à l'action de certaines substances sèches sur
la peau. Néanmoins j'en ai vu rarement des
exemples , et je puis citer à l'appui de mon opinion les boulangers, les personnes qui travaillent dans les laboratoires , et d'autres individus qui manient des substances pulvérulentes
sèches , tandis que j'ai observé fréquemment
cette maladie chez de jeunes dames , et dans la
classe de la société où la propreté est l'objet d'une
attention particulière. Lorsque l'impression du
froid et de l'humidité ont déterminé l'éruption
de la lèpre , la prédisposition particulière doit
avoir été grande. En tout , les causes de cette
maladie sont enveloppées dans une obscurité

____

(1) Quelques substances vénéneuses introduites dans l'estomac ont donné naissance à une éruption lépreuse. Le cuivre
a produit cette maladie chez plusieurs personnes en même
temps. Chez l'une d'elles l'éruption continua pendant un mois ;
chez d'autres , elle disparut au bout de dix jours. (*Voy. Med.
facts and obs.*, vol. III , p. 61.

profonde. La prédisposition héréditaire est bien prononcée chez quelques individus.

2. *Lepra alphoïdes* (1). (*Pl.* VIII, *fig.* 1.) Cette forme sous laquelle se présente la lèpre est moins grave que la précédente. Elle en diffère principalement par les dimensions des plaques, s'étendant rarement au - delà du diamètre de quelques lignes, ou devenant confluentes, par la petitesse et la blancheur des écailles, et parce que la maladie n'attaque que les extrémités. Cette variété de la lèpre est plus commune chez les enfans. La guérison en est, comme celle de la première, difficile et pénible; le traitement doit être à-peu-près le même.

Il serait superflu d'énumérer la série des médicamens infructueux qui ont été conseillés par les anciens pour la guérison de la lèpre : je me bornerai donc à diriger mon attention sur ceux dont l'action salutaire m'est connue d'après l'expérience. Il est nécessaire de prévenir, cependant, qu'il n'y a point de remède, ou de plan invariable de traitement, qui réussisse dans la lèpre, dans tous les cas de son apparition,

(1) Les Grecs ont décrit l'*alphos* comme une maladie moins intense que la lèpre : la description que Celse a donnée de cette maladie correspond aux phénomènes extérieurs de la *Lepra alphoïdes*, décrite ci-dessus. (*Voy.* *Celse* , *de Med.*, lib. v, cap. 28.)

et dans les différentes circonstances auxquelles elle se rattache, et que de grandes erreurs ont été commises en prescrivant les remèdes d'après le nom de la maladie. Les circonstances auxquelles je fais plus particulièrement allusion, sont les différens degrés d'excitation ou d'inflammation de l'organe cutané, qui accompagne la maladie dans les différentes constitutions, et qui, si l'on y fait une grande attention, doit servir de boussole pour administrer les remèdes avec le plus de succès.

Dans les cas d'éruption lépreuse, dans lesquels l'irritation est la moins prononcée, et dans lesquels aucune tendance à l'inflammation ne se manifeste, comme la lèpre alphoïde nous en offre fréquemment des exemples, et comme la lèpre ordinaire nous en fait voir quelquefois, un mode de traitement légèrement stimulant, au moins extérieurement, est de rigueur, quoique dans toutes les affections lépreuses le régime doive être léger et modéré, et que les liqueurs échauffantes doivent être proscrites, principalement les liqueurs fortes et spiritueuses : car les symptômes seront aggravés toutes les fois que l'on ne se prononcera point rigoureusement sur ces différens points. Un usage fréquent des bains chauds, et des frictions faites modérément, contribuent à faire tomber les écailles et à adoucir le tissu de la peau; ou, si l'éruption n'affecte que les extrémités, des lotions locales peuvent suffire. Dans ces cas l'on retire de bons effets des eaux sulfureuses d'Harrowgate, de Leamington, Crofton, et d'autres eaux bien connues, administrées soit intérieurement, soit extérieurement, et des bains de mer chauds. Ces lotions légèrement stimulantes suffisent souvent, si l'on persévère dans leur usage pendant plusieurs semaines, pour remédier aux modifications de la lèpre dont je parle à présent.

Mais si les écailles sont adhérentes d'une manière forte, ou si elles sont accumulées en croûtes épaisses, alors quelques lotions plus actives doivent être jointes aux lotions chaudes ou à l'administration des vapeurs, pour nettoyer la surface de la peau. Des lotions d'alcohol étendu de sulfure de potasse, ou la décoction de douce-amère, peuvent contribuer à la desquammation, et les croûtes épaisses peuvent être adoucies et ramollies par des lotions contenant une partie de la liqueur de potasse ou d'acide muriatique. Lorsque ces croûtes sont guéries, l'épiderme peut être progressivement rétabli et ramené à l'état de santé, à l'aide de l'onguent de poix, de l'onguent de nitrate de mercure, ou de l'onguent simple; des lotions contenant une petite proportion d'oximuriate de mercure peuvent être substituées aux moyens précédens. Les onguens doivent être appliqués le soir, et les parties affectées doivent être layées le matin avec de l'eau chaude ou avec une lotion légère-

ment savonneuse. Dans quelques cas, l'application continuée d'onguent de goudron a fait disparaître les croûtes de dessus la peau, et a rétabli
l'organe cutané dans sa texture primitive, lors
même qu'un traitement interne n'aurait eu
qu'une légère influence ; mais cet avantage n'a
pas toujours été permanent.

Dans les mêmes affections lépreuses, les progrès seront accélérés vers la guérison par l'usage
intérieur de ces remèdes, qui tendent à augmenter les forces et à stimuler les vaisseaux cutanés. A cet effet (1), la solution arsénicale, conseillée par le docteur Fowler, est souvent très-
utile, à la dose de quatre ou cinq gouttes qui
peuvent être progressivement portées jusqu'à
huit ; et l'on doit persévérer dans l'emploi de ce
remède pendant un mois ou plus (2). La poix, administrée en pilules, produit aussi un bon effet
lorsque la circulation cutanée est frappée d'une
grande atonie : mais ces deux moyens peuvent
agraver l'éruption lorsqu'elle est accompagnée

(1) Les préparations de ce minéral augmentent la circulation
cutanée, enflamment le tissu de la peau, et par conséquent elles
ne peuvent pas être employées dans les affections lépreuses caractérisées par un état d'irritation.

(2) Ce remède actif étant sanctionné aujourd'hui non-seulement par les témoignages de la plupart des praticiens, mais
encore par la pharmacopée du collége de Londres, il nous
paraît utile de prévenir que ce médicament peut être pris sans
inconvénient à des doses plus fortes que celle que l'on emploie
ordinairement, et qui sont insuffisantes.

d'une grande irritabilité de la peau. La solution de l'oximuriate de mercure a paru produire quelque efficacité dans ces deux états d'inertie; et chez de jeunes personnes faibles et délicates, d'une complexion molle, atteintes de la lèpre alphoïde, le vin martial ou le tartrite de fer mentionné ci-dessus ont été pris avec beaucoup d'avantage (1).

Un des remèdes les plus efficaces contre la lèpre, dans toutes ces variétés, est la décoction de feuilles et de tiges de douce-amère, moyen qui a été communiqué aux praticiens de Londres par le docteur Crichton (2). Ce remède est d'abord administré à la dose de deux ou trois onces trois fois dans la journée, qui sont augmentées progresesivement jusqu'à ce qu'une pinte soit consommée chaque jour. Lorsque les vaisseaux superficiels sont frappés d'un certain degré de torpeur, la même décoction, faite avec une proportion plus grande de cette plante, est employée avantageusement en lotion; mais s'il y a quelque disposition à l'inflammation, ce

(1) Si, dans quelques affections lépreuses, la teinture de cantharides peut être utile, c'est vraisemblablement dans les cas où l'on remarque un état d'atonie. Mais il faut observer que le docteur Méad, qui, dans le principe, conseilla ce moyen, parlait probablement non de la lèpre squammeuse, mais du *leuce* ou de l'éléphantiasis. (*Voy. Medicina sacra*, cap. 11.)

(2) *Voy.* l'avis que ce médecin en a donné au docteur Willan, *Treatise on Cutan. Diseases.* Cette formule a été adoptée par le collége de Londres, dans la dernière édition de la Pharmacopée.

moyen et les autres stimulans extérieurs doivent être prohibés.

Partout, il est vrai, où un état d'irritation a lieu dans cette maladie (et cet état est le plus fréquent), l'on ne doit point recourir à des stimulans plus forts que l'eau tiède, ou à une décoction légère de gruau; et les solutions arsénicales, la poix, etc., mentionnées ci-dessus, doivent être proscrites. La maladie, dans cette circonstance, sera certainement aggravée par les bains de mer, par des frictions, par l'usage externe des eaux sulfureuses fortes, ou par tout autre irritant, comme je l'ai souvent observé; mais elle sera adoucie par l'usage interne du soufre avec la soude ou le nitre, ou avec le sulfure de mercure noir combiné avec l'antimoine, principalement lorsqu'il est uni à la décoction de douce-amère. La potasse caustique, ou la liqueur de potasse, de la Pharmacopée, à la dose de vingt ou trente gouttes, est également utile, et la teinture d'ellébore blanc, donnée à des doses qui ne puissent point déranger les organes digestifs, a parfois dissipé cette maladie.

Lorsque la peau est fortement enflammée, épaissie et tendue, d'un rouge vif mêlé avec une couleur jaunâtre (partout où l'épiderme se détache en larges croûtes), la chaleur, la douleur et la démangeaison sont souvent incommodes, et les mouvemens des membres sont presque impossibles. Le soulagement le plus efficace est obtenu , dans ces cas-là , par des lotions légères avec la crème de lait ou avec un peu de saindoux frais ou bien lavé , ou avec du beurre.

3. *Lepra nigricans* (*Pl.* VIII , *fig.* 2) est une variété plus rare de la maladie , différant extérieurement de la lèpre ordinaire , principalement par la couleur brune et livide de ses plaques, qui est plus visible sur les bords, mais que l'on aperçoit même à travers les écailles minces sur l'aire de chaque croûte. Les écailles se détachent plus aisément dans cette forme de l'affection lépreuse , et la surface de la peau demeure long-temps douce ; elle est souvent excoriée , elle donne issue à une sérosité sanguine , jusqu'à ce qu'une nouvelle incrustation soit formée.

Cette variété de la lèpre se présente chez les personnes qui , par leurs occupations, sont exposées aux variations atmosphériques , à une nourriture de mauvaise qualité, à la fatigue et aux veilles. Des alimens substantiels , un exercice modéré, l'usage du quinquina , les acides minéraux et les bains de mer amènent la guérison de cette maladie.

II. PSORIASIS.

Le psoriasis, ou *la dartre écailleuse*, se présente sous une grande variété de formes: l'épiderme est, comme dans la lèpre, plus ou moins rude, plus ou moins écailleux, et il est rouge par - dessous. Il diffère, cependant, de la lèpre sous plusieurs rapports. Quelquefois l'éruption est étendue et continue, et quelquefois des taches de différentes dimensions offrent des intervalles entre elles; mais leur forme est irrégulière, leur bord n'est point élevé, il n'est point enflammé, et le contour n'est ni ovale, ni circulaire, comme dans la lèpre : la surface située sous les écailles est également beaucoup plus sensible et plus irritable en général que dans la lèpre, et la peau est souvent divisée par des rhagades ou par des fissures profondes. Cette maladie est ordinairement accompagnée de quelque dérangement constitutionnel, et elle peut se dissiper et se reproduire dans certaines saisons.

Les causes du psoriasis sont presque aussi obscures que celles de la lèpre. Le psoriasis n'est point contagieux, à l'exception peut-être de la première espèce, que le docteur Willan a vue se manifester en même temps parmi les enfans, dans le même collège ou dans la même famille, circonstance dont je n'ai jamais été témoin. Une prédisposition héréditaire à cette maladie est manifeste chez quelques individus : le docteur Falconer l'a fréquemment attribuée à des frissons subits, produits par l'eau froide bue après avoir fait un exercice violent, cause à

laquelle on peut parfois attribuer la naissance
de la lèpre et d'autres, maladies éruptives. Les
femmes, et particulièrement celles qui sont
douées d'un tempérament sanguin-mélancolique,
dont la peau est sèche et la circulation languissante, sont plus sujettes à cette maladie, qui les
attaque plus particulièrement après leurs couches
ou pendant un état chlorotique. Chez les enfans, le psoriasis est produit fréquemment par
plusieurs des causes d'irritation auxquelles ils
sont exposés. On le voit aussi quelquefois, dans
les deux sexes, s'unir aux affections goutteuses,
et nous l'avons vu occasionné par de fortes affections mentales, comme le chagrin ou la
crainte. Chez les personnes disposées à cette
éruption, des causes légères occasionnelles paraissent la produire, telles qu'une excitation violente déterminée par l'exercice, l'emploi impru-
dent du bain froid, l'usage abondant des fruits
acides, le vinaigre ou les végétaux crus, ou par
quelques mélanges particuliers d'alimens. Les
deux premières espèces du psoriasis sont quelquefois la suite du lichen.

Le docteur Willan a donné des noms aux onze
variétés du psoriasis. Plusieurs de ces variétés
sont locales, et nous ne devons en donner ici
qu'une notice succincte.

1. Le Psoriasis *guttata* (*Pl.* IX , *fig.* 1) peut
être regardé comme une espèce d'anneau in-

termédiaire entre ce genre et la lèpre ; les plaques sont distinctes et petites (dépassant rarement deux ou trois lignes dans leur diamètre) ; mais leur circonférence est irrégulière , et les autres symptômes particuliers retracés ci-dessus surviennent dans cette variété du psoriasis. L'éruption a lieu sur presque toutes les parties du corps, et même sur la face ; mais sur son déclin la rougeur et la rudesse ont lieu, sans écailles : elle est précédée de douleurs générales et d'une fièvre légère. Chez les enfans, elle se répand rapidement sur tout le corps en deux ou trois jours ; mais chez les adultes ses progrès sont lents.

2. Le Psoriasis *diffusa* (*Pl.* IX , *fig.* 2 ; X , XII, *fig.* 1) offre une variété considérable quant aux phénomènes extérieurs. Dans un grand nombre de cas, il est caractérisé par des plaques larges , irrégulièrement circonscrites, dont la surface est rude, rouge et gercée , et se trouve parsemée de légères écailles. Cette surface cutanée est sensible et irritable à l'excès , et elle est atteinte d'une douleur brûlante et d'une démangeaison très-vive qui augmentent beaucoup lorsque le malade s'approche du feu , ou lorsqu'il éprouve la chaleur du lit , ou même lorsqu'il est exposé à l'action directe des rayons solaires ; mais ces sensations sont adoucies par l'impression d'un air frais. Quelquefois ces éruptions étendues pa-

raissent en même temps ; mais dans d'autres circonstances elles sont le résultat de nombreux soulèvemens légers de l'épiderme, sur lesquels des écailles petites, distinctes, adhérentes par un point central, sont bientôt formées, et sont bientôt progressivement réunies par l'inflammation de l'épiderme qui s'interpose entre elles. A mesure que la maladie fait des progrès, la rougeur augmente, et la peau paraît épaissie et enflée ; elle présente des sillons profonds ou des fissures qui produisent des intersections, et qui contiennent une substance farineuse ou une teigne très-mince. La chaleur et les sensations pénibles sont beaucoup augmentées par la moindre friction, qui produit aussi l'excoriation et multiplie les rhagades douloureuses. Cette forme de la maladie est plus fréquente sur la face, les oreilles, et sur le dos des mains. Les doigts sont quelquefois entourés d'une incrustation écailleuse, et les ongles se fêlent et tombent ; mais elle survient parfois sur d'autres parties du corps, soit en même temps, soit par la suite. Elle est annoncée dès le principe par quelque indisposition générale ; et l'éréthisme, uni à des douleurs accidentelles très-vives à l'estomac, est quelquefois alimenté, pendant plusieurs semaines, par l'irritation continuelle qu'elle excite. Elle dure depuis un jusqu'à quatre mois, et quelquefois beaucoup plus long-temps, et elle est susceptible de se repro-

duire successivement pendant quelques années,
dans le printemps ou dans l'automne, et quelquefois dans ces deux saisons.

Dans d'autres cas, le psoriasis *diffusa* commence à se manifester sous la forme de plaques
séparées, dont les dimensions et la forme sont indéterminées, qui deviennent confluentes jusqu'à
ce qu'elles couvrent presque la totalité du membre. Le psoriasis se manifeste aussi localement,
et il est produit par une irritation locale, comme
dans *la gale des boulangers* (*Pl.* XI), lorsque
le dos de la main est progressivement couvert
de plaques écailleuses, rudes, entremêlées
de rhagades, et en quelque sorte tuméfiées.
Cette maladie a lieu sur les mains et sur les poignets des blanchisseuses, à cause de l'irritation
produite par le savon. Dans la dernière variété
(*Pl.* X, *fig.* 2), une inflammation étendue
attaque les mains, les poignets et les doigts, et
dans toute la surface de la peau malade l'épiderme friable se détache rapidement, d'une manière successive, sous forme de larges plaques
irrégulières. Chez les enfans, depuis l'âge de deux
mois jusqu'à celui de deux ans, ce psoriasis parvient parfois jusqu'à un degré très-élevé, ce
qui a porté le docteur Willan à en faire une espèce distincte appelée Psoriasis *infantilis*.

3. Dans le Psoriasis *gyrata* (*Pl.* XII) les plaques
ont des raies d'une forme tortueuse ou serpen-
tine, qui ressemblent à des vers ou à des sang-

snes, ou quelquefois à des anneaux. Cette éruption peut être confondue avec l'herpes et avec l'impetigo.

4. Le Psoriasis *inveterata* (*Pl.* XIII, *fig.* 2) est la modification la plus forte de la maladie; il commence par des plaques distinctes, irrégulières, qui s'étendent et deviennent confluentes, jusqu'à ce qu'elles couvrent à la fin toute la surface du corps, à l'exception d'une partie de la face, ou quelquefois de la paume des mains et la plante des pieds, avec des écailles sur tout le tissu cutané; elles sont entremêlées de sillons profonds, et la peau est rude, tendue et épaissie. La production des écailles est si prompte, que de larges plaques sont trouvées chaque matin dans le lit du malade. Les ongles se recourbent, s'épaississent, deviennent opaques et sont fréquemment renouvelés; et dans un degré avancé de la maladie, principalement chez les vieillards, des excoriations étendues ont lieu quelquefois, la lymphe s'en écoule, l'épiderme devient roide et rude, et se sépare en larges plaques. Dans ce degré extrême, cet état se rapproche presque du degré invétéré de la lèpre ordinaire sous tous les rapports. Ces deux maladies varient entre elles, quant à la forme des croûtes, avant que celles-ci ne se réunissent ensemble. C'est quelquefois le dernier degré du psoriasis *diffusa*, et parfois une suite du prurigo *senilis*.

Les variétés plus locales du psoriasis sont : le psoriasis *labialis*, qui est situé sur les lèvres, principalement la lèvre inférieure, dont l'épiderme délicat s'épaissit, et se gerce, quelquefois pendant un long intervalle de temps; le psoriasis *palmaria* (1) (*Pl.* XIV), qui est une affection dartreuse opiniâtre, bornée à la paume de la main et au poignet, qui sont rudes, brûlans, dévorés par la démangeaison, d'une couleur sale, et entr'ouverts par des sillons profonds, qui ruissèlent de sang, lorsque les doigts sont étendus; le psoriasis *ophthalmatica*, quand les écailles se manifestent principalement aux environs des angles des yeux, en produisant la démangeaison, l'inflammation et l'épaississement des paupières avec l'écoulement d'une matière aqueuse (2); le psoriasis *præputii,* qui accompagne souvent le psoriasis *palmaire*, et qui est caractérisé par des fissures douloureuses et par l'épaississement de la partie, et qui est ordinairement suivi d'un phymosis; et le psoriasis *scrotalis*, dans lequel les écailles, la chaleur, la démangeaison et la rougeur sont suivies d'une texture rude et friable de la peau, de crevasses douloureuses et d'excoriations très-fortes.

(1) Le docteur Alibert a fait représenter avec beaucoup de vérité le *psoriasis palmaria* dans sa quinzième planche, sous le nom de « dartre squammeuse centrifuge. »

(2) Galien a établi une différence entre le psoriasis et le psorophthalmia. *Gal., de Oculo*, cap. 7.

Le même plan général de traitement est applicable aux différentes modifications du psoriasis, la période de sa durée et l'irritabilité plus ou moins vive étant prises en grande considération. La pratique du peuple, qui repose sur de vieilles hypothèses humorales, consiste principalement à chercher à expulser par des évacuations des humeurs imaginaires, et à les modifier par les remèdes qu'ils ont appelés anti-scorbutiques. Mais la saignée et les purgatifs répétés sont nuisibles ; et les sucs d'herbes, dont l'emploi a été suggéré par des notions absurdes sur la nature *scorbutique* du psoriasis, ne paraissent jouir d'aucune efficacité. Plus récemment, la méthode empirique qui consiste à recourir au mercure dans toutes les maladies dont la marche est chronique, et qui sont enveloppées dans quelque obscurité, n'a pas été couronnée d'un plus grand succès. Dans le fait, toutes les variétés de la dartre squam-meuse sont en dernier résultat aggravées par la persévérance dans la continuation des mercu-riaux.

Au commencement de l'éruption, lorsqu'elle paraît tout-à-coup, et que la constitution est évidemment dérangée, un traitement antiphlo-gistique modéré doit être continué. Un léger purgatif sera administré, et le régime sera rendu adoucissant, en proscrivant tous les stimulans. Ce régime, il est vrai, est de rigueur peudant le cours de la maladie, qui est immédiatement aggravée par l'irritation sympathique de l'estomac produite par les épiceries, les liqueurs fermentées, les assaisonnemens ou les acides végétaux ; voilà pourquoi, en s'abstenant de ces objets, l'on contribue beaucoup à la guérison.

Mais si le dérangement constitutionnel a diminué, l'usage de l'alcali fixe combiné avec le soufre lavé ou avec une infusion de quinquina, avec des lotions avec de l'eau tiède ou avec du lait et de l'eau, dissiperont progressivement la maladie. Si les écailles sont étendues sur une grande partie du corps, et si elles ont revêtu un caractère atonique et chronique, cette maladie doit être envisagée à-peu-près de la même manière que la lèpre, et il faut recourir aux remèdes recommandés contre la première et la seconde espèce de cette maladie.

La douleur piquante et brûlante, et la démangeaison, dans les premiers degrés du psoriasis, où l'inflammation est plus forte, portent le malade à chercher du soulagement dans les applications extérieures locales ; mais il voit avec peine que les substances, même les plus douces, deviennent irritantes et aggravent sa maladie. Une décoction de son, un peu de crême de lait, ou l'huile d'amandes, sont quelquefois utiles ; mais toutes les mixtures, même celle de l'oxide de zinc, ou les préparations de plomb, avec ces linimens, sont ordinairement nuisibles.

Les éruptions plus locales ; et moins inflammatoires, du psoriasis , sont beaucoup adoucies par des moyens locaux. Le psoriasis *palmaria* est débarrassé de la sécheresse et de la démangeaison par l'exposition à la vapeur de l'eau chaude , et par l'application de l'onguent de nitrate de mercure , délayé dans de l'onguent de cire ou de sperme de baleine , en prenant en considération le degré d'irritation de la peau. Les bains de mer, continués pendant plusieurs semaines, ont été un remède efficace. Le psoriasis *scrotalis*, et le psoriasis *ophthalmia* sont aussi adoucis par la même application , ou par l'onguent de précipité blanc de mercure ; mais dans le premier cas il faut avoir grand soin de tenir les parties propres par de fréquentes lotions , et de prévenir toute meurtrissure. Dans le psoriasis des lèvres , rien d'âcre ne peut être employé , et la guérison dépend beaucoup du soin de mettre les parties à l'abri de l'irritation , même de la chaleur et du froid , en les recouvrant constamment avec quelque onguent ou quelque emplâtre adoucissant. Dans tous ces cas, quelques-uns des remèdes internes mentionnés ci-dessus doivent être employés en même-temps, en ayant égard à la période et aux autres circonstances de la maladie.

III. Pityriasis.

Le pityriasis est une affection très-superficielle,

caractérisée par des plaques irrégulières d'écailles minces, qui se détachent à diverses reprises et se reproduisent, mais qui ne forment jamais de croûtes et ne sont point accompagnées d'excoriations. Il n'est point contagieux (1) ; il se manifeste sous trois ou quatre variétés de forme.

1. Le pityriasis *capitis* (*Pl.* XV, *fig.* 1), qui est appelé chez les jeunes enfans *crasse de la tête*, survient sous la forme d'une teigne légère et blanchâtre le long du sommet du front et des tempes ; mais sur l'occiput les écailles sont plus larges, aplaties, séparées, à demi-transparentes. Une affection semblable se déclare sur le cuir chevelu des personnes avancées en âge (2).

Il est seulement nécessaire de faire régulièrement des lotions sur le cuir chevelu avec du savon et de l'eau, ou avec une lotion alkaline ou légèrement spiritueuse ; à cet effet, les cheveux doivent être coupés si la maladie est grave. Si l'on négligeait de prendre cette pré-

(1) Ces signes caractéristiques font reconnaître cette éruption, principalement lorsque cette maladie affecte le cuir chevelu, et ils empêchent de la confondre avec le porrigo furfuracé. La circonstance que nous venons de mentionner, a rendu cette distinction importante et nécessaire. Alexander et Paul ont décrit cette maladie comme consistant en de légères exfoliations squammeuses et farineuses.

(2) Le docteur Alibert a fait représenter avec soin une pityriasis dont était atteint un adulte sur l'occiput (*Pl.* II). Ce médecin l'appelle dartre furfuracée ou volante.

caution, la maladie peut à la fin dégénérer en porrigo.

2. Le pityriasis *rubra* survient plus fréquemment dans un âge avancé, et il est le résultat d'une inflammation légère des parties de la peau affectées; il ressemble, sous ce rapport, au psoriasis *diffusa*. Dans le principe, l'épiderme est seulement rouge et rude; mais bientôt il devient farineux ou écailleux, et il se détache en laissant par-dessous un épiderme semblable, rouge, qui subit la même altération; les écailles s'agrandissent à mesure que la desquammation se reproduit. Cette maladie est accompagnée de la sécheresse et du manque de transpiration de la peau, d'une démangeaison incommode, et d'une forte tension. Le malade est atteint aussi d'une langueur générale et d'une anxiété forte. Lorsque la rougeur et les écailles disparaissent, les croûtes sont d'une couleur jaune ou pâle; màis cet état peut se reproduire en entier à de courts intervalles, et la maladie est ainsi beaucoup prolongée.

Le pityriasis *rubra* est combattu avec succès par l'union des remèdes antimoniaux avec la décoction des quatre bois sudorifiques, et par des bains chauds d'eau de mer. Je l'ai vu adouci par de petites doses de la teinture d'ellébore blanc. Partout où l'irritabilité de la peau n'est pas grande, une lotion ou un onguent légèrement astringent, contenant une partie de borax ou d'alun, et de sus-acétate de plomb), peut être appliquée avec avantage sur les parties affectées.

3. Le pityriasis *versicolor* (*Pl.* XV, *fig.* 2) est bien caractérisé par la décoloration bigarrée de l'épiderme, qui se manifeste dans cette maladie. Il paraît ordinairement autour de la poitrine et de l'épigastre, et quelquefois sur les bras et sur les épaules, sous la forme de taches brunes, diversement ombrées, s'étendant et se réunissant d'une manière variée, et présentant çà et là des interstices de la surface cutanée dont la couleur est naturelle. Dans quelques cas elle s'étend sur tout le dos et sur l'abdomen, même sur les cuisses, et d'une manière superficielle sur la face. La partie est décolorée, elle est affectée d'une légère croûte rude ; mais dans quelques cas c'est à peine visible, et il n'y a dans les plaques ni d'élévation, ni de bords distincts. Le docteur Willan établit que le pityriasis *versicolor* n'est pas simplement une maladie de l'épiderme ; car, lorsque l'épiderme a été enlevé de dessus plusieurs plaques, la couleur jaunâtre existe encore, comme auparavant, sur la peau ou sur le corps muqueux. Ce n'est point général, car j'ai vu plusieurs exemples de cette affection cutanée, dans lesquels l'épiderme décoloré se détachait par intervalles, dans un état d'épaississement, et un nouvel épiderme était trouvé par-dessous ; sa couleur était

rouge, comme cela arrive après de larges desquammations.

Le pityriasis *versicolor* est ordinairement de
peu d'importance ; en effet, il est rarement accompagné d'un dérangement intérieur, ou de
toute sensation incommode , à l'exception d'une
légère démangeaison qui se manifeste lorsque la
chaleur du lit se fait sentir , ou après un exercice
violent , ou par l'action des boissons échauffantes
ou des liqueurs fortes. Dans ces cas-là, néanmoins,
partout où l'éruption est très-étendue , la démangeaison et l'irritation liées avec elle sont quelquefois très-douloureuses , et privent les malades
de sommeil. Dans ces cas-là , les organes digestifs sont aussi, ordinairement, dérangés; mais lors
même que l'éruption n'est point incommode , sa
présence occasionne souvent une inquiétude
vive , puisque sa couleur brune, et presque
comme celle du cuivre, suggère même aux praticiens l'idée d'un symptôme syphilitique ; mais
un peu d'expérience mettra bientôt l'observateur à même de reconnaître l'éruption, quoiqu'elle ne présente aucune tendance à l'ulcération. Sa durée peut être longue, comme chaque
autre symptôme concomitant de la syphilis.

Les causes de ce pityriasis ne sont pas bien
déterminées. Il attaque plus fréquemment les personnes qui ont demeuré dans les climats chauds ;
alors sa forme est le plus souvent incommode.
Chez un jeune gentilhomme elle commença

après une année de résidence dans les îles Grecques ; aussi n'est-elle pas rare chez les militaires et chez les marins. L'éruption la plus étendue dont j'ai été témoin, se déclara chez un officier de douane, après qu'il eut bu, un jour de jeûne, des boissons spiritueuses en abondance. Les fruits, les champignons, un exercice violent lorsque l'on porte la flanelle sur la peau, des impressions subites et successives de chaud et de froid, ont été mentionnés comme des causes propres à produire cette éruption.

Les moyens internes n'ont point paru exercer une grande influence sur cette éruption, comme l'a soutenu le docteur Willan. L'acide muriatique oxigéné, néanmoins, est, je crois, doué de quelque efficacité ; et si la maladie avait un caractère assez important pour porter le malade à persévérer dans l'emploi des moyens internes, les pilules de poix seraient vraisemblablement utiles. Des moyens stimulans actifs, employés extérieurement, comme des lotions spiritueuses fortes, contenant l'acide muriatique, ou la potasse caustique, seront souvent utiles ; une drachme du premier de ces moyens, ou deux ou trois de la liqueur de potasse, peut être ajoutée à une demi-pinte d'eau distillée. Des bains de mer sont aussi utiles, soit comme remède, soit comme moyen propre à prévenir la récidive de cette maladie.

Les éruptions du pityriasis les plus étendues

et les plus portées à l'irritation, se rapprochent, en quelque sorte, dans leurs signes caractéristiques, du psoriasis, et elles sont adoucies par le même traitement.

4. Pityriasis *nigra*. Après la publication de son ouvrage, le docteur Willan a observé une variété du pityriasis chez les enfans nés dans les Indes et transportés dans ce pays. Cette variété commençait par une éruption partielle de boutons, et se terminait par une décoloration noirâtre, accompagnée de légères desquammations furfuracées. Cette maladie affecte quelquefois la moitié d'un membre, comme le bras ou la jambe; quelquefois les doigts et les orteils. (1)

IV. Ichthyosis.

L'Ichthyosis, ou *la maladie de la peau écailleuse*, est caractérisée par une texture épaissie, dure, rude, et dans quelques cas presque cornée, des tégumens du corps, avec quelque tendance à devenir écailleuse, mais sans desquammation fine, sans croûtes distinctes et partielles, ou sans ce dérangement dans l'ensemble de la constitution qui appartient à la lèpre et au psoriasis.

(1) La planche vingt-septième de l'ouvrage du docteur Alibert représente une éruption sur la main, qui paraît se rattacher à cette espèce, que cet auteur appelle *éphélide scorbutique.*

1. *Ichthyosis simplex.* (*Pl.* XVI et XVII.) Dès le commencement, cette maladie est caractérisée par un épiderme simplement épaissi, rude et décoloré, qui paraît à une petite distance, comme s'il eût été sali avec de la boue. A mesure que la maladie fait des progrès, l'épaississement, la rudesse et la dureté deviennent beaucoup plus grands; le tissu de la peau est comme celui des verrues, et la couleur en est presque noire. La rudesse, qui est si forte, qu'elle fait éprouver au doigt qui passe sur elle, comme la sensation que donne le contact d'une lime ou du chagrin très-âpre, est occasionnée par les lignes et les points innombrables, rudes, qui divisent la surface cutanée. Ces proéminences dures, étant apparemment des élévations de lozanges communs, diffèrent nécessairement dans leur forme et leur arrangement sur les différentes parties du corps, relativement aux variations des lignes empreintes sur la peau, aussi bien que dans les différentes phases et les différentes circonstances de la maladie. Quelques-unes d'entre elles paraissent avoir un épaississement uniforme à leurs racines supérieures, tandis que d'autres ont un col court, étroit, et les sommets larges et irréguliers. Le premier état a lieu partout où la peau, quoique saine, est molle et mince; le second a lieu partout où elle est plus rude, comme aux environs de l'olécrâne et de la rotule, et de-là le long du côté

7*

extérieur des bras et des cuisses. Sur quelques parties des extrémités, cependant, particulièrement autour des malléoles et quelquefois sur le tronc, ces excroissances sont écailleuses, applaties et larges, et parfois écaillées, semblables à des écailles de carpe. Dans d'autres cas, elles paraissent séparées, vu qu'elles sont entrecoupées par des sillons blanchâtres.

Cette maladie, dont l'aspect est repoussant, se manifeste par de larges plaques continues, qui couvrent quelquefois la plus grande partie du corps, à l'exception des plis, des articulations de la partie intérieure et supérieure des cuisses, et des crevasses ont lieu le long de l'épine du dos.

La face est rarement affectée d'une manière forte. Chez une jeune dame, la face fut le siége exclusif de la maladie; une large plaque couvrait chaque joue, et se joignait à l'autre, en s'étendant de travers sur le nez. (*Pl.* XVIII.) Les mamelles, chez les femmes, sont quelquefois enchâssées dans cet épiderme rugueux. Toute la peau est, à la vérité, dans un état de sécheresse et d'absence de transpiration, et sur les paumes des mains et les plantes des pieds l'épiderme est beaucoup épaissi et cassant. La maladie commence souvent chez les enfans, et même dans la première enfance.

Cette maladie n'a pas été regardée comme se

trouvant beaucoup du ressort de la médecine (1). Les onguens et les emplâtres stimulans ont été employés avec soin, mais sans produire aucun effet matériel, et la maladie a continué pendant plusieurs années, en éprouvant des changemens accidentels. Le docteur Willan avait une grande confiance au palliatif suivant, appliqué extérieurement. « Lorsqu'une partie de la peau dure et écailleuse est tombée, dit le docteur Willan, elle ne se reproduit pas bientôt. Le meilleur moyen, pour dissiper les écailles, consiste à les enlever avec beaucoup de soin, avec les ongles, de chaque partie du corps, tandis que le malade est plongé dans un bain chaud. La couche de l'épiderme, qui reste après cette opération, est rude et sèche, et la peau ne recouvrait point, dans les cas dont j'ai été témoin, sa texture et sa mollesse ordinaires ; mais la formation des écailles était prévenue par l'usage fréquent des bains chauds, combinés à des frictions modérées. »

J'ai vu la peau dépouillée de cette éruption rude par des bains d'eaux sulfureuses, en la frottant avec la flanelle ou avec un linge rude, après qu'elle a été adoucie par le bain ; mais l'épiderme souffrant ne recouvra point son état primitif, il demeura luisant et brillant, et l'éruption revint.

(1) Pour des exemples de l'ichthyosis, le lecteur peut consulter *Panarolus Wander*, *Wiel*, *Marcel*, *Donatus*, *mirabil.* etc. (*Voy.* aussi *Alibert*, 37ᵉ planc.)

L'usage intérieur de la poix a été utile dans quelques circonstances, ayant porté l'épiderme rude à se gercer et à se détacher, et à laisser une peau molle entière par-dessous. Ce remède mis en pilules avec la farine, ou avec une poudre quelconque farineuse, peut être continué pendant long-temps, non-seulement sans inconvénient, mais encore avec avantage pour l'ensemble de la santé ; et il offre un des moyens les plus efficaces pour ranimer la circulation languissante, l'atonie et la sécheresse de la peau. (1) Dans les mêmes vues, la solution arsénicale a été employée dans l'Ichthyosis. Dans une circonstance, chez une demoiselle affectée de cette maladie, à un degré modéré, sur le cuir chevelu, les épaules et les bras, ce remède produisit un changement complet de l'état de l'épiderme, qui acquit sa texture naturelle ; mais dans deux autres cas ce moyen ne produisit aucun avantage. La décoction de l'écorce intérieure de l'ormeau a été proclamée par Plenck comme jouissant d'une vertu spécifique contre l'Ichthyosis ; mais cela tire son origine de la signification vicieuse qu'on donne à ce mot.

---

(1) Une dame prit pendant fort long-temps, depuis trois drachmes jusqu'à une demi-once de poix, et ce remède a produit les effets les plus salutaires, soit sur la peau, soit sur le système général des forces. Elle prit d'abord quatre pilules, de cinq grains chacune, trois fois par jour, et elle augmenta progressivement la dose.

2. *Ichthyosis cornea.* Plusieurs exemples d'un état rude et corné des tégumens, quelquefois partiel, mais s'étendant quelquefois presque sur tout le corps, ont été rapportés par les auteurs (1), et parfois un tel état de l'épiderme a été accompagné de la production des excroissances d'une texture cornée. Ces excroissances, cependant se développent rarement.

La formation ordinaire des excroissances cornées dans le corps humain, dont plusieurs exemples ont été décrits depuis les Arabes, n'est cependant liée avec aucune rudesse de l'épiderme. Ces excroissances ont été improprement appelées cornes ; car leur accroissement est simplement épidermoïque ; elles n'ont en-dessous aucune liaison avec les os ou avec d'autres parties, et elles consistent en une substance calleuse, laminée, contournée et irrégulière, et ressemblent à la colle de poisson, par l'apparence et par l'organisation (2). Elles tirent leur origine de

(1) La définition que Plenck a donnée de l'Ichthyose et la description de la *lepra Ichthyosis* qui a été faite par le docteur Lettsom, dont le témoignage a porté Plenck à mentionner ce remède, se rattachent évidemment au *lepra vulgaris*. (*Voyez* Plenck, *Doct. de Morb. Cutan.*, *pag.* 89. Lettsom, *Med. memoirs of the gen. dispensary*, sect. III. p. 152.)

(2) Lorry a dit : « Cornua certe quæ hoc mererentur nomen, » numquam vidi. » (*De Morb. Cutan.*, pag. 520.) Notre crédule compatriote Turner retrace cependant le traitement propre à combattre les affections cornées. Elles sont, dit-il, situées en général profondément dans la peau, et elles prennent plutôt naissance dans les cartilages ou dans les ligamens que dans les os eux-mêmes.

deux ou trois états pathologiques, différens de l'épiderme, comme des verrues, des tumeurs enkystées et des stéatômes. Morgagni a fait mention de l'accroissement d'une corne sur le sinciput d'un vieillard ; la base de cette corne était une verrue, et d'autres auteurs ont noté le même fait. Dans le plus grand nombre de cas, cependant, ces excroissances se sont élevées de la cavité des tumeurs enkystées, dont le développement est lent, qui sont logées sous l'épiderme du cuir chevelu ou sur l'épine du dos, après l'issue du fluide qu'elles contiennent. Dans un seul cas, une corne de cette espèce fut le résultat de l'inflammation et de l'épanchement du suc d'une petite tumeur stéatômateuse, qui s'était développée pendant plusieurs années. Presque tous les exemples ont eu lieu chez des femmes d'un âge avancé.

Si ces excroissances sont sciées, elles se reproduisent encore invariablement. L'excision, avec la destruction complète du kyste, ou de la surface morbide, est le seul moyen efficace lorsqu'elles se sont développées, et c'est un remède préservatif pendant l'accroissement de la tumeur primitive.

Ordre III.

EXANTHEMATA.

Le mot *Exanthema*, *efflorescence*, paraît avoir été employé par les écrivains grecs, dans un sens très-général, équivalent à celui de notre mot *éruption*, et il a été employé dans ce sens par plusieurs auteurs modernes. Les Nosologistes, cependant, l'ont limité à ces éruptions qui sont accompagnées de fièvre, et qui ont leurs périodes réguliers d'efflorescence et de déclin. Dans cette classification, il convient seulement à ces maladies qui sont appelées ordinairement *éruptions* (Voyez *Pl.* III), savoir : à ces croûtes cutanées d'une rougeur superficielle, d'une étendue et d'une intensité variées, occasionnées par une direction insolite du sang dans les vaisseaux cutanés, quelquefois avec une extravasion partielle. Il ne faut douc pas l'attribuer à l'existence de la fièvre ou de la contagion, ou à la durée et aux progrès de la maladie ; les deux premiers genres de cet ordre sont contagieux, les autres ne le sont pas.

I. RUBEOLA.

L'éruption, dans la rougeole, paraît ordinairement le quatrième, mais quelquefois le troisième, le cinquième ou le sixième jour de la fièvre ; et après avoir duré pendant quatre jours, elle s'affaiblit progressivement avec la fièvre. La maladie commence depuis le dixième jour jusqu'au quatorzième, après que la contagion a eu lieu, et elle présente trois variétés quant à la forme.

1. Rubeola *vulgaris*. (*Pl.* XIX.) La fièvre qui précède la rougeole, est accompagnée, principalement le troisième et le quatrième jour, d'un état de sensibilité et d'un peu d'inflammation aux yeux, et d'une légère turgescence des paupières, avec un écoulement séreux, par les yeux et par les narines, qui provoque l'éternuement. Le malade est atteint aussi d'une toux fréquente, d'un certain degré d'enrouement d'une difficulté de respirer, et souvent d'une irritation et d'un léger mal de gorge. Ces symptômes sont en général plus forts chez les enfans que chez les adultes, et ils sont quelquefois accompagnés d'un léger délire pendant la nuit.

L'éruption, le quatrième jour, commence à paraître aux environs du front et du menton ; dès-lors elle se propage sur le reste de la face, et le lendemain matin elle est bien visible sur le cou et sur la poitrine ; elle s'étend vers le soir sur le tronc, et enfin sur les extrémités. Pendant ce jour-là l'efflorescence sur la face est plus animée; mais le jour suivant (le sixième) elle commence à se faner et à céder, tandis que les taches sur le corps sont très-rouges. Ces efflorescences commencent à se faner également vers le septième jour; et l'éruption sur le dos de la main, qui paraît ordinairement la dernière (quelquefois le sixième ou même le septième jour de la fièvre), ne diminue pas toujours jusqu'au huitième jour. Vers le neuvième jour, il ne reste que de légères décolorations, qui s'évanouissent avant la fin du dixième.

Il est important, pour éclairer le diagnostic, de faire une grande attention à la forme de l'éruption. Dans le principe, les taches sont distinctes, rouges, et presque circulaires, moindres, en quelque sorte, que les aréoles ordinaires des piqûres de puces (1). A mesure que leur nombre augmente, elles s'agglomèrent, en formant des taches petites, d'une forme irrégulière, mais s'approchant presque de celles des demicercles ou des croissans. Ces taches sont entremêlées de simples points circulaires et d'interstices de couleur naturelle de la peau; sur la face, elles sont légèrement soulevées, de manière à faire

____

(1) Cette observation, qui est particulière au docteur Willan, est importante; et quoiqu'elle ne fixe jamais l'attention du commun des observateurs, elle est ordinairement bien manifeste, et par conséquent elle nous sert de guide pour établir le diagnostic.

éprouver au doigt que l'on promène sur l'épiderme, la sensation d'une surface inégale.

Toute la face, il est vrai, est souvent enflée d'une manière manifeste, jusqu'à ce que l'éruption soit à son plus haut point ; et parfois la tuméfaction des paupières est si grande, que les yeux ne peuvent point s'ouvrir (1) pendant un ou deux jours, comme dans la petite vérole ; mais dans d'autres parties du corps les taches ne sont pas bien soulevées. Chez plusieurs personnes, cependant, comme l'a remarqué le docteur Willan, des vésicules miliaires paraissent pendant que l'éruption est parvenue à son plus haut degré, sur le cou, sur la poitrine et sur les bras ; et des boutons surviennent souvent sur les poignets, les mains et les doigts.

Les symptômes du catarrhe, et même la fièvre, sont en quelque sorte augmentés par le développement de l'éruption ; mais la fièvre cède ordinairement lorsque l'éruption diminue. A cette période de la maladie, une diarrhée se déclare ordinairement, si elle n'a pas eu lieu plus tôt, et elle adoucit les autres symptômes. C'est cependant le moment où le danger, qui suit plutôt qu'il n'accompagne l'éruption, commence : car alors le catarrhe est parfois aggravé jusqu'au

______

(1) *Voy.* Macbrid, *Intr. to Med.*, p. 11, ch. 14. Heberden, *Med. trans. of the Coll. of Phys.*, vol. III, art. XXVI, *and* Comm. de Morb., cap. 63.

point de devenir une inflammation aiguë des
poumons , plus opiniâtre qu'une pneumonie ordinaire, suivie quelquefois de l'étisie , et en
dernier résultat de l'hydrothorax, du crachement
de sang, et d'une consomption confirmée.

D'autres affections inflammatoires indiquant
un état cachectique dans la constitution , peuvent se présenter à la fin de la maladie , et
devenir fatigantes et incommodes. On voit se
déclarer , chez quelques personnes , des attaques fortes du mal d'oreilles, avec surdité ; chez
d'autres, l'inflammation des yeux et des paupières est d'un caractère plus difficile à traiter
que l'ophthalmie ordinaire ; et chez d'autres,
les glandes lymphatiques s'engorgent. Quelquefois les glandes du mésentère deviennent malades, et le marasme s'ensuit ; quelquefois des
éruptions chroniques sur la peau , principalement *ecthymata , rupia , herpes* , et les pustules
porrigineuses, avec le gonflement des lèvres ,
des écoulemens derrière les oreilles , et des sup-
purations pénibles suivent cette maladie.

La période éruptive de la rougeole, étant rarement suivie de danger , demande à peine un
traitement médical. Il est principalement nécessaire de tenir le ventre libre, d'assujétir le
malade à un régime légèrement végétal , de
combiner ce régime à des boissons rafraîchissantes , légèrement acides , aqueuses , et de
maintenir régulièrement une température fraîche

dans la chambre du malade. Les diaphorétiques usités et les émulsions exercent peu d'influence sur la fièvre ou sur le catarrhe, et l'on n'obtient pas plus d'effet en respirant des vapeurs ou en employant les pédiluves (1); mais un régime très-rafraîchissant, en même temps qu'il est agréable au malade, contribue à réprimer la fièvre, l'anxiété et le délire, et à diminuer la tendance qu'a cette maladie à enflammer les poumons, les yeux, etc., au déclin de l'éruption (2).

Presque tous les praticiens ont été d'accord pour recommander la saignée dans la rougeole;

(1) Le docteur Macbride (*loc. cit.*) et le docteur Willan ont conseillé les deux derniers moyens comme des palliatifs.

(2) M. Magrath de Plymouth, m'a fait parvenir, par l'entremise de mon ami, le docteur Lockyer, demeurant aussi à Plymouth, quelques notions importantes sur l'innocuité et l'efficacité de l'eau froide pendant la fièvre et pendant l'éruption de la rougeole. M. Magrath m'a fait lire plusieurs rapports officiels sur le traitement d'un grand nombre de malades de l'hospice de Millprison, chez lesquels cette pratique a été très-efficace. Il assure qu'il n'a jamais été témoin d'aucun des accidens fâcheux que l'on redoute ordinairement de l'impression du froid, tels que la répercussion de l'éruption, l'augmentation des symptômes du catarrhe; il est persuadé, au contraire, que les affections inflammatoires de la poitrine qui pourraient se manifester à la fin de la rougeole, sont prévenues lorsqu'on remédie à l'irritation qui les produit ordinairement. Ces faits s'accordent très-bien avec l'action que détermine le froid dans la fièvre scarlatine et dans la petite vérole. (*V.* un exemple intéressant de l'innocuité et de l'avantage de cette pratique dans la rougeole, qui m'a été communiqué par M. Magrath, *In the Edin. Med. and surg. Journal, for april* 1814, p. 258.)

quelques-uns l'emploient lorsque l'éruption est à son plus haut degré, qu'ils regardent comme la période la plus inflammatoire ; et quelques-uns ont recours à ce moyen à la fin de cet état, lorsque l'inflammation qui attaque les poumons survient le plus ordinairement ; tandis que d'autres regardent ce remède comme un moyen sûr et utile dans toutes les périodes, pendant ou après la maladie, lorsque les symptômes sont très-alarmans (1). Le docteur Heberden soutient que la saignée, dont des symptômes accidentels peuvent nécessiter l'emploi dans les différentes fièvres, doit constituer le seul traitement médical de la rougeole. Mais le docteur Willan a envisagé ce sujet sous le point de vue le plus judicieux. L'oppression simple de la respiration, accompagnée d'un pouls concentré, dès le premier ou le second jour de l'éruption, est commune aux autres fièvres éruptives, et disparaît ordinairement dans l'espace de vingt-quatre heures. Lorsque la rougeole n'est point accompagnée d'une toux pénible et de douleurs dans la poitrine, on peut, sans rien craindre, l'abandonner à sa terminaison naturelle, même chez les adultes. Mais d'un autre côté, lorsque l'éruption a disparu, et que ces symptômes, ainsi que la difficulté de res-

(1) *Voyez* Morton de Morbillis ; Sydenham, loc. cit. ; Heberden, loc. cit.

pirer, deviennent violens, la saignée et les ven-
touses peuvent être nécessaires et doivent être
répétées : leur action est aidée par l'application
des vésicatoires, par l'emploi des adoucissans et
des calmans.

Une diarrhée survient souvent à la fin de la
rougeole ; elle paraît adoucir les symptômes de la
pneumonie et prévenir quelques-unes des suites
incommodes de la maladie mentionnées ci-
dessus. En conséquence cette évacuation ne saurait être supprimée, au moins pendant quelques
jours ; et des laxatifs seraient administrés, si le
flux diarrhoïque n'avait pas lieu, comme le moyen
le plus avantageux pour adoucir et pour prévenir les symptômes inflammatoires.

Si la diarrhée qui survient ordinairement,
traînait cependant en longueur, un régime léger,
mais nutritif, et les cordiaux, seraient ordonnés
au malade.

2. Rubeola *sine catarrho.* (*Pl.* **XX.**) C'est
une forme particulière, observée par le docteur
Willan, dans quelques cas rares, pendant une
épidémie de rougeole, qui ne fut importante à
observer que parce que la fièvre ne se déclara
qu'après le développement de la rougeole. La
marche et les phénomènes extérieurs de l'éruption sont les mêmes que dans la rougeole ordinaire ; mais elle n'est point accompagnée ni de
catarrhe, d'ophtalmie ou de fièvre. Un intervalle

de plusieurs mois, même de deux années, a été observé entre cette variété et la rougeole, accompagnée d'un état fébrile, qui s'est manifesté ensuite; mais cette espèce de rougeole disparaît le plus souvent au bout de trois ou quatre jours après l'éruption non fébrile (1).

3. Rubeola *nigra*. (*Pl.* XXI.) Le docteur Willan donna cette épithète à une forme insolite

(1) L'on doit douter de l'exactitude des différentes opinions des auteurs qui ont écrit avant la fin du dernier siècle, relativement à la rougeole, accompagnée de fièvre, puisque jusqu'à ce temps là cette éruption avait été confondue avec celle de la scarlatine.— Tozzetti, médecin de Florence; Schach (*Inst. Med.*, §. 1 , cap. 12); Meza(*Compend. Med., fasc.* 1,t cap. 20); et de Haen(*de Divis. Febrium*, cap. 6, §. 6, p. 106), assurent qu'ils ont observé la rougeole plus d'une fois chez le même individu, tandis que Rosenstein (*on the Dis. of Children*, chap. 14) affirme que, dans le cours d'une pratique de quarante ans, il n'a jamais été témoin d'une pareille récidive; et Morton, dans le même laps de temps, ne l'a vue, dit-il, qu'une seule fois. Mais Morton lui-même ne regardait la scarlatine et la rougeole que comme des variétés de la même maladie. (*De Morbillis et Scarlatina* , cap. 4.) Il est impossible aujourd'hui de révoquer en doute que quelques exceptions n'aient lieu parfois relativement à la rougeole, à la petite vérole, et à d'autres maladies contagieuses, qui, en général, n'attaquent les individus qu'une seule fois pendant la vie. Depuis la première édition de cet ouvrage j'ai lu deux écrits du docteur Baillie (*In the* 3 vol. *of the Trans. of a Society for the Improv. of Med. and Chir. Knowledge* , pag. 258), qui prouvent d'une manière décisive que la rougeole peut se manifester deux fois chez le même individu, et qu'elle est accompagnée des symptômes de la fièvre et du catarrhe, particuliers à cette éruption. Une semblable autorité ne sera pas récusée.

8

de la rougeole, qui a lieu aux environs du septième ou du huitième jour, lorsque l'éruption
devient tout-à-coup livide, avec le mélange d'une
couleur jaunâtre. Elle n'entraîne avec elle aucun
inconvénient, ou aucun danger, et elle est
guérie dans une semaine ou dans dix jours, par
l'emploi des acides minéraux.

Les limites de cet abrégé ne me permettront
pas de m'occuper entièrement de la question
suivante : L'existence des fièvres éruptives contagieuses a-t-elle eu lieu dans le temps où vivaient
les médecins grecs et romains ? L'opinion générale
en faveur de la négative a été soutenue à cause du
manque de descriptions non équivoques de ces
maladies redoutables, comme on pouvait s'attendre à trouver ces descriptions dans les ouvrages
de ceux qui ont retracé avec soin plusieurs autres
maladies bien moins importantes, que nous connaissons maintenant très-bien. Mais il me paraît,
d'un côté, que ce manque de descriptions s'ex-
plique parfaitement par la croyance absolue de
ces médecins à la pathologie humorale, et par
l'adoption systématique des dogmes transmis
par leurs prédécesseurs ; et d'un autre côté, que
les preuves, quoique disséminées dans leurs
ouvrages, sont suffisantes pour sanctionner la
conclusion inverse. J'exposerai donc succincte-
ment les raisons qui me portent à soutenir l'af-
firmative de cette question.

Il est presque inutile de remarquer que, d'après Galien, qui a adopté et étendu la doctrine des quatre humeurs mentionnées par Hippocrate, les médecins, jusqu'à Actuarius, ont adopté les mêmes opinions de la manière la plus servile. Ils pensaient qu'ils étaient parvenus au plus haut degré de l'observation en médecine, lorsqu'ils avaient nommé les humeurs hypothétiques qu'ils croyaient exister dans un état maladif. Ils se sont par conséquent contentés de classer ensemble toutes les fièvres éruptives comme pestilentielles, en attribuant les éruptions différentes, qui les accompagnent, aux différentes combinaisons d'humeurs. De semblables éruptions ont été fréquemment mentionnées par Hippocrate et par Galien, sous les noms d'*Erysipelata*, d'affections herpétiques, de *Phlyctena*, *Phlysacia*, *Ecthymata*, *Erythemata*, *Exanthemata*, comme des affections qui accompagnaient des fièvres malignes et épidémiques. Hippocrate a généralisé quelques-unes de ces observations, et il en a tiré principalement le pronostic suivant, relativement aux éruptions des pustules enflammées (Phlysacia), qui paraissent ne se rattacher qu'à la petite vérole. « *Quibus per febres continuas* φλυζακια *toto corpore nascuntur lethale est, nisi superveniat apostema, quod fiat præcipuè circa aures.* » (1)

(1) *Voy. Ses Coac. Prænot.*, n°. 114, et *Foës. Voy.* aussi *Epid.*, lib. III.

8*

Mais quoique je passe sous silence, pour être plus laconique, les passages relatifs à ce sujet, il suffira, je pense, de rapporter un passage remarquable d'Herodotus sur le traitement des éruptions (εξανθηματα) qui se développent dans les fièvres. ; passage qui nous a été conservé par Aëtius. (1 Cet Herodotus était un médecin distingué de la secte pneumatique à Rome sous l'empire de Trajan, plus d'un demi-siècle avant que Galien n'établît sa résidence dans cette capitale. Il décrit d'abord les éruptions herpétiques, qui se manifestent autour de la bouche pendant les crises des fièvres simples, et il retrace ensuite les boutons de la fièvre urticaire, les vésicules miliaires, et avec une forte précision, ce me semble, l'éruption de la rougeole et de la scarlatine, et les pustules de la petite verole. Après avoir fait mention de la dartre labiale, qui se manifeste à la fin des fièvres catarrhales et des autres fièvres légères, il dit: « Dans les premières périodes des fièvres qui ne sont pas simples, mais qui sont le résultat des humeurs viciées, il s'élève sur tout le corps des taches semblables aux piqûres de puces; et dans les fièvres malignes et pestilentielles, cette éruption s'ulcère, et quelques-unes de ces taches ont une affinité avec le charbon. Toutes ces éruptions annoncent l'exubérance des humeurs viciées et corrosives dans la constitution; mais

(1) *Voy. Tetrat*, lib· serm. 1, cap. 129.

ces éruptions, qui *paraissent sur la face*, sont les plus malignes de toutes. » Il s'occupe alors à rappeler le pronostic que l'on a porté sur les différentes formes de ces éruptions, et ses expressions sont presque les mêmes que celles qu'ont employées souvent les écrivains arabes en parlant de la petite vérole et de la rougeole ; et il a évidemment été témoin du danger de ces éruptions lorsqu'elles sont très-confluentes, et qu'elles sont rouges ou livides : « Elles ont un caractère plus grave, si elles sont nombreuses, que si quelques, etc. » De plus, remarque-t-il, celles qui sont très-rouges, sont d'un très-mauvais caractère ; mais celles qui sont livides, noires et enflées, semblables à de la chair qui a été tachée, sont encore plus nuisibles ; et elles sont nombreuses sur la face et la poitrine, sur l'abdomen, les flancs et les lombes. Il regarde ces cas comme si désespérés, qu'il conseille au praticien de ne compromettre sa réputation par aucun moyen actif, de peur que l'on ne rejette sur sa thérapeutique l'état fâcheux du malade. « Quant à ces éruptions, se demande-t-il, qui s'élèvent en bas, lorsque la surface entamée est frappée de mortification, qu'indiquent-elles, si ce n'est que la vie abandonne les organes intérieurs ? »

Maintenant il me paraît hors de doute que ces faits et d'autres détails beaucoup plus étendus, retracés d'après le langage de l'expérience, s'appliquent exclusivement aux fièvres éruptives contagieuses , *i. e.* , à la petite-verole , à la rougeole et à la scarlatine ; car nous ne connaissons point d'autres *fièvres continues*, qui sont malignes et *pestilentielles*, qui , dès leur commencement, sont caractérisées par des *éruptions* qui paraissent *sur tout le corps*, semblables , dès leur invasion , *aux piqûres des puces* , et *s'ulcérant* quelquefois , *i. e.* , suppurant *principalement sur la face* , à l'exception des maladies mentionnées ci-dessus.

Mais la difficulté de retracer des observations originales , la rareté de ces observations , même dans les circonstances les plus favorables, seront assez manifestes , si nous retraçons l'histoire des opinions médicales émises relativement à ces mêmes maladies dans les derniers temps.

L'on pourrait supposer qu'après que l'existence de ces fièvres éruptives a été si clairement démontrée par les Arabes , leurs traits distinctifs auraient été promptement saisis , même par les observateurs ordinaires ; mais le contraire est arrivé. Près de mille années se sont écoulées , pendant lesquelles la petite-vérole, la rougeole et la fièvre scarlatine ont continué à exercer leurs ravages , et pendant lesquelles les médecins ont continué à en retracer le tableau ; (les individus qui étaient respectés par une de ces maladies, souffraient successivement les attaques des autres) : cependant on voyait ces maladies à travers le prisme des Arabes , et on les regardait en général comme des variétés d'une seule et même maladie, jusqu'au commencement du dix-septième siècle ; et ce ne fut qu'à la fin de ce siècle, remarquable par une observation éclairée, que le caractère distinct et l'origine indépendante de ces trois maladies contagieuses ont été universellement aperçus et reconnus.

Nous voyons non-seulement l'habile et le savant Sennert discuter, au milieu du dix-septième siècle, la question suivante : « La maladie, chez quelques individus, prend-elle la » forme de la petite-vérole, et chez d'autres » celle de la rougeole ? » (1) mais encore dans l'ouvrage posthume de Diemerbroeck, un savant professeur hollandais publia, en 1687, qu'il est prouvé que la petite-vérole et la rougeur ne diffèrent entre elles que par le degré de développement. « *Differunt (scill. morbilli) (2) à* » *variolis accidentaliter, vel quoad magis et* » *minùs.* » Et plus tard encore la même assertion a été émise par J. Chr. Lange, savant professeur à Leipsic. « *Præterea tam morbilli* » *quàm variolæ sunt eruptiones in eo duntaxat* » *discrepantes, quod vel minùs, vel magis ap-* » *pareant, etc.* » Mais nous devons descendre encore plus près de l'époque actuelle, avant de

(1) *Med. prat.*, lib. iv, cap. 2.

(2) *Tract. de Variol. et Morbill.*, cap. 14.

découvrir le développement complet du sujet dans la distinction de la scarlatine et de la rougeole, comme des genres séparés, quoique ces deux maladies aient été regardées comme des variétés de la même affection, même par Haly Abbas. Notre compatriote Morton a soutenu l'identité de ces deux exanthèmes, et il a regardé leur connexion relative comme celle qui a lieu entre la petite-vérole distincte et la petite-vérole confluente. Et même, dans l'année 1769, sir William Watson n'a point établi une distinction entre la rougeole et la fièvre scarlatine. La publication de l'*Essai* de sir William Watson, sur la fièvre scarlatine, en 1778, ou plus tard, celle de la seconde édition de cet ouvrage, en 1793, peut être regardée presque comme l'époque où l'on commença à établir un diagnostic exact sur cette maladie, tant la route de l'observation est difficile à trouver, tant la vérité se developpe lentement (1).

Certainement, l'imperfection des connaissances des anciens sur la nature de ces fièvres éruptives, ne peut faire tirer aucune conclusion juste contre leur existence; tandis qu'au con-

(1) Ce n'est pas une circonstance peu curieuse dans l'histoire des découvertes médicales, que de voir le vulgaire trouver souvent la véritable route; et dans cette circonstance, c'est à lui que nous devons les dénominations distinctes qui ont été données à plusieurs variétés de la maladie, avant que les médecins philosophes eussent appris à les distinguer. Ceci s'applique principalement à l'histoire de la petite vérole volante.

traire les notions courtes , mais répétées , qu'ils nous ont transmises sur des éruptions qui ne res· semblent en rien aux maladies connues de nos jours , à l'exception des maladies contagieuses dont nous nous occupons maintenant , nous amènent à tirer la conclusion vraie et naturelle , que les maladies des hommes , comme leur cons- titution physique et morale , n'ont pas subi des changemens grands et inexplicables , et que les fièvres éruptives ont existé dans les siècles les plus avancés.

II. Scarlatina.

La *fièvre scarlatine* est caractérisée par une efflorescence serrée et étendue , d'une couleur écarlate bien prononcée , qui paraît sur la sur- face du corps , ou dans l'intérieur de la bouche et du gosier , ordinairement vers le second jour de la fièvre , et qui se termine dans cinq jours.

Elle est propagée comme la petite vérole , la rougeole , et la petite vérole volante , par une contagion spécifique , et , comme ces maladies , elle n'attaque qu'une fois dans la vie (1) ; mais

(1) Ce fait est maintenant prouvé. Lorsque le docteur Withe- ring publia la première édition de son traité, il pensait que les maux de gorge ulcérés peuvent attaquer les individus qui ont eu la scarlatine angineuse. Mais dans l'édition suivante, il annonça d'une manière positive qu'il était dans l'erreur. Dans deux mille cas, le docteur Willan n'a jamais vu cette maladie se reproduire sous aucune de ses formes. (*Voy.* aussi *Rosens- tein, on the Dis. of Child.*, cap. 16.) Le docteur Binns fait

depuis que l'on s'est exposé à la contagion, elle se manifeste après un intervalle plus court que celui après lequel se déclarent les maladies mentionnées ci-dessus ; savoir, le troisième, le quatrième, ou le cinquième jour. Les adultes, cependant, ne sont pas très-susceptibles de contracter la contagion, et chez eux la maladie **ne** paraît pas toujours aussitôt. Plusieurs praticiens, qui ont donné des soins à un grand nombre de malades atteints de cette maladie, n'ont jamais éprouvé aucun des effets de cette affection.

La scarlatine se présente sous quatre variétés dont trois sont caractérisées par l'efflorescence sur la peau ; savoir : la scarlatina *simplex*, *anginosa* et *maligna* ; et la quatrième se borne à attaquer la bouche et le gosier ; aussi ne lui a-t-on jamais donné le nom de scarlatine.

1. Scarlatina *simplex*. (*Pl.* XXII.) Elle est caractérisée par une simple éruption, accompagnée d'une fièvre modérée. Un jour après que de légers symptômes fébriles ont eu lieu, l'efflorescence commence à se prononcer autour du

mention, il est vrai, de deux exemples d'une récidive arrivée à des époques éloignées ; mais, dans tous les cas, ces exemples ne peuvent être regardés que comme des exceptions à un fait général, comme cela a lieu pour la rougeole et la variole. Une autre analogie doit encore être observée entre ces maladies et la scarlatine ; je veux dire, que le virus peut agir localement et exciter même quelque dérangement secondaire constitutionnel chez des individus qui ont eu déjà la fièvre.

cou et de la face , par des points rouges innombrables , qui , dans l'espace de vingt - quatre
heures , s'aperçoivent sur toute la surface du
corps. A mesure que ces points se multiplient,
ils se réunissent en petites taches ; mais le jour
suivant (le troisième) ils forment une efflorescence étendue et continue sur les membres ,
principalement autour des doigts. Sur le tronc ,
cependant , l'éruption est rarement générale ;
elle est distribuée en taches étendues et irrégulières , la couleur écarlate étant plus animée aux
plis des articulations et autour des lombes , sur
la poitrine et les extrémités , à cause de la
grande tendance du sang vers les glandes miliaires et vers les papilles de la peau. La surface
est quelquefois rude, *comme chair de poule* ,
et plusieurs papules sont disséminées sur ces
parties. Le jour suivant (le quatrième) l'éruption est à son apogée , et le cinquième elle commence à diminuer, disparaissant par intervalles ,
et laissant de petites taches comme le premier
jour (1). Le sixième jour , l'éruption ne se dis-
tingue plus , et elle s'est entièrement dissipée
avant la fin du septième. Le huitième et le neu-

(1) A cette époque , et vers le soir du second jour, il faut
beaucoup d'attention pour distinguer l'éruption de la fièvre
scarlatine de celle de la rougeole. La forme en croissant de la
dernière , et la forme plus étendue et irrégulière de la première , doivent nous servir de guide pour faire cette distinction.

vième jour, une desquammation furfuracée **de** l'épiderme a lieu.

L'efflorescence s'étend sur la surface de la bouche et du gosier, et même dans les narines, et on la voit parfois sur la tunique albuginée **de** l'œil : les papilles de la langue, qui sont très-allongées, étendent leurs points couleur d'écarlate à travers l'enduit blanchâtre qui les recouvre. La face est souvent très-enflée. Il y **a** ordinairement une vive anxiété et quelquefois un léger délire, qui paraît être entretenu par **la** grande chaleur de la peau, et qui continue, comme la fièvre, avec une intensité plus ou moins forte, depuis trois jusqu'à sept jours. Peu de malades sont à l'abri de la fièvre, et ils n'ont presque point d'autre indisposition.

Il est à peine nécessaire de parler du traitement d'une maladie, qu'une autorité (1) bien imposante a déclaré n'avoir été funeste qu'à cause d'une trop grande activité dans la thérapeutique. La principale indication que doit remplir le praticien, consiste donc à s'opposer à l'emploi des moyens inutiles et nuisibles, auxquels ont recours les garde-malades, mais pardessus tout, **à** insister sur le soin d'entretenir la fraîcheur dans l'appartement du malade, de faire mettre sur son lit des couvertures minces, et de prescrire au malade des boissons rafraîchissantes et une

(1) « Nimiâ medici diligentiâ. » Sydenham.

diète légère, en proscrivant les substances animales. Des laxatifs modérés doivent être aussi conseillés.

2. Scarlatina *anginosa.* (*Pl.* XXIII, *fig.* 2.) Dans cette variété de la scarlatine, les symptômes précurseurs de la fièvre sont plus violens, le gosier est frappé d'inflammation ; cette phlegmasie marche de front avec l'efflorescence cutanée, et l'on observe entre l'une et l'autre une coïncidence, soit dans les progrès, soit dans la diminution. Parfois, cependant, l'affection du gosier commence avec la fièvre, et ne se déclare quelquefois que lorsque l'éruption est à son comble.

Dès les premiers symptômes fébriles, les muscles du cou sont affectés de tension, et le malade éprouve, en les remuant, des douleurs ; le second jour, le gosier est rude et resserré, la voix devient épaisse, et la déglutition douloureuse. Ce jour et les deux jours suivans, les symptômes de la fièvre sont souvent violens ; la respiration est oppressée ; la chaleur de la peau est plus forte que dans aucune autre fièvre de ce climat, puisqu'elle s'élève jusqu'à 106, 108, ou même 112 degrés du thermomètre de Fahrenheit ; les nausées, le mal de tête, une vive anxiété et le délire ont lieu, et le pouls est fréquent, mais faible ; l'abattement et la langueur sont extrêmes. La langue, comme tout l'intérieur de la bouche et du gosier, est d'un rouge très-vif, principalement sur les côtés et à la pointe, et les papilles poussent en avant leurs pointes allongées et enflammées sur toute la surface de cet organe. (*Pl.* XXIII, *fig.* 1.)

L'éruption ne paraît pas toujours vers le second jour, comme dans la scarlatine simple, mais elle survient souvent le troisième ; elle ne s'étend pas constamment sur toute la surface cutanée, mais les taches sont éparses, et elles manquent rarement de paraître autour des coudes. Quelquefois aussi elle s'évanouit un jour après son apparition, et reparaît partiellement à des époques indéterminées, mais sans donner lieu à des changemens correspondans dans l'ensemble général de la maladie ; toute la durée de la maladie est ainsi prolongée, et la desquammation est moins régulière. Lorsque l'éruption est légère, il est vrai, ou lorsqu'elle disparaît promptement, souvent la desquammation ne s'ensuit pas, tandis que dans d'autres cas les exfoliations continuent à avoir lieu jusqu'à la fin de la troisième semaine, ou même plus tard, et de larges plaques de l'épiderme se détachent, principalement des mains et des pieds.

La tumeur et l'inflammation du gosier disparaissent souvent, lorsque l'efflorescence de la peau est sur son déclin, vers le cinquième ou le sixième jour de la fièvre, sans avoir montré aucune tendance à l'ulcération. De légères ulcé-

rations superficielles, néanmoins, se forment souvent sur les amygdales, le voile du palais, ou au
derrière du pharynx. Quelquefois ces ulcérations se manifestent de bonne heure, et quelquefois plus tard. De petites escarres blanchâtres
se manifestent : elles sont parsemées de points
rougeâtres, et lorsqu'elles sont nombreuses, le
gosier est obstrué par un phlegme épais et visqueux, qui est secrété au milieu d'elles. Lorsqu'elles sont tombées après le déclin de la fièvre,
quelques excoriations subsistent encore , mais
elles guérissent bientôt.

La scarlatine *anginosa* est souvent suivie d'une
grande faiblesse, qui chez les enfans donne naissance à différens états maladifs incommodes,
semblables à ceux qui surviennent ordinairement
après la cessation de la rougeole ; mais il y a une
maladie particulière au déclin de la scarlatine,
qui a lieu principalement lorsque l'éruption a
été étendue ; je veux parler de l'anasarque de la
face et des extrémités. Cet épanchement hydro-
pique est ordinairement limité à ces parties, et
par conséquent n'entraîne avec lui aucun danger ;
il paraît ordinairement dans la seconde semaine
après la diminution de l'éruption, et il continue
pendant quinze jours ou plus long-temps. Mais
dans un petit nombre de cas, lorsque l'anasarque
est devenue assez générale, un épanchement subit
peut se former dans la cavité de la poitrine, ou
dans les ventricules du cerveau, et occasionner

la mort du malade dans quelques heures, comme j'en ai vu deux exemples (1).

Les principes sur lesquels repose le traitement de la scarlatine *anginosa*, ont été établis d'une manière satisfaisante ces dernières années, principalement depuis que l'influence de la diminution de la température, dans les maladies fébriles, a été démontrée par feu M. le docteur Currie, de Liverpool, et que les effets des purgatifs ont été mieux appréciés. Car nous avons ainsi acquis deux moyens qui sont de la plus haute importance dans le traitement des fièvres, lorsqu'ils sont employés séparément, et qui, combinés entre eux, se prêtent un secours mutuel.

En règle générale, la scarlatine *anginosa* doit être assujétie, dès son commencement, à un traitement antiphlogistique. La chaleur extraordinaire, l'anxiété vive, la douleur, et les autres symptômes d'une forte excitation qui accompagnent l'efflorescence, n'exigent point, il

(1) Les opinions sont un peu différentes sur la tendance dangereuse vers l'hydropisie qui succède à la fièvre scarlatine. Le docteur Willan n'a jamais vu d'épanchement considérable se manifester dans les cavités internes, et plusieurs autres écrivains regardent cette hydropisie comme entièrement dépourvue de danger. (*Voy.* Cullen, *Prem. lign.*, §. 664. — Le docteur Jas Sims, sur la *Scarlatina angin.*, dans les *Mémoires de la Soc. Méd.*, vol. 1.) D'autres praticiens, cependant, ont fait mention de ces épanchemens, comme d'un état dangereux et souvent mortel. (*Plenciz, Tract. de Scarlatina; Franck, de curand. Hom. Morbis*, p. 3, §. 295; *Vogel, de cognosc. et curand. aff.*, §. 154.)

est vrai, l'emploi de la saignée, comme on le supposait autrefois ; au contraire cette évacuation occasionnerait, dans la plupart des cas, une diminution nuisible des forces. L'expérience s'est clairement prononcée sur les évacuations modérées, mais libres, des intestins, l'usage des boissons et des applications froides, et la prohibition de tous les stimulans et des cordiaux à l'intérieur, administrés dans cet état d'excitation.

Les auteurs qui ont le mieux écrit sur cette maladie, sont d'accord pour conseiller l'emploi d'un émétique au commencement de la fièvre ; ils croient utile de revenir à ce moyen dans les quarante-huit, ou dans les vingt-quatre heures, ou même à des intervalles plus courts, relativement à l'intensité des symptômes. Un émétique est certainement un remède sûr, et peut être utile dès l'invasion de la maladie ; mais cette thérapeutique active ne paraît sanctionnée, ni par l'expérience ni par la théorie (1). Quelques praticiens, il est vrai, combinent l'émétique avec le calomel, et attribuent une grande

(1) Il existe, ce me semble, une contradiction assez forte entre le conseil du docteur Withering, qui prescrit ce remède à haute dose et qui ordonne des vomitifs énergiques, afin de produire une action violente sur toute la constitution, et la crainte de voir agir ces moyens comme purgatifs. que témoigne en même temps ce médecin, et surtout d'après des considérations hypothétiques.

partie du succès à cette action laxative : le docteur Hamilton a assuré depuis peu, que des purgatifs cathartiques, composés avec le calomel, la rhubarbe ou le jalap, sont non-seulement très-utiles dès les premières phases de la maladie, mais encore que ce moyen peut remplacer l'usage des émétiques. Mon observation particulière est en rapport avec cette manière de voir. Je n'ai jamais vu aucun effet nuisible être produit par l'usage des purgatifs doux, et j'ai vu souvent la maladie parcourir ses périodes d'une manière sûre et uniforme, lorsque l'affection du gosier était grave, en employant des laxatifs seulement, combinés au traitement rafraichissant dont nous venons de faire mention.

Plusieurs praticiens prudens ont cru, il est vrai, à l'utilité des purgations modérées. Le docteur Willan, quoique soutenant que les purgatifs produisent presque les mêmes effets affaiblissans que la saignée, observe néanmoins qu'un stimulus accidentel, à une petite dose, comme celui qui est produit par deux ou trois grains de calomel, est très-utile ; et dans le commencement de la maladie il combinait ce moyen avec parties égales de poudre d'antimoine. La même combinaison, nous apprend ce médecin, était administrée sans aucune crainte par un médecin à Ipswich, en 1772, à des doses plus fortes ; et de trois cents malades traités de cette manière, aucun ne mourut. (p. 357, *note.*) Le docteur Binns (1) reconnaît avec franchise les obligations qu'il a à un médecin de ses amis , pour avoir détruit les préjugés dont il était imbu contre les laxatifs administrés dans le commencement de la maladie, préjugés qu'il avait puisés dans la lecture de différens auteurs, et qui avait été fortifié par les suites affreuses qu'il avait observées lorsque la diarrhée était survenue dans le cours de cette pyrexie. Mais il a reconnu par la suite que, bien loin d'être nuisibles , les laxatifs tendent, au contraire , à prévenir la diarrhée dont il redoutait les suites. (2)

(1) *Voyez* la méthode éminemment pratique qu'employa ce médecin pour combattre la scarlatine , lorsque cette maladie se manifesta dans la vaste école d'Ackvorth. (*Traité du docteur Willan* , p. 357.)

(2) L'on conçoit aisément comment les purgatifs ont été regardés comme très-dangereux dans ces fièvres par les praticiens auxquels était inconnu le traitement rafraichissant. En effet , la prostration des forces et l'épuisement étaient portés au dernier degré par la méthode échauffante ; ce qui était bien suffisant pour faire appréhender les mauvais effets des purgatifs. M. White nous dit, en parlant des fièvres miliaires chez les femmes après leurs couches (ces maladies étaient produites par l'influence délétère du régime), que quelques évacuations alvines, naturelles dans quelques cas , artificielles dans d'autres, ont abattu entièrement les forces des malades de manière à rendre leur rétablissement impossible. (*Treatise on the management of pregnant and lying-in Women*, cap. 8.)

Nous remarquerons aussi que ce même épuisement artificiel oblige de recourir, dans ces fièvres, au vin et à d'autres stimulans, d'employer ces moyens à haute dose, pour empêcher

Plusieurs praticiens recommandent l'usage des antimoniaux et des diaphorétiques salins et camphrés, pour exciter la transpiration pendant les premiers jours de cette fièvre, et quelques-uns ont conseillé l'emploi de l'opium à petite dose, pour adoucir l'anxiété vive et l'insomnie qui accompagnent cet état. Mais la moindre observation prouvera que de semblables moyens ne produiront ni la diaphorèse, ni le repos, pendant que la peau est brûlante et rouge comme l'écarlate, et qu'au contraire ils aggraveront la chaleur et la sécheresse de la peau, et qu'ils augmenteront la soif, l'anxiété, la fréquence du pouls et tous les autres symptômes alarmans (1). En

les malades de succomber inévitablement, et voilà pourquoi une double erreur s'est propagée quant au traitement de ces fièvres; savoir, la crainte des purgatifs et l'administration des stimulans portée à l'excès. (*Voy. Miliaria.*)

(1) *Voy.* Huxham, sur le mal de gorge malin et accompagné d'ulcération; *Fothergill, Grant, Plenciz, etc.*

Huxham avoue, cependant, qu'il est très-difficile de produire la sueur. Pour remplir ce but, le docteur Withering indique « les *sudorifiques*, les *cordiaux*, et les *alexipharmaques*. Les remèdes désignés sous ces noms contribuent très-peu à la guérison de la scarlatine. Les malades ne sont point disposés à transpirer abondamment lorsque l'éruption de la scarlatine se développe sur la peau. Je ne connais pas de méthode qui pourrait, sans danger, exciter la diaphorèse, p. 81, docteur Willan (p. 359), et le docteur Blackburne (*Facts and Obser. etc., on Scarlatina*, p. 27), fait la même observation, mais en s'exprimant d'une manière plus forte.

» Quant à l'opium, le docteur Withering observe qu'il n'a jamais vu ce remède produire l'effet que l'on en attendait; au effet, la température est trop élevée, pour provoquer la diaphorèse, et la seule méthode sûre ou efficace pour la produire (comme le désirait le docteur Withering), consiste à diminuer la chaleur par l'application du froid, d'après les principes établis par le docteur Currie.

Nous ne possédons en médecine aucun agent, du moins autant que mon expérience particulière me l'a appris (je n'excepte pas même l'usage de la saignée dans une inflammation aiguë), qui agisse sur les fonctions de l'économie animale avec autant d'efficacité, de sûreté et de promptitude, que l'application de l'eau froide sur la peau, pendant la chaleur la plus forte de la fièvre scarlatine et de toute autre fièvre. Ce moyen réunit en lui-même toutes les propriétés médicales qui sont indiquées dans cet état maladif, et que nous devions à peine nous attendre *à priori* posséder : car ce moyen est non-seulement le *fébrifuge* le plus efficace, le *febrifugum magnum*, comme un auteur respectable l'appelait (il y a long-temps) (1) ; mais c'est, dans le fait, le seul

contraire il augmentait visiblement la maladie, » p. 91. Le docteur Cotton a fait une remarque semblable. (*Voy. Obser. on a particular kind of Scarlet fever, that prevailed at St.-Albans*, 1749, p. 16.)

(1) Le docteur Hancocke, recteur de Saint-Margaret, a publié, en 1722, un écrit intitulé *Febrifugum magnum*, ou Eau commune, qu'il regarde comme le meilleur moyen de guérison pour toutes les fièvres. Cet écrit contient plusieurs observations bien faites et plusieurs faits intéressans.

sudorifique et le seul *calmant* qui ne trompera pas l'attente du praticien dans ces circonstances. J'ai eu , dans un grand nombre de cas, la satisfaction de voir s'améliorer sur-le-champ les symptômes et s'opérer un changement rapide dans la physionomie du malade , à l'aide de lotions froides faites sur la peau. Dans l'espace de quelques minutes , le pouls a diminué de fréquence , la soif s'est affaiblie, la langue s'est humectée , une transpiration générale s'est établie , la peau est devenue douce et moite , et les yeux se sont ranimés ; et ces signes caractéristiques de l'amélioration des symptômes ont été promptement suivis du calme et d'un sommeil réparateur. Sous tous ces rapports , l'état du malade offrait un contraste complet avec celui qui précédait l'emploi des lotions froides, et sa langueur était remplacée par un certain degré de vigueur. A la vérité, lorsque la chaleur morbide s'est ainsi dissipée, elle est sujette à se reproduire , et à faire reparaître avec elle les symptômes alarmans ; mais la répétition de ce remède est suivie, comme la première fois , des mêmes effets salutaires (1).

(1) L'efficacité constante et l'innocuité de l'eau froide à l'extérieur, dans la scarlatine et dans les autres maladies fébriles accompagnées d'une grande chaleur à la peau, ont été constatées , pendant vingt années , d'une manière très-manifeste. D'après ce fait il est réellement très-malheureux que quelques praticiens veuillent encore s'obstiner à regarder cette pratique comme un *essai* , et qu'ils répètent toujours ces ridicules hypo-

En partie à cause de la difficulté de bien ma-
nier les affusions d'eau froide, et en partie à cause
des effets terribles de ce remède dans l'esprit des
mères et des garde-malades, imbues de vieux
préjugés, je me suis contenté de conseiller de
laver la peau avec de *l'eau froide*, ou avec de
l'eau et du vinaigre, plus ou moins fréquemment et d'une manière plus ou moins étendue,
en prenant pour guide la violence de la chaleur.
Au commencement de la maladie, l'affusion d'un
vase d'eau froide sur le corps nu est sans doute
le moyen le plus efficace ; mais par une petite
modification, tous les avantages d'une réduction
de la température morbide, que l'on est en droit
d'attendre à la période suivante, peuvent être produits par de simples bains. Dans les cas les moins
violens, on retire beaucoup d'avantage du soin
de laver les mains et les bras, ou la face et le
cou (1).

thèses sur la répercussion de la matière morbide, la constric-
tion des pores, comme des raisons propres à combattre les témoignages des médecins qui répandent le plus grand lustre sur
notre art. Quant à moi, j'ai employé constamment cette pratique dans la scarlatine (et dans les fièvres typhoïdes, dans
les dix dernières années pendant lesquelles j'ai été chargé de
l'inspection des fièvreux). J'ai suivi les principes thérapeutiques
établis par le docteur Currie, je n'ai été témoin d'aucun inconvénient; et bien loin de retirer de cette pratique de mauvais
effets, je lui ai toujours vu produire une efficacité si grande
qu'aucun autre remède ne saurait lui être comparé.

(1) Pour diriger les médecins qui ne connaissent point cette
pratique (si quelques-uns d'entre eux sont encore dans ce cas),

Il est nécessaire de joindre à ce moyen le régime rafraîchissant administré comme dans la fièvre scarlatine simple, de faire faire la ventilation, d'entretenir une température modérée dans l'appartement, et d'administrer les boissons froides (1). Des boissons acidulées sont agréables au malade, elles coagulent le mucus secrété dans le gosier, et elles sont utiles à ces parties. Le docteur Willan et le docteur Stanger ont conseillé l'acide muriatique oxigéné, à la dose d'une demi-drachme pour les adultes, et de dix ou

nous pouvons avancer, en empruntant au docteur Currie ses propres expressions, « que l'eau froide employée à l'extérieur est un moyen invariablement sûr et salutaire, lorsque la chaleur du corps s'élève au-dessus de la température naturelle, lorsqu'aucun sentiment de froid ne se fait sentir, et que la transpiration n'est ni générale ni étendue. » Mais le précepte suivant m'a paru très-propre à bien diriger les garde-malades. Il consiste à recourir à l'eau froide toutes les fois que la peau est *brûlante et sèche*. Le docteur Stanger, en traitant cette maladie chez les enfans de l'hospice des Enfans-Trouvés, ne croyait pas nécessaire de prendre d'autre précaution. « L'eau froide agit d'une manière remarquable, elle rafraîchit le tissu de la peau, diminue la fréquence du pouls, éteint la soif, et elle dispose au sommeil. » Ce médecin, trouvant que cette application est très-salutaire, ajoute : « J'ai employé ce moyen dans chaque période de la fièvre, toutes les fois que la peau était brûlante et sèche. » (*Voy.* une note dans le traité du docteur Willan, p. 360.)

(1) Les boissons et les lotions froides sont toujours salutaires lorsque la peau est dans un état de sécheresse et de chaleur, et elles sont propres à provoquer la transpiration.

douze gouttes pour les enfans. Cet acide doit être étendu d'eau , et il forme ainsi une boisson rafraîchissante et agréable.

Lorsque les amygdales sont frappées d'une inflammation et d'une tension assez forte pour rendre l'acte de la déglutition difficile, l'application d'un vésicatoire à la partie extérieure du gosier a été extrêmement utile (1). Des gargarismes acidulés procurent également un soulagement direct, et contribuent probablement à prévenir la diarrhée, en empêchant le mucus irritant d'être avalé.

Le vin , le quinquina, et les autres cordiaux et toniques , sont non - seulement inutiles , mais encore nuisibles, jusqu'à ce que l'efflorescence ait diminué avec les symptômes fébriles. Pendant que la fièvre est très-vive, les lotions sont, au fond, le meilleur *cordial;* car en diminuant l'action excessive de la fièvre, ce moyen dissipe la cause de l'extrême langueur et de l'oppression des forces , et prévient ainsi la tendance à ces symptômes qui annoncent la malignité et un état de putrescence : pour remédier à cet état, l'écorce du Pérou et le vin avaient été regardés comme particulièrement indiqués. La

(1) Les docteurs Willan, Heberden, Rush, Clark et Sims, ont fait la même observation. Mais le docteur Withering pensait que les vésicatoires sont nuisibles lorsque le cerveau se trouve affecté, et qu'ils sont plus utiles dans la plupart des esquinancies que dans les affections où l'inflammation n'attaque que le gosier.

convalescence est également plus rapide, et la tendance aux épanchemens hydropiques est moindre, lorsque la violence de la fièvre a été réprimée par ce moyen. Il est utile, cependant, pour accélérer la convalescence, et pour prévenir l'anasarque, de recourir au quinquina, de le combiner aux acides minéraux et à un peu de vin, aussitôt que la fièvre et l'éruption ont entièrement disparu. Les mêmes moyens combinés avec les diurétiques et de petites doses purgatives de calomel, sont en général des remèdes efficaces contre l'hydropisie, lorsque cette maladie survient.

3. Scarlatina *maligna*. (*Pl.* XXIII, *fig.* 3.) Cette forme, que revêt la scarlatine, quoique commençant comme la précédente, est caractérisée dans deux ou trois jours par des symptômes d'une violence particulière. L'efflorescence est ordinairement pâle, à l'exception de quelques taches irrégulières, et toute l'éruption prend bientôt une couleur foncée ou d'un rouge livide. Elle se manifeste tard, et sa durée est très-indéterminée; dans quelques cas, elle disparaît subitement quelques heures après qu'elle s'est manifestée, et elle reparaît encore au dehors, à la fin d'une semaine, et dure deux ou trois jours. La chaleur de la peau est moins forte et moins intense : le pouls est petit, faible et irrégulier ; les fonctions cérébrales sont très-

dérangées, quelquefois le délire se manifeste de bonne heure, et quelquefois se déclare le coma, qui alterne avec l'anxiété et l'agitation. Les yeux sont pesans et surchargés de rougeur, les joues sont d'un rouge livide, et la bouche est incrustée d'un enduit noir ou brun. Les ulcères du gosier sont couverts de boutons noirs entourés d'une base livide, et une grande quantité de matières visqueuses obtrue le gosier, s'oppose aux mouvemens de la respiration, occasionne une espèce de râlement, et augmente la difficulté de la déglutition. Une humeur âcre découle aussi des narines, en produisant la douleur et même un effet vésicant. Ces symptômes sont souvent accompagnés d'une diarrhée forte, et de pétéchies sur la peau, avec des hémorrhagies par la bouche, le gosier, les intestins ou d'autres parties, hémorrhagies qui trop souvent terminent cette maladie d'une manière fatale. Cette terminaison a lieu, en général, dans la seconde ou dans la troisième semaine ; mais, dans quelques cas, les malades périssent subitement, le second, le troisième, ou le quatrième jour, et leur mort est vraisemblablement produite par la gangrène qui attaque le gosier, l'œsophage, ou d'autres parties du canal alimentaire (1) ; et quelquefois à la dernière

(1) « Hæc gangræna œsophagum, asperamque arteriam, » sæpe ante occupat, quàm illam percipere, illique mederi » queamus. » *Navier, in Comm. de Seb.*, p. 1, vol. iv, 338.

période de la maladie, lorsque les symptômes ont été préalablement modérés, un changement s'opère subitement, la malignité se déclare, et frappe rapidement de mort le malade. Ceux même qui échappent à ces dangers, ont souvent à lutter pendant long-temps contre des symptômes alarmans, comme des ulcérations qui s'étendent depuis le gosier jusqu'aux parties contiguës, comme la suppuration des glandes, une toux pénible et la dyspnée, des excoriations aux fesses, avec la fièvre hectique.

Le traitement de la scarlatine maligne doit être nécessairement différent de celui qui est prescrit pour l'espèce précédente, et il est malheureusement beaucoup moins efficace. Les remèdes actifs, qui sont utiles dans la scarlatine *anginosa*, principalement les lotions froides, sont entièrement déplacés ici : et même les personnes affranchies de préjugés regardent les cathartiques comme souvent nuisibles, parce qu'ils abattent rapidement les forces de la constitution; les vésicatoires ne sont pas toujours appliqués impunément. Tout étant bien pesé, la pratique, qui consiste à administrer des émétiques doux, paraît être utile, principalement dès le commencement de la maladie. Il est fort important d'écarter souvent, mais par des moyens doux, la matière visqueuse nuisible qui obstrue le gosier, et qui, si elle est avalée, produit une irritation considérable dans l'estomac et dans les intestins. A cet effet, des gargarismes chauds astringens sont utiles, comme la décoction de contrayerva avec l'oximel scillitique, ou l'acide muriatique ; comme une infusion de capsicum, ou une dé-coction acidulée de quinquina. La teinture de myrrhe, le camphre alcoholisé, et d'autres stimulans liquides, peuvent également être employés avec avantage. Des fumigations avec la vapeur de la myrrhe et du vinaigre, mais particulière-ment avec le gaz acide nitreux (séparé du nitre pulvérisé à l'aide de l'acide sulfurique fort), contribuent à nettoyer le gosier. Ce dernier moyen, suivant l'opinion du docteur Willan, supplée souvent aux gargarismes que l'on regarde souvent comme nécessaires.

A mesure que la maladie fait des progrès, et que les symptômes de la malignité ou d'une ex-trême faiblesse augmentent, il devient nécessaire de soutenir le malade à l'aide de cordiaux doux, du vin, de l'opium, des acides minéraux, et d'une nourriture légère. Dans ce cas, comme dans les autres fièvres violentes, accompa-gnées de la dépression des forces vitales, on avait autrefois l'habitude d'administrer le quin-quina à haute dose ; mais lorsque la langue est chargée, la face colorée et la peau sèche, je regarde ce remède comme nuisible. La mali-gnité peut, il est vrai, être souvent diminuée par une ventilation convenable ; et toutes les fois

que la chaleur de la peau est vive, que la surface
de l'organe cutané est sèche, des bains tièdes,
principalement dans les premiers degrés de
la maladie, contribuent à prévenir l'abattement des forces. Ensuite, lorsque la circulation cutanée est très-languissante, des bains ou
des fomentations chauds ou même l'application
du vinaigre chaud et de l'alcohol, ont été employés avec avantage.

Un traitement semblable, soit local, soit général, conviendra dans la variété de la maladie, dans laquelle le gosier est ulcéré, sans
aucune efflorescence sur la peau, et il sera proportionné au degré d'intensité de la maladie.

La scarlatine attaque avec force les enfans,
toutes les fois qu'elle affecte ceux qui n'ont point
été soumis à son influence dans quelqu'une de
ses formes. La séparation la plus exacte des individus bien portans, dans les colléges ou dans les
familles nombreuses, n'a pas toujours prévenu sa
propagation. L'on n'a point examiné avec soin à
quelle période de la maladie un convalescent
cesse d'être susceptible de communiquer la contagion. Dans quelques cas, la force de la contagion subsiste pendant plus de quinze jours
après le déclin de l'efflorescence ; et il n'y a point
le moindre doute que, tant que la desquammation de l'épiderme continue, la contagion ne
puisse se propager.

III. Urticaria.

Cette maladie est distinguée de ces affections de l'épiderme que l'on appelle ordinairement boutons. Le sommet de ces élévations est blanc, et cette éruption est souvent entourée d'une rougeur étendue. Le docteur Willan a remarqué particulièrement six variétés de cette maladie. Cette affection cutanée n'est point contagieuse.

1. *Urticaria febrilis.* (1). (*Pl.* XXIV, *fig.* 2.) L'éruption, dans cette variété de l'urticaire, est précédée, pendant deux jours ou plus, d'un état fébrile, de céphalalgie, de douleurs et nausées à l'estomac, d'une langueur considérable, d'anxiété, d'assoupissement, et quelquefois même de syncope. Les boutons paraissent au milieu des taches irrégulières d'un rouge vif, quelquefois couleur cramoisi, et ils sont accompagnés d'une démangeaison et d'un fourmillement extrêmes, principalement pendant la nuit, ou en exposant, en se déshabillant, les parties malades à l'impression de l'air (2).

(1) Cette forme de la maladie a été décrite avec soin par Juncker et par d'autres médecins, sous le nom de *Purpura urticata.* Sydenham a aussi décrit cette maladie sous celui de *febris erysipelatosa*; et Sauvages en a parlé comme d'une variété de la scarlatine. Vogel établit une distinction entre cette maladie, et le pourpre, l'érysipèle et la scarlatine. On peut consulter aussi sur ce point Burserius et Franck.

(2) « Illud enim singulare habent, quòd in frigido magis » emergant, et in calido evanescant. » *Vogel.* (*Voy.* aussi *Burserius*, §. 96, et *Frank*, §. 309.)

L'éruption paraît et disparaît irrégulièrement sur presque toutes les parties du corps , et elle peut être excitée sur chaque partie de la peau par des frictions fortes, ou par le grattement (1). L'efflorescence ambiante se fane pendant le jour, et les boutons disparaissent ; mais ils se reproduisent le soir avec une fièvre légère. Les taches sont souvent élevées, leur bord est dur ; de sorte que , lorsqu'elles sont nombreuses , la face, ou le membre principalement affecté, paraît frappée de tension ; et le volume de ces parties est augmenté.

L'éruption ortiée , accompagnée de fièvre , continue pendant environ une semaine (2). Le malade souffre beaucoup, à cause de la chaleur, de la démangeaison et de l'insomnie qui accompagnent cette maladie. Le dérangement des fonctions de l'estomac diminue par l'apparition de l'éruption ; mais il se reproduit si l'éruption disparaît. Une légère exfoliation de l'épiderme succède en général à cet état.

Cette éruption se manifeste principalement pendant l'été ; elle est souvent liée avec la dentition ou avec un dérangement du tube intestinal chez les enfans ; et chez les adultes, elle attaque les individus doués d'une constitution pléthorique , qui s'adonnent au plaisir de la table.

Les modifications de l'éruption ortiée fébrile

(1) *Voyez* Sydenham et Franck.

(2) « Febris primo sepenario inter sudores decedit. » (*Vogel.*)

sont, il est vrai, produites par certains alimens, qui, dans quelques idyosincrasies, sont nuisibles à l'estomac, principalement les coquillages, les omars, les écrevisses de mer et les chevrettes, mais par-dessus tout les moules (1). Chez quelques individus, à cause d'une idiosyncrasie particulière, d'autres substances sont sur-le-champ suivies, lorsqu'on les a mangées, de la même affection de la peau. L'on peut citer parmi ces substances les champignons, le miel, le gruau, les amandes, les noyaux de fruits, les framboises (2), les fraises, le concombre vert avec la peau, etc. Chez quelques individus, l'usage de la valériane à l'intérieur a produit l'éruption ortiée. L'action de ces substances est quelquefois presque instantanée, et les symptômes sont très-violens pendant plusieurs heures; mais

(1) Sur quelques parties de la côte d'Yorkshire, où les moules sont abondantes, le peuple croit qu'elles sont vénéneuses, et par conséquent qu'il faut s'en abstenir. Cette opinion tire probablement son origine de l'observation qui nous a été communiquée par tradition, et qui est relative à l'invasion fréquente de l'urticaire dès que les moules ont été avalées. Ammans et Valentinus parlent, il est vrai, d'un individu qui mourut si subitement après avoir mangé des moules, que l'on accusa sa femme de l'avoir empoisonné. (*Voy. Behrens, Dissert. de Affectionibus à comestis Mytilis.*)

(1) Le docteur Winterbottom, qui est sujet à cette éruption après avoir mangé des amandes douces, observe qu'il les mange sans éprouver cet accident lorsqu'elles sont blanchies. (*V. Med. Facts and Obs.*, vol. v, où ces symptômes ont été décrits d'une manière minutieuse.)

ils cessent en général entièrement dans un ou deux jours. L'éruption, cependant, n'est pas toujours accompagnée de boutons ; mais quelquefois c'est une simple efflorescence, semblable à celle de la scarlatine. Elle est, en général, liée avec un dérangement assez fort de l'estomac, et d'autres symptômes, tels que douleurs violentes dans l'épigastre et dans d'autres parties du corps, nausées, langueur, évanouissement, grande chaleur, démangeaison, roideur, et souvent beaucoup de gonflement à la peau. Dans quelques cas, cette maladie a été, dit-on, fatale aux malades (1).

Un émétique, l'ipécacuanha suivi d'un laxatif doux, combiné avec une diète légère et rafraîchissante (en s'interdisant entièrement les liqueurs fermentées et les remèdes sudorifiques), constituent le seul traitement qui paraît convenir pour dissiper ces dérangemens et amener à bon port le malade jusqu'au déclin de sa maladie, époque à laquelle le quinquina uni à l'acide sulfurique est utile.

2. L'Urticaria *evanida* (*Pl.* XXIV, *fig.* 1) est une affection chronique, dans laquelle les boutons ne sont point stationnaires, mais paraissent et disparaissent souvent, d'après la température de l'atmosphère, l'impression de l'air,

(1) « Licet etiam ea symptomata, quamcunque gravia, intra unum alterumque diem, sine vitæ periculo deflagrare aut extingui soleant ; tamen non desunt exempla rariora, nobis quidem non visa, ubi mortem arcessiverunt. » *Werthoff.*

et elle varie d'après l'exercice que fait le malade.
Elle n'est point accompagnée de fièvre, et rarement un autre dérangement de la santé survient-il.
Les boutons sont quelquefois ronds et quelquefois longitudinaux, semblables à ceux qui sont
produits par un coup de fouet. Ils peuvent être
excités sur toutes les parties du corps par les
frictions ou par le grattement ; mais ils disparaissent bien vîte (1). Ils sont quelquefois légèrement rouges à la base ; mais ils ne sont jamais
entourés d'une rougeur étendue. Une violente
démangeaison, avec un sentiment de fourmillement ou de piqûre, accompagne l'éruption
qui, comme les espèces suivies d'un état fébrile,
est plus inquiétante, en se déshabillant et en se
mettant au lit.

La maladie varie beaucoup quant à sa durée.
Les éruptions, comme le remarque le docteur
Heberden, ne durent que quelques jours chez
certaines personnes, tandis que chez d'autres
elles continuent, avec des intervalles très-courts,
pendant plusieurs mois, et même pendant plusieurs années. Les personnes atteintes de cette

(1) J'ai connu une jeune dame, jouissant d'ailleurs d'une
bonne santé, qui pouvait déterminer toujours, et dans un instant, sur la peau, des boutons longs, blanchâtres et proéminens, en se grattant avec ses ongles. Ces boutons s'affaissaient
bientôt, et aucune autre cause ne pouvait les reproduire.
La même irritabilité de la peau existe parfois avec l'impétigo
et avec d'autres affections chroniques cutanées, qui n'ont aucune affinité avec l'urticaire.

maladie sont sujettes au mal de tête, à un état de langueur, à des douleurs vagues, et à des altérations dans les fonctions de l'estomac. Elle attaque tous les âges et les deux sexes, mais principalement les individus doués d'un tempérament sanguin, et les femmes plus fréquemment que les hommes.

Elle est souvent liée avec l'irritabilité ou avec quelque idiosyncrasie particulière de l'estomac; aussi, lorsqu'elle dure pendant long-temps, le docteur Willan pense qu'il est probable qu'elle tire son origine de quelque faute dans le régime, qui dérange les digestions. Voilà pourquoi il dit : « J'ai conseillé à plusieurs personnes affectées de l'urticaire chronique, de se priver d'une partie et ensuite de l'autre portion de leurs alimens et de leur boisson habituelle, ce qui l'a mis à même de découvrir la cause des symptômes. Ceci était différent chez différentes personnes. Chez quelques-unes, c'étaient les liqueurs fermentées; chez d'autres, les liqueurs spiritueuses, pures, ou mêlées avec l'eau; chez quelques-unes, le vin blanc; chez d'autres, le vinaigre; chez quelques-unes, les fruits; chez d'autres, le sucre; chez quelques-unes, le poisson; chez d'autres, les végétaux crus. » Il reconnaît, néanmoins, que dans quelques cas un changement complet dans le régime ne produit aucune amélioration dans la maladie. Dans de telles circonstances, des laxatifs administrés de temps à autre, et

les acides minéraux, ont été regardés comme les
rémèdes les plus avantageux. Quelquefois, lorsque les digestions se font mal, j'ai trouvé que la
soude ou la potasse caustique, combinée à des
aromatiques amers, comme la cascarille, soulagent le malade.

La maladie est, en général, trop étendue pour
être complètement adoucie par des lotions d'alcohol, de vinaigre, ou de jus de citron, qui sont
utiles localement. Mais le bain chaud est avantageux, et des bains de mer continués pendant
long-temps ont été en général un remède efficace.

3. L'Urticaria *perstans* diffère de la variété
précédente, principalement par l'état stationnaire des boutons, qui ne disparaissent point,
après que la rougeur qui les environnait s'est
dissipée. Ils continuent à être durs et élevés,
pendant deux ou trois semaines, avec une démangeaison accidentelle, lorsque le malade est
échauffé, et ils disparaissent progressivement, en
laissant une tache rougeâtre que l'on aperçoit pendant quelques jours. Le traitement dirigé contre
les espèces précédentes est avantageux.

4. Dans l'Urticaria *conferta* les boutons sont
nombreux, et ils se réunissent dans plusieurs
endroits, au point d'affecter des formes très-
irrégulières : ils sont aussi parfois très-enflam-

més à la base, et la démangeaison est forte. Cette variété de la maladie attaque principalement les personnes âgées de plus de quarante ans, qui ont une peau sèche et jaune, et elle paraît tirer son origine d'un exercice violent, ou de la bonne chère et des liqueurs spiritueuses. Aussi, les malades retirent-ils peu de soulagement des secours de la médecine, jusqu'à ce qu'ils suivent un régime léger et rafraîchissant, et qu'ils se privent des liqueurs fermentées, des vins blancs et des boissons spiritueuses. Les altérans, ou les toniques, sont quelquefois utiles, si on les combine avec ce régime ; et des bains chauds procurent un soulagement passager. L'éruption continue souvent pendant plusieurs semaines.

5. L'Urticaria *subcutanea* est une espèce d'éruption ortiée, cachée, caractérisée par un fourmillement violent et presque constant dans le tissu de la peau, que des changemens brusques dans la température, des affections morales augmentent, au point de déterminer des douleurs vives et piquantes, comme si des aiguilles ou des instrumens aigus pénétraient à travers sa surface. Ces sensations sont d'abord limitées à une tache sur la jambe ou sur le bras, mais ensuite elles s'étendent sur d'autres parties. Ce n'est qu'à des intervalles éloignés que l'éruption de boutons dont nous parlons maintenant se ma-

nifeste ; éruption qui continue pendant deux
ou trois jours , sans produire aucun changement
dans les autres symptômes fâcheux. Chez les
personnes ainsi malades , l'estomac est fréquemment douloureux , et les muscles des jambes
sont sujets à des crampes. Cet état est adouci par
des bains répétés, pris chauds, dans l'eau de mer,
et par de douces frictions.

6. L'Urticaria *tuberosa* (ainsi appelée par le
docteur Frank), est caractérisée par une augmentation rapide de quelques boutons qui acquièrent de larges dimensions (1), forment des
tubérosités dures qui paraissent s'étendre profondément , produisent l'impossibilité des mouvemens , et donnent lieu à des douleurs profondes. Ces douleurs se font sentir principalement sur les membres et les lombes , et
elles sont très-brûlantes et très-douloureuses
pendant quelques heures : elles se manifestent
ordinairement vers la nuit, et elles cèdent entièrement avant le matin , en laissant le malade
faible, languissant et inquiet , comme s'il avait
été froissé ou très-fatigué. Cette maladie paraît
être produite par des excès dans le régime , par
un exercice très – échauffant , par l'usage ex-

(1) « Tumores verò, palmæ latitudinem habentes, et colore
» rubro sed obscuro instructi, cum prurity ad animi deliquium
» usque intolerabili , universam corporis , sed femorum impri-
» mis, superficiem occupare cernuntur. » Franck, tom. III,
p. 108.

cessif des boissons spiritueuses : elle est souvent ennuyeuse , et elle traîne en longueur. Un régime léger suivi régulièrement , et l'usage des bains chauds sont conseillés , en les associant à des laxatifs doux , administrés toutes les fois que les organes digestifs paraissent être dérangés.

IV. Roseola.

L'efflorescence à laquelle le docteur Willan a donné le nom de *Roseola* , est de peu d'importance sous le rapport de la pratique, car elle est le plus ordinairement symptomatique , puisqu'elle est liée avec différentes maladies fébriles, et qu'elle ne réclame point d'autre traitement que celui qui convient contre ces pyrexies. Il est nécessaire , néanmoins , que les praticiens connaissent les phénomènes extérieurs de cette maladie , pour ne point commettre la faute de les confondre avec les exanthêmes idiopathiques. Cette éruption a été prise parfois, soit pour la rougeole , soit pour la fièvre scarlatine ; et de ce manque de distinction provient vraisemblablement la supposition que la scarlatine ne se bornait point, comme les autres fièvres éruptives, à une seule attaque pendant la vie , supposition qui a été soutenue par plusieurs médecins jusqu'aujourd'hui.

1. Roseola *æstiva* (*Pl.* XXV, *fig.* 1.) Cette maladie est quelquefois précédée pendant quelques

jours d'une légère fièvre. Elle paraît d'abord sur la face et le cou, et dans l'espace d'un ou deux jours elle est répandue sur le reste du corps, en produisant la démangeaison et le fourmillement à un degré élevé. Elle se manifeste sous la forme de petites plaques distinctes, plus larges et plus irrégulières que dans la rougeole. L'on aperçoit des intervalles nombreux dans le tissu cutané, qui est dans l'état naturel. Cette affection morbide est d'abord colorée en rouge ; mais elle prend bientôt la couleur rosée, foncée, qui lui est particulière. Le gosier présente la même couleur, et une légère rudesse se fait sentir dans les amygdales, lorsque le malade avale. L'éruption continue à être animée le second jour, après lequel son éclat diminue ; des taches légères d'un rouge foncé, demeurant jusqu'au quatrième jour, disparaissent entièrement le cinquième, et le dérangement de la constitution se dissipe avec elles.

L'efflorescence est souvent partielle, s'étendant seulement sur certaines parties de la face, du cou, et sur la partie supérieure de la poitrine et des épaules. La maladie continue une semaine, ou plus long-temps, l'éruption paraissant et disparaissant plusieurs fois, quelquefois sans aucune cause apparente, et quelquefois elle est produite par des affections morales brusques, ou par le vin, les épiceries et les liqueurs échauffantes. La répercussion de cette maladie est souvent accompagnée du dérangement de l'estomac, du mal de tête et d'un état de faiblesse que l'apparition de cette éruption fait sur-le-champ disparaître.

Cette variété survient ordinairement pendant l'été chez les femmes douées d'une constitution irritable, et on l'attribue à des alternatives brusques de chaud et de froid, produites principalement parce que l'on boit des liqueurs froides, après avoir fait de l'exercice. Elle est quelquefois liée avec les affections intestinales particulières à la saison.

Un régime léger et des boissons acidulées, avec des laxatifs administrés parfois, adoucissent les symptômes. La maladie peut être répercutée, dit-on, par l'influence d'un air très-froid ou par l'application de l'eau froide, qui occasionne un dérangement considérable du côté de la tête et du canal alimentaire; mais je n'ai vu aucun exemple de cette nature.

2. Róseola *autumnalis*. (*Pl.* XXV, *fig.* 2.) Cette maladie attaque les enfans, dans l'automne, sous la forme de taches distinctes circulaires ou ovales, qui augmentent successivement jusqu'à la grandeur d'une pièce de 24 sols, et qui sont d'une couleur rose. Elles paraissent principalement sur les bras, elles continuent pendant environ une semaine, et se terminent quelquefois par la desquammation. Une légère démangeaison, le four-

millement, ou une affection constitutionnelle, sont liés avec cette efflorescence, et sa terminaison paraît être favorisée par l'usage de l'acide sulfurique à l'intérieur.

3. Roseola *annulata*. (*Pl.* XXVI, *fig.* 1.)
Elle paraît sur presque toutes les parties du corps, sous la forme d'anneaux colorés en rose, avec des aires centrales de la couleur ordinaire de la peau ; quelquefois elle est accompagnée de symptômes fébriles, et alors sa durée est courte : dans d'autres cas, il n'y a aucun dérangement dans l'ensemble des fonctions, quoiqu'elle continue pendant un temps long et indéterminé. Les anneaux ont d'abord d'une ligne jusqu'à deux lignes de diamètre, mais ils s'agrandissent progressivement, en laissant au centre un espace large, qui a quelquefois jusqu'à un demi-pouce de diamètre. L'efflorescence est moins animée (et lorsqu'elle devient chronique, elle s'affaiblit ordinairement) le matin, mais elle augmente le soir ou dans la nuit, et elle produit la chaleur et la démangeaison, ou une douleur piquante dans la peau. Si elle disparaît, ou si la couleur s'affaiblit pendant plusieurs jours, l'estomac se dérange, et la langueur, les vertiges et les douleurs dans les membres s'ensuivent ; symptômes qui sont adoucis par le bain chaud. Les bains de mer et les acides minéraux sont très-utiles, lorsque cette éruption devient chronique.

4. Roseola *infantilis*. (*Pl.* XXVI, *fig.* 2.)

Cette éruption est plus serrée, elle laisse des intervalles plus étroits que dans la roseola *æstiva,* décrite ci-dessus, et elle attaque les enfans pendant l'irritation de la dentition, ou les embarras intestinaux, et dans les fièvres. Elle est très-irrégulière, quant à ses phénomènes extérieurs : quelquefois elle ne continue que pendant la nuit; quelquefois elle paraît et disparaît successivement pendant plusieurs jours, avec un dérangement très-fort ; et quelquefois elle s'élève sous la forme de simples taches, sur les différentes parties du corps.

Lorsque l'éruption est générale, elle est souvent confondue, comme l'a remarqué le docteur Underwood (1), avec la rougeole et avec la scarlatine : voilà pourquoi il est nécessaire que les praticiens la reconnaissent bien. Elle ne mérite point un traitement spécifique : elle est combattue avec avantage par les remèdes qui conviennent contre les maladies des intestins, la dentition douloureuse, et les autres affections fébriles avec lesquelles elle est liée.

5. Roseola *variolosa.* (*Pl.* XXVII, *fig.* 1 et 2.) Cette éruption survient avant l'éruption et de la petite vérole naturelle et de la petite vérole inoculée, mais rarement avant la première de ces maladies. Dans la petite vérole inoculée, elle paraît une fois sur quinze, le second jour

(1) *On the Diseases of Children*, vol. 1, p. 87.

de la fièvre éruptive, qui se déclare le neuvième ou le dixième jour après l'inoculation.
On l'aperçoit d'abord sur les bras, la poitrine
et la face; et le jour suivant elle s'étend
sur le tronc et les extrémités. Sa distribution
est variée : quelquefois les taches sont longues et irrégulières, quelquefois elles sont disséminées, et les intervalles sont nombreux; et
dans quelques cas, elle forme une rougeur presque continue sur le corps, rougeur qui est légèrement élevée dans quelques parties. Elle
continue pendant environ trois jours; le second
ou le troisième de ces jours, les pustules va-
riolées peuvent être reconnues, au milieu de
la rougeur générale, par leur élévation arrondie, leur rudesse et la blancheur de leur
sommet.

Cette éruption est en général regardée, par
les personnes qui inoculent, comme un pronostic certain d'une éruption petite et favorable
de la petite vérole (1). Elle est difficilement répercutée par un air froid ou par des boissons

(1) Le docteur Walker, parlant de la petite vérole naturelle, dit : « que lorsque la petite vérole est de mauvais caractère, l'éruption est couleur d'écarlate; que cette éruption se
manifeste d'abord sur la face, le cou et la poitrine, et qu'elle
se répand quelquefois sur tout le corps : l'éruption est manifeste dès le second jour, et, dans l'espace de douze heures,
plus tôt ou plus tard, les boutons s'élèvent des parties enflammées de la peau. (*Voy. Inquiry into the Smallpox Medical
and Political*, chap. VIII, Edin. 1790.) Mais le docteur Willan

froides, contre lesquelles les anciens inoculateurs prennent plusieurs précautions.

Ces efflorescences roséolées, précédant l'éruption de la petite vérole, ont été observées par
les premiers écrivains qui ont traité de cette
maladie dans leurs ouvrages, et ces auteurs, et
les écrivains suivans, se sont occupés de la rougeole, qui se convertit, dit-on, en petite vérole.

6. Roseola *vaccina*. (*Pl.* XXVII, *fig.* 3.)
Une efflorescence qui paraît en général sous
l'aspect de plusieurs points et de petites taches,
répandus çà et là, semblables à ceux de la
roseola variolique, a lieu chez quelques enfans le neuvième et le dixième jour après l'insertion du vaccin, à la place de l'inoculation.
L'on aperçoit en même temps l'aréole, qui est
formée autour de la vésicule, et d'où l'éruption s'étend irrégulièrement sur toute la surface
du corps; mais elle ne se présente pas aussi
promptement qu'après l'inoculation de la variole. Elle est ordinairement suivie d'un pouls
très-fréquent, de la blancheur de la langue, et
d'une vive anxiété.

7. Roseola *miliaris*. Cette éruption accompagne souvent une éruption des vésicules miliaires. La fièvre complique cette maladie.

observe qu'une efflorescence générale, d'un rouge foncé, accompagnée d'une fièvre vive, annonce une éruption confluente et
une maladie mortelle. (*Voy. Morton, de Variol. et Morb.*,
p. 186.)

Dans les simples fièvres continues (1), comme les fièvres bilieuses estivales, dans ce climat, ou la fièvre typhoïde ou contagieuse, une efflorescence ressemblant à la roseola *æstiva* a lieu parfois; sa couleur, se rapproche, néanmoins, plus de celle de la rougeole. J'ai vu cette efflorescence dans trois cas d'une fièvre légère, dans la maison de convalescence, à la dernière période de sa marche; chez deux de ces personnes, cet état fut léger et dura pendant deux ou trois jours. Dans le troisième cas, l'éruption se manifesta le neuvième jour de la fièvre, chez une jeune femme, après un sommeil profond et une transpiration douce, sous forme de taches d'une couleur rose brillante, d'une forme ovale irrégulière, en quelque sorte élevée et unie sur sa surface, affectant les bras et la poitrine, et la partie interne de l'humérus. Cette éruption n'était accompagnée d'aucune démangeaison et d'aucune autre sensation désagréable. Tous les symptômes fébriles furent adoucis ce jour, et la malade ne garda plus le lit le jour suivant : l'efflorescence était étendue, les taches étaient devenues larges et confluentes; mais la couleur s'était affaiblie, principalement dans les aréoles des taches, et elle avait pris une couleur de pourpre dans quelques parties, tandis que les bords continuaient

---

(1) Ces taches roséolées sont quelquefois sous la dépendance des fièvres intermittentes. (*Voy. Pechlin, Obser. Phys. Med.*, lib. ii, 18.)

à être rouges et légèrement élevés. Toute la couleur eut, le troisième jour, une tendance à devenir livide, et le quatrième il restait à peine quelques traces, soit des taches, soit des symptômes fébriles.

Une efflorescence roséolée est quelquefois liée avec des attaques de goutte, et avec un rhumathisme compliqué de fièvre. J'ai vu dernièrement un individu, doué d'une constitution goutteuse, sur lequel la roseola, accompagnée d'une fièvre forte, d'une langueur extrême, de syncope, d'une anorexie complète, et d'un état paresseux des intestins, affecta pendant une semaine les extrémités inférieures, le front, et le vertex du cuir chevelu. Le septième jour, cette maladie se termina par la desquammation, et au milieu de la nuit les articulations du pied droit furent attaquées d'une inflammation goutteuse.

V. Purpura.

Ce mot est donné, par le docteur Willan, à une éruption de taches violettes, petites, distinctes, et suivies d'une faiblesse générale. La fièvre n'accompagne pas toujours cette éruption. Les empreintes et les taches mentionnées ici sont *petechiæ* et *ecchymomata*, occasionnées, non comme dans l'exanthème précédent, par un afflux augmenté du sang dans les vaisseaux cutanés , mais par une extravasation des extrémités de ces vaisseaux , sous l'épiderme (1). Le pourpre, dans cette classification , renferme donc chaque variété de l'éruption pétéchiale et de l'ecchymose spontanée ; non-seulement sa forme chronique, qui n'est point accompagnée de fièvre , et qui a reçu différentes dénominations (comme *hæmorrhœa petechialis* , *petechiæ sine febre* (2), scorbut de terre); mais encore celle qui accom-

(1) Le mot *purpura* n'a été donné à ces taches *pétéchiales* que par Rivière, Diemerbroeck, Sauvages, Cusson, et par quelques autres médecins. Mais il a été employé par différens écrivains sous tant d'autres significations , qu'on aurait peut-être beaucoup mieux fait de le mettre de côté , afin de prévenir toute ambiguité. Et en effet , quelques auteurs s'en sont servis pour désigner la rougeole , d'autres pour désigner la fièvre scarlatine, l'éruption miliaire , le strophulus , le lichen , l'éruption ortiée et les pétéchies des fièvres malignes. La dénomination d'*Hæmorrhœa petechialis*, que le docteur Adair a donnée à la forme chronique de l'éruption , dans sa dissertation inaugurale, soutenue en 1789, et que j'ai conservée dans ma propre dissertation , sur le même sujet , soutenue en 1801 , ne donnerait peut-être pas lieu à autant d'exceptions. Mais par respect pour le docteur Willan j'ai conservé ce mot.

(2) Cette dénomination est, en général , attribuée au docteur Graaf (*Voyez* sa *Dissert. inaug. de Petech. sine Febre*, Gott. 1775); mais elle avait été employée un demi-siècle avant par Rombergius. (*Voyez Eph. Nat. Cur.* decad. III, ann. 9 et 10 , *Obs.* 108; et *Acta Phys. Med. Acad. Nat. Curios.*, vol. IX, *Obs.* 21, p. 95.) Ce mot a été adopté par plusieurs écrivains , parce qu'il exprime les traits les plus caractéristiques de la maladie ; et en effet les pétéchies n'ont été regardées que comme des symptomes des fièvres. Voilà pourquoi J. A. Raymann, qui a bien décrit cette maladie , appelle ces taches *Petechiæ mendaces*, pour les distinguer des pétéchies

pagne les fièvres typhoïdes et les autres fièvres malignes.

Le pourpre chronique se présente sous trois ou quatre formes variées : la première et la seconde paraissent différer, principalement quant au degré d'intensité dans leurs symptômes.

1. Purpura *Simplex.* (*Pl.* XXVIII, *fig.* 1.) L'éruption des pétéchies, dans le pourpre simple, n'est pas suivie d'un grand dérangement dans l'ensemble de la constitution : elle ne donne lieu qu'à un état de langueur et à la perte des forces musculaires ; elle rend le teint pâle ou jaune, et produit souvent des douleurs dans les membres. Les pétéchies sont plus nombreuses sur la poitrine, à la partie interne des bras et des jambes, que sur les autres parties du corps. Elles varient, quant à leurs dimensions, depuis le point le plus petit jusqu'à une piqûre de puce, et leur forme est ordinairement circulaire. On peut les distinguer des piqûres de puce récentes, en partie parce que leur couleur est plus livide, plus pourprée, et en partie parce qu'il y a au centre des piqûres une tache bien distincte ; d'ailleurs, la rougeur ambiante disparaît par la pression. La démangeaison, ou toute autre sensation incommode, ne se voit pas dans les pétéchies.

fébriles ; qu'il appelle *sincerœ.* (*Voyez* les *Acta Phys. Med.*, pour 1751, p. 87 ; *Duncan's Med. Cases and obs.* , pag. 90 ; *Med. Comm.* , vol. xv et xx ; et *Annals of Medec.*, vol. ii, etc.)

2. **Purpura** *hæmorrhagica* (1). (*Pl.* XXVIII,
fig. 2.) Cette espèce de pourpre est plus grave
que la précédente. les pétéchies en sont souvent
plus larges, et elles sont parsemées de taches et
d'ecchymoses livides, semblables à des empreintes faites par un coup de fouet, ou à des
meurtrissures violentes. Ordinairement elles
paraissent d'abord sur les jambes, et ensuite,
mais à des périodes indéterminées, sur les
cuisses, les bras et le tronc. Les mains en sont
plus rarement affectées, et la face en est, en
général, à l'abri ; les taches sont très-rouges
dès leur apparition, mais bientôt elles deviennent
pourprées ou livides ; puis enfin, brunes ou jaunes, lorsqu'elles sont sur le point de disparaître ; de manière qu'à mesure que de nouvelles
taches ont lieu, et que la disparition des anciennes s'opère lentement, on aperçoit, sur les
différentes taches, ces variations dans la couleur. L'épiderme ambiant est uni ; il ne proé-
mine pas d'une manière sensible : dans quelques
cas, cependant, on l'a vu s'élever sous la forme
d'ecchymoses remplies d'un sang noirâtre. Cet
accident arrive plus fréquemment sur les taches
qui se manifestent sur la langue, les gencives,
le palais, l'intérieur des joues et des lèvres, et

(1) Cette épithète n'est point exacte, puisqu'elle indique que
ces éruptions étendues, ou plutôt ces extravasations pourprées, sont toujours accompaguées de fièvre ; ce qui n'est
point conforme à la vérité.

dans les endroits où l'épiderme est très-mince et se rompt par le plus léger effort. Dans ce cas, l'épiderme laisse écouler le sang qui était épanché sous lui. La plus légère pression sur la peau, même celle que l'on exerce en tâtant le pouls, produira souvent une tache pourprée, semblable à celle qui est déterminée par un coup violent.

La même disposition morbide qui donne naissance à ces épanchemens sous l'épiderme, détermine des collections abondantes de sang, principalement dans les organes internes, dont le tissu est le plus délicat. Ces hémorrhagies sont souvent très-abondantes, difficiles à arrêter, et quelquefois promptement mortelles ; mais, dans d'autres circonstances, elles sont moins abondantes ; quelquefois elles se reproduisent chaque jour à des époques déterminées : dans quelques cas, il se fait un suintement de sang lent et presque continuel. Le sang s'écoule des gencives, des narines, du gosier, de l'intérieur des joues, de la langue, des lèvres, de la conjonctive, de l'urètre, de l'oreille externe, des cavités internes des poumons, de l'estomac, des intestins, de l'utérus, des reins et de la vessie. La maladie présente beaucoup de différences, dans quelques circonstances, relativement aux périodes pendant lesquelles les hémorrhagies se manifestent et se terminent, et relativement aux rapports qui existent entr'elles et l'efflorescence cutanée.

Cette singulière maladie est souvent précédée, pendant quelques semaines, d'une grande lassitude, de faiblesse, de douleurs dans les membres, qui mettent les malades dans l'impossibilité de faire le moindre mouvement ; mais souvent elle se manifeste subitement au milieu des apparences d'une bonne santé. Elle est accompagnée d'une extrême débilité et d'une grande prostration des forces : le pouls est ordinairement faible et quelquefois fréquent ; la chaleur, la rougeur, la sueur, et les autres symptômes caractéristiques d'une légère irritation fébrile ont lieu, comme dans les paroxismes de la fièvre hectique. Chez quelques malades, les douleurs profondes se font sentir à la région précordiale, dans la poitrine, aux lombes ou dans l'abdomen : chez d'autres, une toux forte se manifeste, ou bien l'épigastre et les hypocondres sont proéminens et tendus, sensibles à la pression ; il y a constipation, ou les fonctions intestinales se font d'une manière irrégulière ; mais dans plusieurs cas il n'y a pas de fièvre, et les fonctions des intestins ne sont point dérangés. Quelquefois de fréquentes syncopés ont lieu. Lorsque la maladie a duré quelque temps, le teint du malade devient pâle et plombé, l'émaciation fait des progrès, les extrémités inférieures s'œdématient, et cet œdème s'étend par la suite sur les autres parties du corps.

La durée de cette maladie est fort indéterminée; tantôt l'affection est guérie dans quelques jours; tantôt elle se prolonge pendant plusieurs mois, pendant des années entières. Lorsque je préparais ma thèse sur ce sujet, le docteur Duncan m'a rapporté l'observation de la maladie d'un jeune homme qui fut employé pendant plusieurs années, par des joueurs, à transporter leurs battoirs. Sa peau était couverte de pétéchies et de taches pourprées, dès qu'il recevait le moindre coup. Il jouissait d'ailleurs d'une assez bonne santé. A la fin, une hémorrhagie pulmonaire excessive eut lieu et le fit périr. Quand la maladie se termine par la mort, c'est ordinairement à la suite d'une hémorrhagie abondante, soit que le sang sorte subitement de quelque organe essentiel à la vie, soit qu'il vienne plus lentement, mais de plusieurs parties à-la-fois. Un jeune médecin, de mes amis, fut frappé d'une mort subite à la suite d'une hémorrhagie pulmonaire. Il avait été atteint du pourpre, et pendant sa convalescence il s'était rendu à Lincolnshire pour rétablir sa santé (1). J'ai vu trois exemples de ce dernier mode de terminaison de la maladie. Dans tous ces cas, il y eut un suintement continuel de sang par la bouche et par les narines; et une quantité considérable de

(1) Des auteurs recommandables ont rapporté dans leurs ouvrages plusieurs exemples d'une mort produite subitement, dans cette maladie, par des hémorrhagies beaucoup trop abondantes.

ce liquide fut rejetée, en même temps, par le vomissement, pendant les trois ou quatre jours qui précédèrent la mort. J'ai vu dernièrement un exemple d'affection pourprée simple, dans laquelle les pétéchies n'attaquèrent que les jambes ; j'observai cette maladie chez une femme faible, âgée d'environ quarante ans : elle fut promptement guérie, après une perte abondante, et de cette éruption et de la faiblesse qui en fut la suite.

Les causes de cette maladie ne sont pas bien approfondies, et la pathologie n'en est pas encore bien connue. Elle se manifeste à toutes les époques de la vie, chez les deux sexes, mais plus fréquemment chez les femmes et les garçons, avant l'époque de la puberté, particulièrement chez les individus doués d'une constitution faible, habitant dans des lieux trop étroits, se nourrissant d'alimens mal-sains, obligés, par la nature de leurs occupations, à mener une vie sédentaire, sujets à des affections morales vives, et supportant des fatigues et des veilles. Elle attaque ceux qui ont été affaiblis par des maladies antérieures, soit aiguës, soit chroniques. Dans une des terminaisons mortelles, mentionnées ci-dessus, cette maladie survint pendant une salivation très-forte, qui avait été produite par quelques grains de mercure, combinés, comme on m'en prévint, avec de l'opium, et administrés pour la guérison d'un rhumatisme. Elle a eu lieu quelquefois à la suite de la petite vérole et de la rougeole, pendant la troisième et quatrième semaine, après les couches ; et lors même qu'aucune de ces circonstances ne s'est présentée. l'affection a eu lieu, et s'est déclarée sous les formes les plus terribles, qui ont fait périr les malades. Ainsi, elle a attaqué de jeunes personnes de ce pays, jouissant jusqu'alors d'une bonne santé, et qui pouvaient se procurer tous les objets nécessaires et tous les agrémens de la vie. Cette circonstance contribue beaucoup à obscurcir la pathologie de cette affection. En effet, elle rend nonseulement l'action de ses causes très-difficile à expliquer, mais encore elle paraît établir une différence essentielle entre l'origine et la nature de la maladie, et le caractère du *scorbut*, auquel le plus grand nombre des praticiens s'est contenté de la rattacher. Dans le scorbut, la sensibilité et la délicatesse des vaisseaux superficiels paraît tirer son origine du manque de nourriture ; alors la maladie est combattue par des alimens sains et nutritifs, surtout par l'usage des végétaux frais et des acides ; tandis que dans plusieurs cas du pourpre, le même régime et les mêmes moyens ont été employés sans la plus légère amélioration dans les symptômes de la maladie ; c'est ce qui a eu lieu dans l'observation citée plus haut, du docteur Duncan. Dans d'autres circonstances, dont nous parlions ci-dessus, quoique les malades fussent dans leur pays, et au-dessus de toutes les privations, la maladie se manifestait dans toute sa violence.

D'un autre côté, la rapidité de l'invasion, l'acuité des douleurs des cavités internes, les symptômes inflammatoires qui surviennent quelquefois, la solution avantageuse, mais accidentelle, de la maladie, par une hémorrhagie spontanée, et l'amélioration obtenue fréquemment par des saignées (1) et par des purgatifs, doivent nous faire soupçonner que quelque congestion ou quelque obstruction des viscères est la cause des symptômes dans ces différens cas. Chez les individus qui, dans le cours de leur maladie, ont présenté ces phénomènes, et qui ont succombé, l'autopsie cadavérique qui doit être faite avec la plus grande attention, sera propre à jeter quelque lumière sur ce point. Quelques-unes de ces hémorrhagies, et principalement celles qui ont lieu par le nez, les gencives, et par d'autres parties du corps, sont dues, d'après les anciens médecins, à l'engorgement maladif de la rate. Dans une circonstance où j'eus occasion de faire,

(1) *Voyez* deux observations de pourpre, rapportées par le docteur Parry, médecin habile et distingué. Les malades furent guéris sur le-champ par deux saignées au bras. Dans les deux exemples qui s'offrirent, l'un chez une dame, l'autre chez un officier, qui était adonné à la débauche, une fièvre légère accompagna les symptômes du pourpre, et le coagulum du sang, tiré par la saignée, était tenace, resserré sur lui-même et couvert d'une couche lymphatique. (Voyez *Edin. Med. and Surg. Journal*, vol. v, p. 7, *for Jan.*, 1809.)

au Dispensaire public, l'autopsie cadavérique
d'un jeune homme qui avait été confié aux soins
de mon ami et de mon collègue, le docteur Laird,
la rate, que l'on sentait distinctement pendant
la vie, et qui s'étendait en bas et en-devant près
de l'épine iliaque, fut trouvée énormément
augmentée. Une autre fois, chez un garçon de
treize ans, que je soignai pendant cette maladie
à laquelle il succomba, les viscères abdominaux
furent trouvés dans un état sain; mais on ren-
contra, à l'endroit qu'occupe ordinairement le
thymus, une excroissance morbide, consistant
dans une tumeur charnue qui formait un noyau
dur et cartilagineux, pesant environ une demi-
livre. Cette tumeur était fortement attachée au
sternum, à la clavicule, au péricarde et aux parties
voisines (1). L'on voit, dans certains cas, des obs-
tructions hépatiques se lier avec le pourpre. Un
individu adonné aux boissons spiritueuses, mourut au bout de quinze jours, après avoir été
atteint d'une éruption pétéchiale, qui fut bientôt suivie d'une hémorrhagie abondante et rebelle
par la bouche et les narines : je ne pus point faire
l'autopsie cadavérique. La couleur jaune de la
peau et des gencives, la douleur de côté, la toux
sèche, et la fréquence du pouls, ne laissaient

(1) Ce jeune homme, doué d'une constitution délicate,
avait joui, cependant, d'une assez bonne santé, quoique la
tumeur diminuât la capacité de la poitrine. (Voyez *Edin.
Journal*, vol. VI.)

aucun doute sur l'existence d'une congestion au foie. A-peu-près dans le même temps, je donnai des soins à une jeune femme qui fut atteinte de la troisième espèce de la maladie (*Purpura urticans*). Le teint de cette femme était jaune ; une douleur vive se faisait sentir dans l'abdomen, il y avait un état de constipation, mais point de fièvre. A peine les acides et les purgatifs qui lui furent administrés, eurent-ils agi sur le tube intestinal, que la douleur devint subitement très-vive , le pouls fréquent et dur, la peau brûlante, et que l'on vit se développer les autres symptômes caractéristiques de l'inflammation des intestins. Ces différens phénomènes furent sur-le-champ diminués par une saignée abondante du bras, qui fut suivie de l'administration de purgatifs. Après l'emploi de ces moyens, la couleur jaune de la peau se dissipa, et les taches pourprées disparurent bientôt.

Ces faits ne suffisent pas pour que l'on puisse en tirer une conclusion générale sur la nature du pourpre hémorrhagique ou sur la thérapeutique qui lui convient. Au contraire, ils sont propres à prouver que l'on a adopté avec beaucoup trop de précipitation les conséquences générales et les indications pratiques qu'on en a tirées ; et en outre, qu'aucune règle exclusive de thérapeutique ne peut être applicable à toutes les circonstances de cette affection.

Dans les affections *pourprées* les plus légères ,

l'usage des toniques combinés avec les acides minéraux et avec le vin contribuera sans doute à la guérison, surtout lorsque l'on pourra y joindre l'exercice en plein air (1). Tous ces moyens seront utiles chez les enfans qui sucent un mauvais lait, qui sont mal nourris, tenus dans des habitations étroites et qui font peu d'exercice, ou chez les femmes placées dans les mêmes circonstances, affaiblies par des alimens mal-sains, la fatigue, les veilles et le chagrin.

L'administration des toniques et surtout du vin de quinquina et autres stimulans plus actifs, seront infructueux, s'ils ne sont pas nuisibles, chez les adultes, surtout chez ceux qui font de l'exercice en plein air, et qui n'ont supporté aucune privation, sous le rapport des alimens. Ces moyens ne conviendront pas chez les personnes fortes ou même pléthoriques, lorsque la langue est blanche et chargée, et que le pouls est fréquent et dur, quoique petit; que les frissons, la chaleur et les autres symptômes de la fièvre se déclarent; que des douleurs internes, une toux sèche, un état d'irrégularité dans les fonctions des intestins ont lieu, et que les symptômes propres à faire pré-

(1) En parlant des remèdes dont nous avons fait mention dans la note précédente, le docteur Willan insiste plus particulièrement sur ce point. « Sans le concours de l'air, de l'exercice et de la tranquillité du moral, l'effet des remèdes est, dit-il, très-incertain. »

sumer l'existence d'une congestion locale se développent. En pareils cas, des évacuations intestinales provoquées par des médicamens dans lesquels entre quelque partie du sous-muriate de mercure, seront utiles. L'action de ces remèdes sur les symptômes de la maladie, sur l'ensemble de la constitution, ou sur les excrétions intestinales, nous servira de guide, pour savoir si nous devons insister sur leur emploi (1). Chez les adultes robustes, une saignée locale ou générale peut sans doute avoir quelque succès, si les douleurs sont vives, si l'irritation fébrile est forte, et si les hémorrhagies spontanées ne sont pas trop abondantes. Lorsque ces moyens ont diminué la tendance aux hémorrhagies, les acides minéraux, la décoction de quinquina, la cascarille, ou quelques préparations martiales combinées à un exercice modéré, et des alimens nutritifs, rétabliront, quoique lentement, les forces du malade.

(1) Tandis que ces feuilles étaient sous presse, je reçus un écrit important de mon ami le docteur Harty, de Dublin. Dans cet écrit, ce médecin faisait connaître d'une manière détaillée les résultats de son expérience sur une maladie si peu connue. Je vis avec une vive satisfaction qu'après avoir perdu un malade, qui fut traité par la méthode ordinaire, c'est-à-dire à l'aide d'une nourriture substantielle et des toniques, il avait eu recours aux purgatifs donnés à haute dose, et que cette méthode lui avait très-bien réussi chez douze malades. Ce praticien prescrivait chaque jour le calomel uni au jalap. J'ai transmis à la Société d'Edimbourg les détails que je devais à ce médecin. (Voyez *Medical and Surgical Journal, for April 1813.*)

3. Purpura *urticans*. (*Pl.* XXIX.) Des formes arrondies, proéminentes , et rouges de l'épiderme , semblables à des boutons, mais qui ne sont pas accompagnées , comme on le remarque dans l'urticaire , d'un sentiment de fourmillement ou de démangeaison, caractérisent cette maladie. Ces petites tumeurs augmentent progressivement ; mais dans un ou deux jours elles s'affaissent , et se mettent au niveau de l'épiderme ambiant. Dans le même temps, leur couleur devient plus foncée et elle finit par être livide. Ces taches sont très-différentes , quant à la couleur , parce qu'elles ne sont point permanentes, et qu'elles paraissent successivement sur différentes parties du corps. Celles qui sont proéminentes et qui viennent de se développer, sont très-rouges , et elles prennent une couleur brune, à mesure qu'elles disparaissent. Elles se présentent , en général , sur les jambes , où elles sont souvent unies à une éruption pétéchiale; mais quelquefois elles se manifestent sur les bras, les cuisses et la poitrine.

La durée de la maladie varie depuis trois jusqu'à cinq semaines. Cette éruption a lieu pendant l'été et pendant l'automne : elle attaque les individus qui éprouvent de la fatigue et se nourrissent mal, ou au contraire les jeunes femmes délicates, qui vivent au sein du luxe et font peu d'exercice. Un état légèrement œdémateux, se développe sur les extrémités , accompagne ordinairement cette maladie. Cette affection morbide est parfois précédée d'un état de roideur et de pesanteur dans les membres.

L'on applique à cette variété de la maladie, les mêmes règles thérapeutiques qui sont relatives aux espèces précédentes.

4. Purpura *senilis*. (*Pl.* XXX.) Je donne ce nom à une variété de la maladie, dont je n'ai observé des exemples que chez les femmes âgées. Cette éruption a lieu principalement le long du côté externe de l'avant-bras, sous forme de plaques qui se développent d'une manière successive. Ces plaques sont d'un rouge très-prononcé, elles sont très-pourprées, leur forme est irrègulière, et leur grandeur offre beaucoup d'anomalies. Chacune d'elles dure depuis une semaine jusqu'à dix ou douze jours, jusqu'à ce que le sang extravasé ait disparu, par l'effet de l'absorption. Dans une circonstance, plusieurs ecchymoses se sont renouvelées, à différentes reprises, pendant l'espace de dix années, et dans d'autres cas pendant une période de temps plus courte. Dans toutes ces diverses circonstances, les bras étaient injectés, et leur couleur était brune. Cette éruption ne paraît pas altérer la santé : les purgatifs, la saignée (qui a été faite dans un cas, à raison de la dureté extraordinaire du pouls), les toniques, ou tout autre moyen, ne paraissent exercer aucune action directe sur l'éruption.

5. Purpura *contagiosa*. Cette variété est placée dans cette classification, pour noter l'éruption pétéchiale qui accompagne parfois les fièvres typhoïdes, lorsque ces affections morbides se déclarent dans des habitations trop resserrées. Comme cette affection n'est que symptomatique, il est inutile de nous étendre sur cette maladie. Quant aux faits que je communiquai autrefois au docteur Willan, sur l'apparition de pétéchies qui eut lieu chez les malades de l'hôpital des fiévreux, j'observerai qu'une efflorescence semblable s'observe aujourd'hui très-rarement dans cet hospice.

VI. Erythema.

L'Erythema, semblable à l'affection roséolée, est ordinairement un état symptomatique. Cette maladie présente des formes très-variées ; cependant, comme dans la première efflorescence, elle prédomine quelquefois sur les autres symptômes ; elle peut être confondue avec les fièvres éruptives idiopathiques. On donne souvent mal-à-propos le nom d'erythema à des éruptions rouges, caractérisées par des boutons qui s'élèvent au-dessus de l'épiderme, et par des vésicules (1), comme par exemple dans l'eczema produit par l'irritation mercurielle.

(1) Ce mot, pris dans l'acception que lui donnait, dans ce cas, Hippocrate, signifie simplement *rougeur*; il convient, par conséquent, très-bien pour désigner cette maladie, qui diffère

Dans cette classification , on entend par *erythema* , « une rougeur presque continue de quel-
» ques parties de la peau , accompagnée d'un dé-
» rangement dans l'ensemble de la constitution.
» Cette maladie n'est pas contagieuse. »

Le docteur Willan a décrit six variétés qui renferment toutes les formes de cette efflorescence.
Dans quelques-unes d'entr'elles , comme on en
jugera d'après leur dénomination , la surface
cutanée est plus ou moins élevée à chaque période de la maladie , et elle offre quelque affinité
avec les tumeurs *papuleuses* ou tuberculeuses :
mais celles-ci sont peu développées , et elles
s'affaissent bientôt sans que la rougeur diminue.

1. Erythema *fugax*. Cette éruption est caractérisée par des taches rouges , irrégulières et
ressemblant à la rougeur qui est produite par
la pression ; leur durée est courte. Elles paraissent successivement sur les bras , le cou , la
poitrine et la face , dans les différentes pyrexies ,

de l'erysipèle en ce que son éruption est simple , et qu'elle
n'est accompagnée ni de gonflement , ni de vésication ou d'une
fièvre régulière. Les auteurs modernes n'ont pas la même
manière de voir sur les distinctions qu'il faut établir entre ces
deux mots. Le docteur Cullen donne le nom d'Erythème à une
affection cutanée légère , sans fièvre , ou suivie seulement d'une
fièvre secondaire d'irritation; et celui d'Erysipèle, à une maladie de la peau produite par la fièvre, dont elle n'est quelquefois
qu'un symtpôme: il ne fait aucune observation sur la terminaison
des bulles. Le professeur Callisen ne regarde l'érythème que
comme un degré plus faible de l'érysipèle.

et dans la diarrhée bilieuse qui annonce en général, comme l'ont remarqué Hippocrate et les anciens, une maladie longue et dangereuse. Elles ont lieu aussi dans les affections chroniques, surtout dans celles qui sont caractérisées par le dérangement des premières voies, comme dans la dyspepsie, l'hystérie, l'hémicranie.

2. Erythema *læve*. On reconnaît cette éruption à sa surface uniformément unie et luisante, à son apparition sur les extrémités inférieures, sous formes de taches confluentes. Elle est en général accompagnée d'un état d'anasarque. Elle attaque les jeunes personnes qui mènent une vie sédentaire. Cet état maladif est accompagné d'une fièvre légère, et dès que l'anasarque a disparu, il se termine progressivement au bout d'un temps indéterminé, par une desquammation étendue. L'exercice combiné avec les diurétiques et les toniques contribue à abréger la durée de cette maladie. Cette éruption attaque les personnes âgées, atteintes d'anasarque (sur-tout celles qui boivent beaucoup habituellement), et elle peut se terminer par des ulcères gangréneux. Toutes les fois que l'anasarque augmente beaucoup les dimensions de la peau, elle peut produire cet erythema, et l'on remarque alors des taches livides ou pourprées. La position horizontale des membres, l'usage à l'intérieur des diurétiques et du quinquina, et des lotions spi-

ritueuses faibles, employées à l'extérieur, tels sont les moyens propres à combattre cette maladie.

Quelquefois cet erythema se manifeste sans œdème, lorsque les intestins sont très-dérangés, et survient chez les femmes à l'époque de leurs menstrues.

3. **Erythema** *marginatum*. (*Pl.* XXXII, *fig.* 2.) Cette éruption se présente sous forme de taches arrondies dont les bords sont rudes, proéminens, tortueux, rouges et légèrement *papuleux*. Les taches paraissent sur les extrémités et les lombes, chez les personnes âgées : elles continuent pendant un temps indéterminé, et elles ne produisent aucune irritation sur la peau. Elles sont sous la dépendance de quelque dérangement interne, et leur développement doit être regardé comme nuisible.

4. **Erythema** *papulatum*. (*Pl.* XXXI, *fig.* 1.) Cette éruption se manifeste principalement sur les bras, le cou et la poitrine. Les taches s'étendent irrégulièrement dans cette maladie ; leur couleur est très-rouge et leur aspect n'est pas repoussant. Leur surface est rude, ou imparfaitement *papuleuse* pendant un jour ou deux, avant le changement de la rougeur qui devient livide. Cette rougeur continue environ quinze jours, et

à mesure que l'éruption diminue, la couleur devient bleue, principalement au centre des taches. J'ai vu cette éruption suivie d'un grand dérangement dans la constitution, d'un pouls fréquent et petit, d'une anorexie complète, d'une faiblesse extrême, d'un abattement moral, de douleurs aiguës, et d'une sensibilité vive des membres : mais le dérangement des fonctions du corps est souvent de peu d'importance. Un régime léger, l'usage des diaphorétiques et des acides minéraux, et une grande attention à entretenir la liberté du ventre, renferment tous les moyens propres à remédier à ce dérangement.

5. Erythema *tuberculatum*. (*Pl.* XXXI, *fig.* 2.) Cette maladie ressemble à l'espèce précédente, quant aux taches, qui sont larges, irrégulières et rouges ; mais dans celle-ci l'on observe de petites tumeurs légèrement proéminentes, parsemées de taches, qui se dépriment dans l'espace d'une semaine, en abandonnant l'érythème, dont la couleur devient livide, et qui disparaît dans une semaine. Dès le commencement, cette maladie est accompagnée d'un état fébrile, d'une langueur extrême, d'une irritabilité et d'une anxiété vives, et elle est suivie de la fièvre hectique. Dans les trois cas d'érythème qui se sont offerts à l'observation du docteur Willan, le

traitement qui fut employé ne diminua point les symptômes, et ne put prévenir la fièvre hectique. Je n'ai jamais vu d'exemple de cette maladie.

6. Erythema *nodosum*. (*Pl.* XXXII, *fig.* 1.) Cette maladie, plus commune et moins forte que la précédente, paraît n'attaquer que les femmes; elle se manifeste à la partie antérieure des jambes. Pendant une semaine ou plus long-temps elle est précédée de légers symptômes fébriles, qui diminuent ordinairement lorsque l'érythème a lieu. Elle se présente sous forme de taches larges, ovales, dont le plus long diamètre est parallèle au tibia, qui s'élèvent lentement, et forment des protubérances dures et douloureuses. Ces taches diminuent, et elles se dépriment dans l'espace de neuf ou dix jours; leur couleur rouge devient bleue du huitième au neuvième jour, comme si la jambe avait été meurtrie. Pendant que cette affection morbide parcourt régulièrement ses périodes, il faut employer les laxatifs, recourir ensuite à l'usage des acides minéraux, et terminer le traitement par les toniques.

Dans le chapitre de l'érythème, le docteur Willan fait mention de cette forme de l'intertrigo, à laquelle l'attrition des surfaces continues donne naissance chez les personnes douées d'un tempérament sanguin et qui ont beaucoup d'embonpoint (1). Cette éruption survient en général au-dessous des mamelles, aux aisselles, sur l'aîne et à la partie supérieure des cuisses. Quelquefois elle est accompagnée d'une sécrétion glaireuse et fétide, la surface se dessèche, et la rougeur se termine par une exfoliation furfuracée ou écailleuse. Un érythème analogue à l'intertrigo est occasionné par un écoulement acrimonieux, semblable à celui des fleurs blanches, de la dyssenterie, de la gonorrhée, à celui qui est produit par l'irritation des urines et des évacuations alvines, chez les enfans que l'on ne change point assez souvent de linge, et chez lesquels la propreté n'est point entretenue avec assez de soin.

La chaleur et le malaise qu'éprouvent le malade, sont adoucis par de fréquentes lotions d'eau tiède, qui remédient aux sécrétions âcres qui peuvent avoir lieu, et sont propres à prévenir l'excoriation. Si l'excoriation avait lieu, un simple onguent ou une poudre absorbante, adoucissante, seraient employés avec succès.

(1) Sauvages renferme, sous le nom d'Erythème, cette variété de l'intertrigo, et l'état d'excitation et d'inflammation que produisent l'équitation, les souliers étroits, le maniement des instrumens, et même l'action prolongée du lit. Il donne au premier érythème le nom d'*intertrigo* (espèce 5), et au dernier celui de *Paratrimma* (espèce 6).

Ordre IV.

BULLÆ.

Dans l'esquisse que le docteur Willan donna dans le principe de sa classification, l'*Erysipelas*, le *Pemphygus*, et le *Pompholix* furent renfermés dans un seul Ordre, et ce médecin y comprit les éruptions qui constituent maintenant l'ordre des vésicules : mais d'après la critique judicieuse de Tilésius, professeur de l'école de Leipsic, le docteur Willan sépara les genres précédens Les phlyctènes larges et souvent irrégulières, appelées *Bullæ* donnent issue, lorsqu'elles se rompent, à un fluide aqueux. La surface excoriée se couvre d'une croûte plate, jaune ou noire, qui ne tombe que lorsque l'épiderme qui est formé en dessous, est entièrement organisé. Quelquefois cette éruption se convertit en un ulcère dont l'on obtient difficilement la guérison.

I. Erisypelas.

L'érysipèle est une maladie suivie d'un état fébrile, dans laquelle la chaleur, la rougeur, le gonflement et des phlyctènes affectent à l'extérieur différentes parties du corps. La tumeur érysipélateuse est molle, étendue et irrégulièrement circonscrite. Elle n'est accompagnée ni de palpitations, ni de douleurs lancinantes ou aiguës.

Les symptômes caractéristiques précédens établissent une différence entre la tumeur de l'érysipèle et celle du phlegmon ; la tumeur et la phlyctène empêchent de confondre cette maladie avec l'érythème. Les auteurs, depuis Galien jusqu'à nous, ont fait mention, parmi les signes caractéristiques de l'érysipèle, de la disparition de la rougeur par la pression , et de l'apparition nouvelle de cette même rougeur, dès que l'on cesse la pression. Ce phénomène s'observe, soit dans l'érysipèle, soit dans plusieurs autres exanthèmes, comme dans l'efflorescence de la scarlatine, dans quelques variétés de la *Roseola* et dans l'érythème.

Les variétés de l'érysipèle peuvent être classées sous quatre chefs : 1° l'érysipèle phlegmoneux ; 2° œdémateux ; 3° gangréneux ; 4° erratique (1).

1. *Erysipelas phlegmonodes.* Il est à peine nécessaire de décrire les phénomènes extérieurs bien connus de l'érysipèle aigu (2). Cette forme de l'érysipèle attaque fréquemment la face : elle n'en affecte qu'un seul côté, quelquefois elle

(1) Galien parle d'un érysipèle phlegmoneux et œdémateux. Forestus a adopté cette division. (*Observ. chirurg.*, liv. II.) (*Voyez* Plater, Frank.) M. Pearson divise l'érysipèle en trois espèces, et il donne le nom d'érysipèle gangréneux aux deux espèces mentionnées ci-dessus. (*Voy. Principles of Surgery*, chap. x.)

(2) Cullen a donné une histoire bien faite de cette maladie.

s'étend sur une des extrémités, et dans les deux cas elle est précédée d'une fièvre vive. La couleur est plus forte que dans les autres espèces; la chaleur brûlante et un sentiment de fourmillement dans la partie sont très-douloureux. Le gonflement se manifeste en général la seconde nuit, ou le troisième jour de la fièvre; les phlyctènes s'élèvent le quatrième et le cinquième; elles se rompent ou s'affaissent le cinquième ou le sixième, lorsque la rougeur se transforme en une couleur jaune, et que le gonflement et la fièvre commencent à diminuer; le huitième jour, la fièvre et le gonflement se dissipent; le neuvième, le nouvel épiderme est ordinairement exposé à l'impression de l'air, après la desquammation de l'ancien épiderme et après la chute de la croûte brune ou noire qui s'était formée lorsque le fluide contenu dans les phlyctènes avait été expulsé.

Les progrès de la maladie sont plus rapides et sa durée est plus courte chez les individus jeunes et sanguins, que chez les personnes plus avancées en âge. Dans le premier cas, la tuméfaction est quelquefois entièrement formée dès le second jour, et la maladie est terminée le sixième ou le septième; dans le second, au contraire, elle peut se prolonger jusqu'au dixième ou au douzième, et la desquammation n'est point achevée avant le quatorzième jour. Les phlyctènes sont souvent remplacées, dans ce dernier cas, par l'écoulement excessif d'une lymphe acrimonieuse, qui dure pendant plusieurs jours et s'oppose à la formation des croûtes. La suppuration se manifeste rarement dans cette espèce d'érysipèle, surtout lorsqu'elle attaque la face.

2. *Erysipelas œdematodes.* Cet érysipèle est moins violent que le précédent; la tumeur s'élève et s'étend d'une manière progressive; sa rougeur, moins prononcée, se transforme en une couleur d'un jaune brun. La chaleur qui l'accompagne et les symptômes locaux sont moins intenses, la surface cutanée est unie et brillante, et si on la comprime fortement avec le doigt, un léger enfoncement se fait remarquer pendant un court intervalle de temps. Les phlyctènes, qui sont plus petites, moins élevées, et plus nombreuses que dans la première espèce, ont lieu le troisième ou le quatrième jour, en comptant depuis le commencement du gonflement; et elles sont remplacées, dans deux ou trois jours, par des croûtes minces, d'une couleur foncée, ressemblant, quant à l'aspect, à celles de la petite vérole confluente. Une matière lymphatique claire s'écoule des bords de ces croûtes. Toute la face est très-enflée, la forme des traits du visage est altérée, et elle a été com-

(1) M. Pearson observe que la partie affectée ne présente presque point de tension ; qu'elle donne la sensation que ferait éprouver un état *œdémateux* et *emphysémateux*, à l'exception de la crépitation que l'on ne remarque point ici.

parée, par le docteur Willan, à l'aspect d'une vessie distendue par l'eau.

Cet érysipèle est très-dangereux, lorsqu'il attaque la face, comme je l'ai dit ci-dessus; et en effet les fonctions intérieures se dérangent à mesure que la maladie fait des progrès. Les vomissemens, les frissons, et le délire, suivis du coma, ont lieu lorsque la maladie est à son degré le plus élevé, et l'érysipèle se termine souvent, le septième ou le huitième jour, d'une manière mortelle. Dans d'autres circonstances, les symptômes continuent sans diminuer, et le malade succombe un peu plus tard, ou bien une convalescence lente et pénible s'ensuit.

Cet érysipèle attaque souvent les individus dont la constitution a été affaiblie, les malades hydropiques, et ceux qui ont éprouvé pendant long-temps des maladies chroniques, ou qui sont sujets à faire beaucoup d'écarts dans le régime. Cette maladie n'est point dangereuse lorsqu'elle n'attaque qu'une des extrémités. Dans quelques cas fâcheux, le pus se forme, il se fraye une route à travers le tissu cellulaire, produit dans les muscles des sinuosités irrégulières, qui sont très-nuisibles, et qui prolongent pendant plusieurs semaines les souffrances du malade.

3. *Erysipelas gangrænosum.* Cet érysipèle commence quelquefois comme la première espèce, et quelquefois comme la seconde des espèces pré-

cédentes. Il affecte ordinairement la face, le cou ou les épaules. Il est accompagné des symptômes de la fièvre lente, du délire, qui est bientôt suivi du coma, et qui continue pendant le cours de la maladie. La partie affectée est d'un rouge foncé ; des phlyctènes, dont la base est livide, sont disséminées sur la surface cutanée, et des ulcérations gangréneuses en sont souvent la suite. Lorsque la terminaison de l'érysipèle est favorable, la suppuration et la gangrène des muscles, des tendons et du tissu cellulaire, a souvent lieu. Cet état donne naissance à de petits clapiers, à des sinuosités qui contiennent un pus mal élaboré, et à des escarres des parties frappées de mortification, qui se détachent à la fin. Cette maladie est toujours longue, sa marche est irrégulière, et l'époque de sa guérison est indéterminée. Une variété particulière de cet érysipèle gangréneux a lieu parfois chez les enfans, quelques jours après leur naissance, principalement chez ceux qui sont dans les hospices (1), et elle est souvent funeste au malade. Ces enfans sont nés quelquefois avec des taches livides, des phlyctènes, et même avec une gangrène déjà avancée (2). Cette maladie se manifeste plus souvent autour de l'ombilic ou

(1) *Voyez Underwood on the Dis. of Children*, vol. 1, p. 31, cinquième édition.

(2) *Voyez* une observation rapportée par le docteur Bromfield, dans le même volume, art. 4.

des parties génitales; elle s'étend ensuite, soit supérieurement, soit inférieurement, et affecte les parties qu'elle frappe, d'un gonflement modéré et d'une dureté légère. La peau prend une couleur d'un rouge foncé, et les phlyctènes, dont la base est livide, se rompent au-dehors, et se terminent par un état de sphacèle qui détruit quelques doigts ou quelques orteils, ou même les organes génitaux, si l'on ne fait pas à l'enfant les incisions nécessaires. Dans les cas les moins graves, lorsque les extrémités seules sont affectées, la suppuration s'empare rapidement des environs des articulations des mains et des pieds. La maladie, cependant, se termine souvent d'une manière favorable dans dix ou douze jours.

4. *Erysipelas erraticum.* Dans cet érysipèle les taches morbides paraissent, l'une après l'autre, sur différentes parties du corps ; dans quelques cas, celles qui paraissent les premières, durent jusqu'à ce que l'éruption soit complète; dans d'autres, les premières taches s'effacent à mesure que de nouvelles taches paraissent. Quelquefois la maladie s'avance progressivement depuis la face jusqu'aux extrémités (1). Elle se termine ordi-

(1) Une affection érysipélateuse dont la terminaison a été funeste au malade, s'est manifestée quelquefois deux ou trois jours après l'inoculation soit de la variole, soit de la vaccine, chez les enfans doués d'une constitution irritable.

nairement d'une manière favorable, dans une semaine ou dans dix jours.

Les causes déterminantes de l'érysipèle ne sont pas toujours évidentes ; mais cette maladie est ordinairement attribuée à l'action d'un air froid après que l'on s'est échauffé, à l'exposition à une forte chaleur, telle que l'action directe des rayons solaires, ou l'impression du feu ; à l'intempérance, à des affections violentes de l'âme, principalement à la colère et au chagrin. L'érysipèle est pareillement symptomatique des blessures et des piqûres, lorsque le périoste est intéressé, de l'application locale des poisons, et des blessures faites par les aiguillons des insectes.

L'érysipèle n'est-il pas quelquefois propagé par la contagion ? Cette question a fourni matière à la discussion. L'on a noté, dans plusieurs hôpitaux, que cette maladie sévissait de préférence dans certaines salles, chez les malades admis dans l'hôpital pour différentes maladies ; mais l'on a vu rarement l'érysipèle s'étendre dans des maisons particulières. Le docteur Wells a, il est vrai, recueilli plusieurs exemples d'une propagation de l'érysipèle, par la voie de la contagion, qui ont eu lieu dans des familles particulières. Mais des cas semblables sont en général très-rares, et peut-être ils ne se sont jamais présentés dans des maisons dans lesquelles la propreté régnait, et dans lesquelles l'on faisait des

ventilations avec soin. Dans l'infirmerie royale,
à Edimbourg, cette maladie fut dissipée comme
la fièvre puerpérale, à l'aide de la ventilation, en
blanchissant les murailles et en employant d'autres moyens de purification, et elle ne s'est repro-
duite, les dernières années, dans aucun hôpital,
depuis qu'un meilleur système a été adopté relativement à ces objets. D'autres maladies non
contagieuses en elles-mêmes, telles que la dyssenterie, la péritonite chez les femmes après leurs
couches, le mal de gorge ulcéré, etc., paraissent
s'unir avec le typhus ou avec la fièvre contagieuse dans des circonstances semblables, et peuvent ainsi se propager sous cette double forme.
L'on n'a jamais vu l'érysipèle simple phlegmoneux se répandre comme une maladie contagieuse.

Le traitement de l'érysipèle phlegmoneux
doit nécessairement être très-différent de celui
qui est propre à combattre les autres formes
de la maladie. Dans les cas ordinaires de cette
espèce d'érysipèle, le plan principal du traitement consiste dans l'administration des purgatifs cathartiques unis à un régime végétal léger,
au repos, soit du physique, soit du moral, et
à la fraîcheur entretenue dans l'appartement.
Les remèdes salins et les autres remèdes diaphorétiques peuvent être employés comme des
auxiliaires d'une importance secondaire. La saignée, qui a été beaucoup conseillée comme
le remède principal contre l'érysipèle aigu, est

rarement indiquée ; et à moins que la tendance au délire ou au coma ne soit très-considérable, ce moyen ne saurait être répété avec avantage, au moins à Londres et dans les autres grandes villes. La saignée locale et l'application des vésicatoires peuvent, dans ce cas, être employées ; mais ces applications ne doivent point être faites sur les parties malades ou près du siége de l'érysipèle. L'administration du quinquina et de l'opium n'est pas utile dans cet erysipèle, et paraît ne produire qu'un effet incertain, malgré l'autorité d'après laquelle cette combinaison a été conseillée.

Dans l'érysipèle œdémateux et erratique, les deux remèdes que je viens de mentionner sont très-utiles, en abrégeant la durée de la maladie; et en diminuant l'irritation, lorsque les symptômes actifs qui se manifestent pendant les trois ou quatre premiers jours, ont été dissipés par les purgatifs et par les diaphorétiques ; ou si les fonctions cérébrales étaient très-dérangées, il faudrait recourir à l'application d'un vésicatoire entre les épaules, ou à une saignée locale dans la même partie. Les forces du malade seront soutenues, pendant le déclin de la maladie, par un régime cordial, dans la vue de prévenir la tendance à la gangrène.

Dans l'érysipèle gangréneux, le quinquina est nécessaire, même chez les enfans ; il faut l'administrer à haute dose pendant tout le cours de la maladie. L'opium, le camph re, les acide

minéraux, unis au vin, et au régime propre
à remédier aux affections gangréneuses qui ont
lieu dans cet érysipèle, peuvent aussi être employés sans aucune crainte. La formation des clapiers, la séparation des parties sphacelées doivent fixer pendant quelque temps l'attention du
chirurgien. Quant aux applications extérieures
dans les premières périodes de l'érysipèle, l'expérience paraît avoir prononcé qu'elles sont
inutiles, si elles ne sont pas nuisibles (1).
Ordinairement l'application de substances pulvérulentes a augmenté la chaleur et l'irritation
dans le commencement de la maladie ; et dans
la suite, lorsque le fluide des phlyctènes suinte
au dehors, des substances semblables déterminent une nouvelle irritation, en formant,
à l'aide du fluide qui se concrète, des croûtes
dures, sur une surface aisément impression-
nable. Pour adoucir l'irritation produite par
l'écoulement des matières âcres qui s'écoulent
des phlyctènes rompues, le docteur Willan re-
commande de laver de temps en temps les parties malades avec du lait, une décoction de son,
de gruau léger, de têtes de pavot, et une infusion de fleurs de sureau. Dès le commence-

(1) « Externa remedia resolventia, emolientia, adstringen-
» tia, vel calida, vel frigida. — Uti quoque pulveres varii,
» parum vel nihil in erysipelate prosunt ; nec omnis noxæ sus-
» picionem, experientiâ teste, effugiunt. » Callissen. M. Pear
son, §. 331.

ment de l'inflammation , lorsque la chaleur locale et la rougeur sont grandes, des bains tièdes , ou l'application des lotions froides, mais légèrement stimulantes , comme l'acétate ammoniacal étendu, m'ont paru être très-utiles.

Le *Zona*, *zoster*, ou *shingles*, est regardé comme une variété de l'érysipèle par les nosologistes et par plusieurs praticiens ; mais cet état est invariablement une éruption de vésicules (non de bulles), et présente tous les autres signes caractéristiques de l'herpes. (*Voy*. plus bas, Ordre VI , gen. 3.) Sauvages , à la tête de son chapitre sur l'érysipèle *pestilens* (spec. 5), retrace la maladie épidémique terrible , qui sévit d'une manière très-cruelle dans les siècles d'ignorance , comme une suite de la guerre et de la famine ; et cet érysipèle a reçu des dénominations variées , comme *Ignis sacer*, *Ignis sancti Antonii*, *mal des ardens*, *Ergot*, *Kriebel*, *Krankheit*, etc. , etc. , dénominations relatives aux modifications variées et aux degrés d'intensité de la maladie, ou à la cause à laquelle on croyait devoir l'attribuer (1). La rougeur érysipélateuse , néanmoins, suivie d'une gangrène sèche, qui détruit souvent les

(1) Sagar a classé les variétés de cette maladie dans le genre du *necrosis*, dont il décrit ainsi les symptômes : « Est partis » mors lenta , sine prævio tumore, mollitie, etc., etc. » *Systema morb.*, cl. iii , ord. vii , gen. 42.

membres, articulation par articulation, ne fut qu'une des formes ou un des degrés de cette maladie, et l'état paralytique des membres auquel les anciens donnaient le nom de *sce lotyrbe* (1), en constitue un autre degré. Il est inutile de rechercher si le seigle de mauvaise qualité donne lieu à l'ergot, comme on l'a supposé en France (2), ou si cette affection est produite par l'orge avec lequel les radis sont mêlés, comme on l'a imaginé en Suède. La maladie a été, sans aucun doute, le résultat d'un manque de nourriture, un scorbut de terre très-fort, qui fut un grand fléau dans l'ancien monde, et qui a reçu souvent le nom d'affection *pestilentielle* (3). Le nom de saint Antoine paraît avoir été d'abord associé avec une maladie épidémique de cette espèce qui régna dans le Dauphiné à la fin du douzième siècle. Une abbaye, dédiée à saint Antoine, a été tout récemment fondée à Vienne, dans cette province, à l'endroit où les os de ce saint avaient été déposés; et c'était une opinion populaire, que, dans ce siècle et dans le suivant, tous les malades qui étaient transportés à cette abbaye, étaient guéris dans

(1) *Voy. Pline, Nat. hist.*, liv. **xxv**, chap. 3.

(2) *Voy.* une histoire bien faite de l'Ergot, dans les *Mem. de la Société royale de Med. de Paris*, tom. 1. Paulet, Saillant, et l'abbé Tessier.

(3) Plusieurs exemples de la peste dont Tite-Live a fait

l'espace de sept ou de neuf jours, circonstance que les amples provisions de vivres contenues dans ces couvens peuvent expliquer d'une
manière satisfaisante. Ce serait sortir de mon
sujet de m'occuper plus long-temps de ce point.

II. Pemphigus.

Il n'existe point vraisemblablement de fièvre
semblable à celle qui a été décrite par plusieurs
médecins du continent, sous les noms de *Febris
vesicularis, ampullosa*, ou *bullosa*, et à laquelle
Sauvages donna le nom de *Pemphigus*. Les nosologistes qui ont écrit après ce médecin, ont donné
la définition de la maladie d'après son autorité, et
ils l'ont regardée comme une fièvre idiopathique,
contagieuse et maligne, dans le cours de laquelle des phlyctènes ou *vésications*, de la grosseur d'une aveline, paraissent successivement,
avec une base enflammée, sur les différentes parties du corps, et quelquefois dans la bouche (1).
Mais le docteur Cullen a élevé avec raison des
doutes sur la véracité des écrivains originaux.

mention, paraissent se rattacher à cette espèce d'érysipèle. Le
savant Heyne s'exprime à ce sujet de la manière suivante :
« Nobis manifestum videtur, ne ullam quidem inter Romanos
» pestilentiam memorari, quæ pro *pestilentid propriè dictd*
» haberi possit, etc. » (*Opusc. Academ.*, III, p. 113.)

(1) Le docteur Cullen définit le pemphigus de la manière
suivante : « Typhus contagiosa; primo, secundo, vel tertio morbi
» die, in variis partibus vesiculæ, etc., etc. » (*Nos. Met.*

L'observation rapportée par Seliger, sur laquel'e Sauvages a établi sa première espèce, *Pemphigus major*, ne mérite pas la plus légère attention, et a été peut-être, comme le donne à penser le docteur Willan, un cas d'érysipèle, avec quelque variation accidentelle. Le récit de la maladie épidémique de Prague, dont Thiéry a fait mention, et qui est le prototype du *Pemphigus castrensis* (spec. 2) de Sauvages, ne mérite aucune espèce de confiance, comme le remarque le docteur Cullen. Les bulles avaient été regardées par le docteur Willan comme ayant été symptomatiques d'un typhus violent ou d'une fièvre pestilentielle, de la même manière que le docteur Hodges a décrit cette éruption dans la peste qui régna en 1666, et comme on les a vues parfois entremêlées avec des pétéchies et avec des taches de l'*Erythema fugax* dans les fièvres typhoïdes. Quant au *Pemphigus helveticus* (Spec. 3) de Sauvages, qui est emprunté à la description du docteur Langhans, le docteur Cullen pense que cette maladie était un mal de gorge malin ; et le docteur Franck a vu cet objet sous le même point de vue, en rapportant ce genre à la scarlatine

---

Gen. xxxiv.) Linné, qui a donné à cette maladie le nom de *Morta*, lui a assigné pour signes pathognomoniques, les caractères suivans : « Febris diaria, malignissima, funestissima. » (*Gen. Morb.*, clas. 1, gen. 1.)

anginosa. Willan , qui a rapporté l'histoire de cette maladie retracée par Langhans d'une manière peu satisfaisante (indépendamment des contradictions qu'elle renferme), demande si la maladie n'était pas plutôt endémique qu'épidémique ou contagieuse , et dépendante de quelque cause locale comme en dépendent l'ergot, le mal des ardens , auxquels nous faisions allusion ci-dessus.

En un mot, l'on peut conclure de l'examen de ces histoires superficielles retracées d'une manière incomplète sur ce sujet, que l'opinion qui portait à admettre l'existence d'une fièvre idiopathique contagieuse se terminant par une éruption critique de bulles, a été reconnue comme erronée. Tous les cas de phlyctènes qui ont été rapportés par les auteurs , se rattachent soit aux fièvres typhoïdes , à la dyssenterie maligne , dans lesquelles ils sont accidentels et symptomatiques , soit au genre suivant , au pompholix, dans lequel ils sont liés avec la fièvre.

Le docteur Willan fait mention d'un pemphigus *infantilis*, dont il a vu quelques exemples chez les enfans, et qu'il regarde comme une affection analogue à l'érysipèle qui a lieu à la même époque, et qui tire sa source des mêmes causes. Il attaque ordinairement les enfans faibles et émaciés, dont la peau est sèche et ridée, et il peut leur être funeste dans quelques jours, par la complication morbide de la douleur, de la perte du sommeil, et d'une fièvre violente. Les phlyctènes, qui étaient d'abord petites et transparentes, deviennent larges, longues, d'une couleur pourprée, et troubles à la fin, et elles sont environnées d'un bord rouge et livide ; après leur rupture, elles forment des ulcérations qui serpentent au-delà de leurs limites primitives, et elles deviennent très-douloureuses (1).

III. Pompholix.

Une éruption de bulles paraissant « sans aucune inflammation ambiante, et sans fièvre, » et différant par conséquent du pemphigus décrit par les nosologistes, a été nommée par le docteur Willan *Pompholix*. Ce médecin en a retracé trois variétés.

1. Pompholix *benignus*. Il est caractérisé par une apparition successive de bulles transparentes, de la grosseur d'un pois, ou quelquefois

(1) Puisque l'on pensait que toutes ces bulles sont symptomatiques, et que l'existence d'une fièvre particulière, caractérisée par de semblables phlyctènes, est un être imaginaire, cette maladie aurait dû être classée dans le genre du Pompholix. Cette opinion aurait dû son origine à ce que cette maladie ne diffère du *pompholix benignus* des enfans à la mamelle, que parce qu'elle est liée à un état de marasme grave et nuisible au malade, au lieu de l'irritation qui, dans l'autre état maladif, est produit par la dentition.

d'une noisette, qui se rompent dans trois ou quatre jours, laissent écouler la lymphe qu'elles contiennent, et guérissent bientôt.

Elles paraissent principalement sur la face, le cou et les extrémités ; elles attaquent les jeunes garçons pendant le temps chaud, les très - jeunes enfans pendant la dentition, et les jeunes personnes d'une constitution délicate, après qu'elles ont mangé quelque substance végétale âcre, ou avalé quelques grains de mercure.

2. Pompholix *diutinus*. (*Pl.* XXXIII.) C'est une maladie longue et douloureuse : elle est ordinairement précédée pendant quelques semaines d'un état de langueur et de lassitude, de mal de tête, de nausées et de douleurs dans les membres. Des élévations nombreuses, rouges, de l'épiderme, semblables à des boutons, paraissent, en donnant lieu à un sentiment de fourmillement ; elles s'élèvent sous la forme de phlyctènes transparentes qui deviennent aussi grosses que des pois dans l'espace de vingt - quatre heures ; et si elles ne sont pas rompues, elles parviennent à la grosseur d'une noix. Si on les frotte de bonne heure, la surface excoriée devient douloureuse et enflammée, et ne guérit point promptement. Les bulles continuent à s'élever successivement sur différentes parties du corps, et même elles se reproduisent quel-

quefois sur les parties qui ont été déjà affectées, de sorte que le nombre des bulles est très-grand ; et lorsque les excoriations se sont ainsi multi-pliées, un léger paroxisme fébrile a lieu chaque nuit, et les malades souffrent beaucoup à cause de l'irritation et de l'insomnie.

Cette maladie attaque principalement les per-sonnes dont la constitution est affaiblie, et elle est très-grave chez les personnes âgées. Elle pa-raît tirer son origine des différens états du corps, mais souvent elle survient après une fatigue pro-longée et des affections morales, et lorsqu'on n'a pris qu'une nourriture peu abondante ; quel-quefois elle est produite par l'intempérance, et souvent elle est liée avec l'anasarque ou avec une hydropisie générale, le scorbut, le pourpre, et d'autres maladies dans lesquelles les forces de la circulation cutanée sont affai-blies. Cette maladie s'est manifestée, dans quelques circonstances, après une sueur abon-dante, pendant laquelle des liqueurs froides ont été prises en quantité : elle s'est déve-loppée avec plusieurs maladies cutanées chro-niques. Dans les fièvres dans lesquelles on l'a observée, elle était manifestement symptoma-tique, car elle a eu lieu non-seulement aux diverses périodes de ces fièvres, et elle a varié beaucoup, quant à sa durée ; mais encore elle a accompagné les fièvres dont le type est continu, rémittent et intermittent, aussi bien que les affections arthritiques accompagnées d'un état fibrile, et les autres fièvres secondaires (1).

Il est assez évident, d'après les observations des auteurs dont nous avons rapporté la manière de voir, que le Pompholix n'a jamais été communiqué par la voie de la contagion, et que le fluide contenu dans les vésicules n'est point ichoreux, mais que c'est une matière lymphatique douce, ressemblant à celle qui est versée dans les ventricules du cerveau, dans l'hydrocéphale. Chez plusieurs personnes dont les observations ont été rapportées, la maladie ne s'est déclarée qu'une fois. Le pompholix est plus incommode et plus opiniâtre chez les personnes âgées, chez lesquelles les bulles transparentes égalent quelquefois la grosseur d'un œuf de coq-d'Inde, tandis que d'autres plus petites sont mêlées avec elles, et paraissent noires; et lorsqu'elles se rompent, elles laissent une surface excoriée noire, qui s'ulcère parfois.

Le bain chaud, administré tous les deux jours, a été regardé par le docteur Willan comme le palliatif le plus actif, et comme le meilleur remède. La décoction de quinquina, combinée avec les cordiaux et avec les diurétiques, peut produire un très-bon effet dans ces cas-là, principalement lorsque l'éruption est combinée

(1) M. Gaitskell a démontré ce fait non-seulement par l'analyse, mais encore en s'inoculant lui-même la maladie, sans en éprouver la moindre atteinte.

avec un état d'anasarque. Chez les jeunes personnes, chez lesquelles le pompholix est rarement violent, ces remèdes ont été, d'après
le docteur Willan, utiles lorsqu'ils ont été
continués pendant deux ou trois semaines ; mais
le bain chaud paraît augmenter, chez ces malades, soit le fourmillement de la peau, soit le
nombre des phlyctènes (1).

3. Pompholix *solitarius*. Cette forme rare de
la maladie paraît n'attaquer que les femmes.
Une large vésicule se manifeste ordinairement
dans la nuit, après un sentiment de fourmillement à la peau, et elle s'étend si rapidement
qu'elle contient quelquefois la valeur d'une tasse
remplie de lymphe ; dans quarante-huit heures
elle se rompt, en laissant écouler un fluide qui
produit une ulcération superficielle. Près de
cette ampoule, une autre bulle s'élève dans un
ou deux jours, et parcourt la même marche ;

(1) Le bain chaud aggrave quelquefois la maladie, même
chez les personnes âgées, comme j'en ai vu dernièrement
un exemple chez une dame âgée de quatre-vingts ans. Dans
ce cas, les bulles, au nombre de dix, se manifestèrent chaque
jour pendant plusieurs mois : une inflammation ambiante
erythémateuse avait lieu, et une tendance considérable vers
un état fébrile se manifestait toujours. Une simple immersion
dans un bain chaud donna naissance à une fièvre violente, et
le quinquina, la salsepareille et les autres toniques produisirent
un effet semblable. Une diète légère et rafraichissante, et un
régime adoucissant, rétablirent la santé de cette malade.

et elle est quelquefois suivie de deux ou trois autres bulles qui s'élèvent successivement, et toute sa durée est alors de huit ou dix jours. Le quinquina à l'intérieur, des cataplasmes de graine de lin, et des pansemens légers faits sur les parties souffrantes, ont été employés avec avantage dans les trois cas observés par le docteur Willan.

Ordre V.

PUSTULÆ.

Les pustules tirent leur origine d'une inflammation de la peau et d'un épanchement partiel et consécutif, sous l'épiderme, d'une matière purulente, qui donne lieu à des petites tumeurs circonscrites. Quelquefois plusieurs de ces élévations se déclarent sur la surface enflammée; mais plus souvent l'inflammation de la base de chacune d'elles est distincte et circonscrite. Elles se terminent souvent par une incrustation psorique, dont la dureté varie d'après la consistance plus ou moins grande du fluide contenu, et quelquefois par une ulcération superficielle. Les cinq genres des maladies pustuleuses, compris dans cet ordre, n'ont rien en commun, quant à leur caractère, à l'exception des pustules qui paraissent pendant leurs progrès ; car quelques - uns de ces genres sont contagieux ; d'autres ne le sont pas : quelques-unes sont aigus et d'autres sont chroniques.

I. Impetigo.

Cette éruption est caractérisée par l'apparition de petites pustules appelées *Psydracia*. Elle n'est ni accompagnée de fièvre, ni contagieuse, ni transmise par l'inoculation. Elle se déclare principalement sur les extrémités et sous les formes suivantes (1).

1. Impetigo *figurata*. (*Pl.* XXXIV.) C'est la variété la plus commune de la dartre humide. Elle paraît sous forme de taches circonscrites, de forme et de grandeur variées, qui sont ordinairement petites et circulaires sur les extrémités supérieures, larges, ovales, et irrégulières sur les extrémités inférieures. Les taches consistent d'abord dans une réunion de pustules jaunes psydraciées, réunies étroitement ensemble, et entourées d'un léger bord inflammatoire :

(1) Celse a décrit quatre espèces de l'impetigo, dont la première est une maladie pustuleuse, qui se termine par la desquammation, et correspond à l'affection décrite ci-dessus. Les variétés décrites par cet auteur paraissent renfermer quelques-unes des formes les plus violentes du psoriasis et de la lèpre.

elles sont un peu élevées ; mais les pustules ne sont ni très-proéminentes, ni aiguës. Dans quelques jours les pustules se rompent, et laissent écouler leur fluide ; la surface devient rouge et elle s'excorie, en brillant, comme si elle était tendue, et en montrant de petits pores nombreux, du sein desquels est versé en abondance un liquide ichoreux, ce qui est accompagné d'une démangeaison très-incommode, de chaleur et de cuisson. Cet écoulement se transforme bientôt en une croûte mince jaune, ou verte, mais il continue à suinter de dessous la croûte, qui se forme à mesure que la quantité de cet écoulement diminue. Dans l'espace de trois ou quatre semaines, les croûtes se dessèchent et tombent, laissant la surface de l'épiderme rouge, rude, épaissi, très-cassant et susceptible de se gercer et de s'excorier; de sorte que l'écoulement ichoreux et la croûte se reproduisent aisément, et que la durée de la maladie est ainsi souvent prolongée. Parfois, de nouvelles pustules psydraciées reparaissent, comme au commencement de la maladie, et l'éruption se reproduit ainsi dans toutes ses phases.

Lorsque l'Impetigo *figurata* commence à guérir, les taches subissent une marche à-peu-près semblable à celle qu'elles suivent dans la lèpre ordinaire. L'amélioration commence au centre de la tache, qui s'affaisse et finit par disparaître ; mais l'épiderme qui fut le siége de la tache, demeure pendant quelques semaines rouge, brillant et délicat.

L'impetigo suit ordinairement cette marche, qui offre quelquefois beaucoup d'anomalies. Car cette éruption, semblable à la gale et à l'eczema, varie d'une manière si forte, quant à ses phénomènes, qu'elle défie presque le nosologiste de la faire entrer dans un cadre nosologique. Quelquefois les taches s'agrandissent par la formation successive des bords pustuleux ; un cercle extérieur de pustules s'élève, tandis que le bord qui le précède se dessèche et qu'il est suivi d'autres bords, qui suivent la même marche, jusqu'à ce que la tache parvienne à être fort étendue. L'aire, dans le même temps, devient sèche et rude, et son centre offre une incrustation écailleuse ou croûteuse. Quelquefois les papules du lichen *agrius* deviennent pustuleuses, ou elles sont entremêlées de *psydracia*, comme nous l'avons mentionné ci-dessus, et la maladie présente tous les signes caractéristiques de l'impétigo.

Mais l'affinité de l'impetigo avec la maladie vésiculeuse est prouvée par une variété commune à ces deux maladies, qui a lieu sur les extrémit·s supérieures, dans lesquelles les pustules psydraciées sont entremêlées avec les vésicules transparentes, qui ressemblent aux pustules, soit pour les dimensions, soit pour la forme. Partout où ce mélange a lieu, la maladie est beaucoup plus incommode à cause de l'irritation extrême, la démangeaison, la cuisson, la chaleur qui l'accompagnent; et le traitement en est plus pénible et plus difficile. Cette maladie a lieu principalement sur la main, autour des articulations et sur les doigts, ou sur le poignet; et l'espace compris entre les os du métacarpe du doigt indicateur et le pouce, est ordinairement le siége de l'une de ces pustules. Les vésicules sont plus lentes dans leurs progrès que les *psydracia*; elles demeurent pendant plusieurs jours transparentes; mais elles ne sont pas très-élevées, l'épiderme sous-jacent se trouvant épais dans cette situation. Lorsqu'elles se rompent, un ichor âcre en découle; il produit des points enflammés partout où il touche l'épiderme, et ces points deviennent des vésicules ou des *psydracia*. Chaque vésicule ainsi rompue, n'est point disposée à guérir; mais l'épiderme qui est autour de sa base devient dès-lors enflammé; il s'élève et laisse écouler un ichor clair, lorsqu'il y a un certain degré d'irritation. Les vésicules paraissent successivement et lentement, à une petite distance l'une de l'autre et à une distance des pustules; et à la fin, une pustule irrégulière se forme, et l'épiderme en est rouge, gercé et épaissi, parsemé d'éruptions proéminentes, de petits ulcères humides, de gerçures ou de fissures (1). Une douleur brûlante et une démangeaison intense accompagnent principalement la première éruption des vésicules, dont les topiques ne font qu'augmenter l'irritation.

2. L'impetigo *sparsa* (*Pl.* XXXV) diffère du précédent, plutôt par la forme que par la nature et les progrès de l'éruption : car, à l'exception de la distribution indéterminée de pustules, qui ne sont point agglomérées en pelotons circonscrits, mais qui sont dispersées sans aucune régularité le long des extrémités, et quelquefois aux environs du cou et des épaules, et même sur la face, les oreilles et le cuir chevelu, la description précédente peut s'appliquer à ces deux espèces de maladies.

(1) Cette forme mixte de la maladie a été cause que la plupart des auteurs l'ont confondue avec l'herpes, nom sous lequel elle est communément décrite. (*Voy*. Cullen, *Nosolog. gener., genr.* 141, et le docteur Callisen (*Chirurg. hodiern.*, §. 612.) *Voy.* aussi Wisseman's, *Chirurg. Treatises*, 1, ch. 17, *On Herpes*; *Turner, of the Dis. of the Skin*, chap. v, etc.) Mais il faut se rappeler que dans cette classification, le mot Herpes est donné à une affection purement vésiculaire, qui ne dure que pendant dix ou douze jours, et dont la marche est presque uniforme, dans laquelle les vésicules de chaque tache cutanée deviennent confluentes, et se transforment à la fin en une croûte sèche. Les affections herpétiques offrent l'exemple le plus caractéristique de ce genre.

L'impetigo *sparsa* se présente plus souvent sur les extrémités inférieures que la première espèce de l'impetigo, et il est, sur ces parties, plus incommode et plus opiniâtre. Chez les personnes âgées, principalement chez les individus affaiblis, les excoriations peuvent se convertir en ulcères profonds, irréguliers, entourés d'une couleur pourprée, et accompagnés souvent d'un état œdémateux.

Ces deux formes de l'impetigo ne tirent pas toujours leur origine d'une cause déterminante bien manifeste ; mais elles sont souvent précédées de quelque dérangement des organes digestifs, d'un état de langueur et de mal de tête. Une prédisposition à cette maladie paraît être liée avec le tempérament sanguin, une peau délicate et fine, un état de relâchement et de gonflement du corps, ou avec le tempérament sanguin mélancolique, des formes grêles, et une peau mince, mais rude. Certaines saisons paraissent avoir une grande influence sur cette maladie, chez les individus disposés à cette affection morbide. L'impetigo *sparsa*, principalement sur les extrémités inférieures, a une tendance à se reproduire régulièrement à la fin de l'automne, et à fatiguer le malade pendant tout l'hiver, mais il disparaît dans le temps chaud : tandis que l'impetigo *figurata* qui affecte les extrémités supérieures, peut se reproduire au printemps ; et j'ai été témoin de plusieurs exemples de ces deux maladies. L'invasion de l'éruption a, dans d'autres cas, été attribuée à un exercice violent, à l'intempérance, au froid, et à des passions brusques et fortes, principalement à la crainte et au chagrin.

L'impetigo *sparsa* n'est pas rare chez les jeunes enfans, chez lesquels il paraît être la suite du porrigo *larvalis*, si ce n'est pas la même maladie, comme je l'ai donné à entendre ci-dessus. La maladie chez les jeunes sujets dirige son action sur les plis des grandes articulations, et elle est accompagnée d'une démangeaison intense qui trouble beaucoup le repos. Elle se reproduit souvent à chaque irritation, comme à l'époque de la dentition, quelquefois même jusqu à ce que la seconde dentition soit achevée, ou jusque près de l'époque de la puberté, après laquelle cesse la disposition que l'on a à être atteint de cette maladie.

Les dartres locales sont produites par l'action de plusieurs agens irritans sur la peau; elles disparaissent bientôt dès que la cause de l'irritation s'est dissipée. La maladie des mains et des doigts, chez ceux qui manient et travaillent le sucre, et qui est appelée la *gale des épiciers*, est de cette nature; et des éruptions semblables sont produites par le stimulus âcre de la chaux. Il est digne de remarque, que la gale des épiciers et des maçons est, chez quelques individus, une éruption pustuleuse, et chez d'autres, une éruption *vésiculaire*, pouvant se rattacher à l'eczema ; mais que dans aucun cas elle n'est contagieuse, comme sa dénomination populaire tend à nous le faire supposer.

Les taches pustuleuses locales sont aussi le résultat de l'application du tartrite d'antimoine sur la peau par des frictions, et, dans quelques cas, de l'application de vésicatoires et d'autres emplâtres stimulans. Ces pustules sont susceptibles de s'étendre bien au-delà des parties sur lesquelles l'on a appliqué les vésicans ou d'autres stimulans, et quelquefois elles continuent à s'élever successivement pendant quinze jours ou plus, et plusieurs d'entr'elles prennent souvent la forme des *phlyzacia*, ou de pustules larges, enflées, dont la base est dure, élevée et enflammée. Quelques - unes d'entr'elles deviennent même comme de petits furoncles, et suppurent profondément et lentement, avec une douleur vive, un malaise considérable et une chaleur fébrile pendant la nuit.

L'impetigo *figurata* et l'impetigo *sparsa* sont quelquefois confondus avec deux maladies contagieuses de l'ordre pustuleux, le porrigo et la gale. La dénomination de *ver en forme d'anneau*, qui est donnée par le vulgaire aux taches ovales et circulaires de la première espèce de l'impetigo, a contribué en partie à occasionner cette erreur. Ces maladies diffèrent néanmoins par les cercles contagieux du porrigo, au point que l'impetigo *figurata* attaque rarement les enfans ; elles se présentent principalement sur les extrémités, et elles ne continuent pas à donner issue à une ichor purulent et glutineux ; mais, après la première éruption, elles laissent écouler une humeur ichoreuse. Elles ne donnent point naissance, comme dans le porrigo, à des croûtes épaisses, molles et abondantes. Nous pourrions faire mention du manque de la contagion.

Les vésicules transparentes dans les taches de l'impetigo, peuvent porter un observateur négligent ou sans expérience à confondre cette maladie avec la gale ; mais la distribution de l'éruption sous forme de taches, l'exudation abondante d'une matière ichoreuse, la rudesse, la rougeur et les fissures de l'épiderme, la grandeur et les progrès lents des vésicules, la chaleur et la cuisson qui accompagnent la démangeaison dans l'impetigo, serviront en général à établir le diagnostic. Dans la forme exactement purulente de la gale, les pustules situées autour des mains parviennent à une grandeur et à une élévation plus fortes que les *psydracia*, elles sont remplies d'un pus épais et jaune, et sont beaucoup plus enflammées autour de leur base.

L'impetigo, dans son degré le plus avancé, est cependant le plus susceptible d'être confondu par le commun des observateurs, et il est dans le fait confondu chaque jour avec le psoriasis et avec la lèpre ; parce qu'une distinction

suffisante n'a point été établie entre les concré-
tions lamelleuses et semblables à une écaille de
la matière ichoreuse, et les exfoliations de l'épiderme dans un état de maladie, qui constituent
sa véritable croûte. Mais les maladies écailleuses
ne laissent point écouler de fluide, et l'existence
réelle d'un écoulement, quoique petit, suffit
pour établir le diagnostic de l'éruption.

Au commencement de ces deux formes de
l'impetigo, il est utile d'administrer le soufre à
l'intérieur, à une dose qui ne puisse point être
purgative; et si l'épiderme est fort irrité et
frappé d'une forte inflammation, on peut combiner avec ce remède une partie de soude,
de nitre ou de tartre cristallisé. L'impetigo
sparsa cède ordinairement à ces moyens, si l'on
emploie en même temps des lotions faites
avec l'eau tiède. Mais lorsque la maladie se prolonge, elle réclame un traitement en quelque
sorte semblable à celui qui est recommandé
contre le psoriasis invétéré : savoir, les tisanes,
les décoctions de salsepareille et de quinquina,
avec les alkalis fixes et les antimoniaux. Les
mercuriaux altérans sont cependant, dans cette
maladie, d'un secours bien essentiel pour compléter ce plan de traitement : de petites doses de
cinabre, le mercure avec la craie, ou les pilules
du docteur Plummer, sont très-utiles.

Les applications extérieures appropriées à ces
formes de l'impetigo, principalement aux espèces

indiquées, sont les onguens adoucissans dessica-
tifs ; car, dans la plupart des cas, la surface
irritable de la dartre ne supportera pas impunément les stimulans. Lorsque l'écoulement est
abondant, les onguens préparés avec l'oxide de
zinc seul ou combiné avec l'onguent saturnisé,
sont les moyens les plus efficaces pour diminuer
l'état inflammatoire de la surface excoriée, et
diminuer l'écoulement. Lorsque l'irritabilité et
l'exudation sont moindres, l'application de l'onguent du nitrate de mercure bien délayé, comme
par exemple avec cinq ou six parties d'onguent
simple, sera aussi utile. Cet onguent, et plutôt
encore celui des nitro-oxides de mercure, administrés d'une manière trop active par des praticiens qui ne connaissaient pas bien le caractère
de la maladie, aggrave parfois beaucoup l'é-
ruption et les souffrances du malade.

Dans quelques cas, il est vrai, la peau située
sous cette affection impetigineuse est particulièrement sensible au stimulus du mercure, soit
que ce médicament soit employé intérieurement
ou extérieurement. Je crois avoir observé cette
circonstance plus souvent dans quelques affections qui sont survenues à la suite du lichen ;
mais les plus irritables de toutes les variétés de
l'impetigo sont celles dans lesquelles les vésicules sont abondantes ; dans quelques-unes d'entr'elles, le zinc et les applications saturnisées, et
même le lard seul, aggravent les symptômes.

Dans ces cas il est particulièremeàt nécessaire de tenir les parties bien couvertes, pour empêcher les effets du frottement des habits, aussi bien que ceux de la chaleur et du froid ; il faut laver chaque jour les parties malades avec quelque liquide émollient, comme le lait et l'eau, ou une infusion de son, proscrire l'usage du savon, et laver les parties malades avec la crême du lait, ou avec une émulsion d'amandes. Une lotion composée avec des fleurs de mauve, la digitale, et avec des têtes de pavot, et faite sur les parties douloureuses, a été utile. La tension occasionnée par ces lotions, lorsqu'elles se sèchent subitement, s'oppose plusieurs fois à l'emploi de ce remède : il faut couvrir avec la charpie sèche la partie malade, et faire, entre la charpie et la peau, des lotions avec de l'eau, dans laquelle on a mis de l'oxide de zinc. L'application d'un linge couvert de suif fondu est utile.

Dans les formes plus sèches et moins irritables de l'impetigo, l'usage des eaux d'Harrowgate est le remède le plus efficace. Ce moyen est très-propre à prévenir la récidive de cette maladie. Un bain de mer chaud, suivi d'un bain pris dans la mer, est très-avantageux. Mais tant que l'inflammation persiste, l'irritation produite par l'eau salée est nuisible.

3. Impetigo *erysipelatodes*. Cette forme sous

laquelle se présente la maladie, est caractérisée, dès son principe, par des symptômes ordinaires de l'érysipèle, savoir : par la rougeur, le gonflement des parties supérieures de la face, et par l'œdème des paupières. Une fièvre légère se manifeste pendant deux ou trois jours. Si l'on examine avec soin la partie malade, l'on trouve, au lieu de la *surface* égale et polie de l'érysipèle, une légère inégalité. Dans un ou deux jours, de nombreux boutons psydraciés spécifient le véritable caractère de la maladie ; ils paraissent sur la peau, qui est enflammée et enflée, au lieu des bulles larges et irrégulières de l'érysipèle. Ces boutons attaquent d'abord les paupières inférieures ; mais bientôt ils couvrent la plus grande partie de la face, et ils s'étendent quelquefois sur le cou et la poitrine ; ils sont accompagnés d'une grande chaleur, de cuisson et de démangeaison. Lorsqu'ils se rompent, ils donnent issue à un liquide brûlant et âcre qui augmente l'irritation et l'excoriation de la partie malade. Cet état douloureux de la face se prolonge pendant dix ou quinze jours : à cette époque, l'écoulement commence à diminuer et se transforme en croûtes minces et jaunes. De nouvelles pustules s'élèvent dans les intervalles situés entre les croûtes, reproduisent la chaleur, la douleur, donnent naissance dans la suite à l'écoulement, s'ulcèrent, et forment des croûtes semblables aux premières. La maladie continue avec la même intensité pendant un temps indéterminé, depuis un jusqu'à deux ou trois mois. L'épiderme est, à la fin de la maladie, dans cet état de sécheresse, de rougeur et de friabilité que l'on remarque après les autres formes de l'impetigo. Pendant le cours de cette maladie, la constitution est à peine dérangée : elle est aussi très-peu altérée au commencement de l'érysipèle. Dans quelques cas dont j'ai été témoin, l'affinité de l'érysipèle avec l'impetigo a été bien prouvée par l'apparition de l'éruption sur les extrémités. Cette éruption est quelquefois générale, et elle s'étend sur toute la surface du corps.

Dès le commencement de la maladie, les purgatifs unis au régime antiphlogistique diminuent les symptômes; mais lorsque l'exudation est abondante, et que les croûtes se forment, le quinquina donné seul à haute dose, ou combiné à la salsepareille, aux acides minéraux, est très-utile. Le traitement local, propre à combattre les autres formes de l'éruption, convient dans cette variété de l'impetigo. Des lotions tièdes et émollientes, les onguens les plus adoucissans, les bains de mer, les eaux sulfureuses données à la fin de cette maladie, sont employés avec succès.

4. Impetigo *scapida*. (*Pl.* XXXVI.) Dans cette forme rare et grave sous laquelle se pré-

sente cette maladie, un ou deux dés membres sont couverts d'une croûte épaisse, jaune, psorique, semblable à l'écorce d'un arbre, accompagnée d'une chaleur incommode et d'une vive démangeaison, et rendant difficiles et douloureux les mouvemens des membres malades. Cette croûte est produite par une humeur acrimonieuse, très-abondante, qui découle des nombreuses pustules psydraciées pendant qu'elles se forment, se rompent et s'ulcèrent. Lorsque l'écoulement commence à diminuer, les croûtes se forment (ce qui a lieu vers la troisième ou quatrième semaine) et couvrent tout le bras, depuis le coude jusqu'au poignet, ou la jambe, depuis le genou jusqu'à la malléole (1). Quelque temps après que cette concrétion s'est formée, de larges fentes ou de profondes fissures séparent les croûtes. Un ichor mince, qui se concrète et qui forme de nouvelles croutes, suinte de ces fentes ou de ces fissures. Si la croûte est enlevée en partie, la surface excoriée donne naissance encore à un liquide acrimonieux, et elle est bientôt recouverte d'une nouvelle croûte. La maladie est plus opiniâtre lorsqu'elle se manifeste sur les extrémités inférieures; elle est compliquée, à la fin, d'un état d'anasarque, et

---

(1) Sauvages observe que les Français ont donné le nom de *dartres encroûtées* à cette maladie; mais cet auteur décrit cette affection cutanée sous le nom de *lèpre* herpétique. (*Voy.* Sauvages, classe x.)

de fortes ulcérations sont dues souvent à cette complication. L'incrustation s'étend quelquefois jusqu'aux doigts et jusqu'aux orteils ; elle détruit les ongles , et les nouvelles croûtes sont épaisses et irrégulières.

Les moyens employés contre les formes opiniâtres des espèces précédentes sont utiles dans l'impetigo *scabida ;* les eaux sulfureuses sont sur-tout avantageuses. L'indication principale consiste à débarrasser la peau de cette incrustation , et à modifier l'état maladif des vaisseaux superficiels. La vapeur de l'eau chaude employée chaque jour pendant long-temps adoucira cette croûte si épaisse , et finira par en amener la chute. Lorsque les lotions tièdes auront été faites , un linge fin sera appliqué sur les parties qui viennent d'être nettoyées , et l'on emploiera ensuite l'onguent de zinc ou de nitrate de mercure , très-étendu , uni au cérat ordinaire (contenant , par exemple , 1/4 ou 1/5 de mercure), ou simplement l'oxide de zinc ou la calamine en poudre.

5. Impetigo *rodens*. Cette variété de la maladie résiste au traitement que l'on emploie , à cause, sans doute, de l'affection cancéreuse dont sont atteints le tissu cellulaire et la peau. Ce tissu cellulaire se resserre à mesure que l'ulcération et l'écoulement font des progrès. La maladie est caractérisée dans le principe par des

pustules unies à des vésicules qui se rompent bientôt, et donnent issue pendant long-temps à une humeur acrimonieuse, qui s'écoule par les pores ou qui vient de dessous les croûtes.

La peau et le tissu cellulaire se corrodent lentement, mais largement et profondément ; une grande irritation et une vive douleur se manifestent, et de fortes doses d'opium ne parviennent pas à calmer les souffrances du malade.

Ordinairement la maladie commence par affecter les parties latérales de la poitrine ou du tronc. Cette maladie se termine toujours, dit-on, d'une manière mortelle, et je n'ai vu aucun malade retirer le moindre avantage des secours de l'art, soit externes, soit internes.

II. Porrigo.

Le porrigo est une maladie contagieuse, caractérisée par une éruption de pustules, appelées *favi* et *achores*, et dans laquelle la fièvre n'a point lieu. La plupart des formes extérieures sous lesquelles se présente cette maladie, peuvent être réduites à cinq ou six formes spécifiques.

1. Porrigo *larvalis* (1) (*Pl.* XXXVII), ou *crusta lactea* des auteurs. Cette maladie attaque

(1) Ce porrigo correspond à la teigne muqueuse, décrite par le docteur Alibert, et très-bien représentée dans la cinquième planche.

presqu'exclusivement les enfans ; ordinairement elle commence par se manifester sur le front et les joues ; des pustules nombreuses et blanches, agglomérées ensemble sur la peau, dont la couleur est rouge , caractérisent cette éruption. Ces pustules se rompent bientôt , et elles donnent issue à un fluide visqueux. Celui-ci se concrète et se transforme en croûtes minces , jaunes ou vertes. A mesure que ces pustules s'étendent , l'écoulement se reproduit , il suinté de dessous les croûtes, en augmentant leur épaississement et leur étendue. Cet état continue jusqu'à ce que le front , les joues , et même toute la face , soient enveloppés comme d'un masque (et voilà l'origine de l'épithète *larvalis*); les paupières et le nez sont les seules parties qui soient à l'abri de cette incrustation (1). L'éruption peut présenter beaucoup d'anomalies dans sa marche, l'écoulement est quelquefois très-étendu, et dès-lors la peau est rouge et excoriée ; dans d'autres cas, il est à peine visible , et l'organe cutané est alors couvert d'une croûte sèche et brune. Lorsque la croûte tombe, et qu'elle cesse de se reproduire , un épiderme rouge proéminent , sensible, présentant des lignes profondes , et dont les écailles se détachent plusieurs fois , est à la fin permanent. Il diffère

---

(1) « Imo quandoque frontem occupant, et totam faciem, exceptis palpebris, larvâ tegunt. » Plenck.

de celui qui succède à l'impetigo ; mais il ne peut pas, comme celui-ci, s'entr'ouvrir et produire de profondes crevasses.

Dans l'impetigo, de petites taches paraissent souvent autour du cou et de la poitrine, quelquefois sur les extrémités, et dans le cours des progrès de cette maladie, sur les oreilles et le cuir chevelu. La santé de l'enfant n'est point, en général, dérangée lorsque l'éruption ne paraît point dès la première période de l'allaitement. Cet impetigo est toujours accompagné d'une vive démangeaison et d'une forte irritation qui interrompent souvent le sommeil des enfans et altèrent leurs digestions ; ce qui donne lieu à l'extrême faiblesse que l'on remarque quelquefois dans cette maladie. Les yeux et les paupières s'enflamment, ces organes et les oreilles donnent issue à un écoulement purulent ; les glandes parotides, et dans la suite celles du mésentère, sont frappées d'inflammation, et le marasme, la diarrhée et la fièvre lente font succomber le malade.

Quoique la durée de cette maladie soit souvent longue et indéterminée, néanmoins cet impetigo se termine le plus souvent d'une manière favorable ; quelquefois cette affection cutanée paraît discontinuer, mais elle se reproduit par la suite avec force. Dès que l'enfant a été sevré, ou que l'éruption des premières dents a eu lieu, cet impetigo disparaît quelquefois spontanément, tandis que dans d'autres cas il continue depuis deux ou trois jusqu'à dix-huit mois, ou même pendant plus long-temps. Il est digne de remarque que, quelle que soit l'excoriation, elle n'entraîne jamais avec elle de difformité permanente. Le docteur Strack assure que lorsque la maladie est sur le point de se terminer, l'odeur de l'urine du malade est semblable à celle de l'urine des chats, et que tant que l'urine du malade conservera son odeur habituelle, l'affection morbide se prolongera encore long-temps (1).

Au commencement du porrigo *larvalis*, lorsque l'écoulement est abondant et acrimonieux, il est nécessaire de laver avec soin, deux ou trois fois par jour, la surface de la peau, à l'aide de lotions adoucissantes, comme le lait et l'eau, la décoction de gruau ou de son. Il est utile d'appliquer sur la partie malade un onguent adoucissant, tel que celui de zinc, seul ou uni au cérat saturnisé. Lorsque la peau est rouge et sensible, l'on peut appliquer sur les parties affectées l'onguent de zinc uni au cérat, afin de prévenir l'excoriation.

Les purgatifs mercuriels accéléreront la guérison (surtout lorsque la sécrétion de la bile est altérée, que l'abdomen se tuméfie, ou que les

______

(1) *Voy.* sa Dissertation intitulée : *De crusta lactea infantum, et ejusdem specifico remedio.—Also Lond: med. Journal,* vol. II, p. 187.

glandes du mésentère s'engorgent). Ces purgatifs seront administrés d'après les indications, pendant un temps plus ou moins long. De petites doses *submuriatis hydrargiri* peuvent être données deux fois par jour. Ce remède sera administré seul, ou il sera uni à la soude et à une poudre absorbante ; et si les intestins sont très-irritables, le mercure combiné avec le carbonate de chaux peut remplacer le moyen précédent. Si l'ensemble de la santé n'est point dérangé, la soude à l'intérieur, unie au soufre précipité ou à des absorbans, calmera l'état inflammatoire de la peau, et remédiera à l'exudation excessive. Lorsque l'irritation est dissipée, que les croûtes sont desséchées et qu'elles se détachent, l'onguent du nitrate de mercure, très-étendu, peut être avantageux. Quelques toniques légers, tels que la décoction de quinquina ou les préparations chalibées, le vin martial, etc. seront utiles dans cette circonstance.

Je ne puis point parler, d'après mon expérience particulière, du moyen conseillé par Strack ; ce médecin regarde l'infusion du *viola tricolor* dans le lait, comme un remède spécifique. La première semaine, ce remède augmente beaucoup l'éruption ; mais en même-temps l'odeur de l'urine devient semblable à celle des chats, et au commencement de la troisième semaine les croûtes se détachent et laissent à nu la peau , qui est saine. Le professeur Selle assure cependant que cette plante est ou nuisible ou entièrement inerte dans cette maladie (1).

2. Porrigo *furfurans*. (*Pl.* XXXVIII.) Ce porrigo est caractérisé dans le principe par une éruption de petites pustules qui donnent naissance à un écoulement peu abondant et à une excoriation légère. L'humeur produite par cet écoulement se transforme bientôt en croûtes et se convertit en écailles minces, nombreuses, légèrement lamelleuses, ou en des exfoliations écailleuses. Les pustules se reproduisent à des périodes irrégulières. L'écoulement se manifeste de nouveau, la matière purulente se forme sous les croûtes, mais bientôt celles-ci se dessèchent et s'exfolient. Cette maladie est suivie d'une vive démangeaison, de douleurs au cuir chevelu sur lequel cette éruption a établi son siége; les cheveux tombent partiellement, ils deviennent moins nombreux, leur organisation s'altère et leur couleur est moins prononcée. Les glandes du cou sont parfois enflées et douloureuses.

Le porrigo *furfurans* attaque principalement les adultes, et plus particulièrement les femmes, chez lesquelles il n'est pas toujours aisé de le distinguer des maladies écailleuses, du pityriasis,

(1) *Medicina clinica*, 1, 185.

du psoriasis, ou de la lèpre qui attaque les cheveux. Les circonstances que nous avons indiquées ci-dessus, serviront à établir le diagnostic : et en effet, aucune pustule ne se manifeste dès le commencement de ces maladies : l'on ne remarque ni écoulement, ni ulcération ; les cheveux ne tombent point, leur organisation et leur couleur ne s'altèrent point ; enfin, ces maladies ne se communiquent pas par le contact.

Dans le traitement du porrigo *furfurans*, il est absolument nécessaire de raser entièrement le cuir chevelu, et de le maintenir dans cet état. Des lotions adoucissantes, avec le savon et l'eau, seront faites deux fois par jour, et diminueront l'irritation de ces écailles farineuses. Le malade portera une coiffe de taffetas gommé, soit pour exciter une douce chaleur et maintenir la surface cutanée dans un état de moiteur, soit pour tenir une substance onctueuse en contact avec la peau.

Les onguens que l'on emploie contre ce porrigo varieront d'après la période de la maladie et l'irritabilité plus ou moins grande de la partie affectée. Au commencement de l'éruption, lorsque la peau est moite, sensible et irritée, l'on peut employer l'onguent de zinc, ou bien un onguent dont on a vanté l'efficacité, et qui est préparé avec le *coculus indicus*, dont deux drachmes sont unies à une once de saindoux. Mais lorsque le

15*

cuir chevelu est dans un état de sécheresse, et que l'irritation a diminué, la partie malade peut être lavée avec de l'eau, dans laquelle l'on a fait dissoudre du savon, ou avec un mélange de parties égales de savon et d'onguent de soufre, dans l'eau chaude. L'on emploiera alors des onguens plus stimulans, tels que l'onguent du nitrate de mercure, du nitro-oxide de mercure, les onguens de goudron ou de soufre, ou l'onguent de l'acide acéteux, d'après la Pharmacopée d'Edinbourg. Ces moyens et d'autres applications stimulantes (1) sont utiles chez différens individus, lorsque les parties sont frappées d'atonie; mais ces remèdes seraient suspendus, si l'inflammation et l'écoulement se reproduisaient.

3. Porrigo *lupinosa*. Ce porrigo est caractérisé par des croûtes sèches, circulaires, d'un jaune blanc, et situées profondément sur la peau. Ces croûtes sont proéminentes, et elles présentent au centre une dépression blanche, squammeuse, et semblable aux semences du lupin. La concrétion du fluide qui s'écoule, lorsque les pustules, qui étaient unies ensemble, se rompent, donne naissance à la formation de ces croûtes. Lorsque ces écailles ont leur

(1) On trouvera dans les ouvrages des médecins grecs, un grand nombre de stimulans, qui sont ordonnés pour combattre le porrigo furfuracé. (*Voy. Oribas., syn.; Aëtus; et Alex. Trall.*)

siége sur le cuir chevelu , elles sont larges comme une pièce de douze sols. Une incrustation mince et blanche couvre les parties circonvoisines du cuir chevelu, dont la desquammation a ordinairement lieu. Si la malpropreté a produit l'accumulation de ces croûtes, une coîffe crustacée enveloppe le cuir chevelu. La maladie n'attaque pas exclusivement la tête, quelquefois elle se manifeste sur les extrémités ; mais dans ce cas, les écailles sont petites, blanches et dentelées, et leur diamètre n'a pas plus de deux lignes. Si ce porrigo n'est point traité avec soin, il peut augmenter beaucoup, et la durée de cette affection est longue.

Il faut commencer par enlever les croûtes et les petites écailles dentelées, à l'aide du savon dissous dans l'eau, et d'autres applications émollientes. Si le cuir chevelu est le siége de la maladie, l'on commencera par couper les cheveux ; et si les lotions ou les applications ne pénètrent point jusqu'aux écailles, ou si la nouvelle incrustation est épaisse, l'on pourra employer une lotion faite avec la potasse, ou avec l'acide muriatique étendu. Lorsque la peau a été bien nettoyée, l'onguent du *coculus indicus* pourra être appliqué sur l'épiderme, dont la couleur est très-rouge ; l'on aura recours ensuite à des onguens plus stimulans, comme dans le porrigo *furfurans*, et des lotions que l'on fera chaque jour ameneront la guérison.

4. Porrigo *scutulala.* (*Pl.* **XXXIX.**) Ce porrigo , appelé ordinairement *le ver en forme d'anneau ,* est caractérisé par des taches distinctes , irrégulièrement circulaires , qui sont situées sur le cuir chevelu , le front et le cou (1). Dès le commencement de l'éruption , de petites pustules légèrement jaunes , s'unissent entre elles , et forment sur chaque tache des écailles minces ; ces écailles s'épaississent et deviennent dures en s'accumulant , si on n'emploie pas les moyens propres à les combattre. Si les écailles tombent, la surface sur laquelle elles étaient situées , est rouge et se trouve parsemée de boutons. De petits globules de pus paraissent dans quelques jours sur ces boutons. L'éruption des *achores* donnel ieu , en se reproduisant , à une incrustation très-épaisse , les aires des taches s'aggrandissent , deviennent confluentes , si l'on ne s'oppose point aux progrès de la maladie , et finissent par se répandre sur toute la tête. A mesure que ces taches s'étendent , les cheveux , dont la couleur devient moins foncée , tombent ou se raccourcissent ; et , comme les pustules et les écailles se reproduisent , les racines des cheveux sont bientôt détruites ; à la fin de la maladie , il ne reste autour de la tête que très-peu de cheveux.

Ce porrigo , dont le traitement est très-difficile,

(1) La teigne *granulée* du docteur Alibert , paraît être une variété du porrigo *scutulata.*

a lieu chez les enfans âgés de trois ou quatre ans ; il peut se prolonger pendant plusieurs années. Soit que ces taches circulaires continuent à être rouges et à présenter une surface bien unie, soit qu'elles se dessèchent ou qu'elles deviennent furfuracées, la guérison est encore bien éloignée ; et en effet, des pustules peuvent se manifester de nouveau, et l'ulcération et les écailles peuvent se reproduire. On ne peut regarder la maladie comme sur le point de se terminer, que lorsque la rougeur et les exfoliations disparaissent entièrement, et que la couleur et l'organisation des cheveux deviennent naturelles.

La maladie se développe spontanément chez les enfans doués d'une constitution forte, d'un tempérament lymphatique, qui sont mal nourris, ne font point d'exercice, sont presque dans le marasme, et chez lesquels l'on ne fait point assez d'attention aux soins de propreté. Cette maladie se propage principalement par la contagion, parce que l'on met des enfans bien portans en contact avec des enfans malades, et souvent parce que l'on se sert des mêmes linges, des mêmes peignes, des mêmes coiffes et des mêmes chapeaux. Voilà pourquoi le grand nombre de colléges paraît avoir propagé aujourd'hui cette maladie dans la classe la plus riche de la société. Des parens désirent tellement de faire réparer à leurs enfans les années perdues pour l'éducation, qu'ils les envoient trop souvent dans les pensions avant que leur guérison ne soit complète, et toute la surveillance des chefs ne peut empêcher la contagion de faire des progrès.

Les moyens locaux que nous avons indiqués conviennent très-bien à cette espèce de porrigo. Pendant que l'inflammation et l'irritation continuent, il faut se contenter, quant aux applications locales, d'éponger régulièrement les parties malades avec de l'eau chaude, on de faire quelque fomentation (1) émolliente. L'irritation augmente même lorsqu'on rase les cheveux du malade, et cependant il faut répéter cette opération chaque semaine. Le malade portera sur la tête un linge fin, et l'on renoncera à toutes les lotions stimulantes et à tous les onguens, qui ne sont propres qu'à aggraver la maladie.

Dans le cours de cette affection morbide l'on voit survenir plusieurs changemens d'après lesquels il faut varier les différens moyens thérapeutiques. L'inflammation diminue progressivement, et elle se termine par la desquammation ; mais l'éruption pustuleuse se rompt de nouveau, les taches deviennent rouges, l'irritation se développe ; ou, lorsque la rougeur n'est

______

(1) Cette méthode de traitement a été conseillée par quelques auteurs anciens. *Voy* Oribase, Aëtius.

Heister, parmi les modernes, a établi une différence semblable, relativement au traitement du porrigo. *Chirurg.,* part. 1, liv. v, cap. 10.

pas forte , un écoulement acrimonieux se manifeste, et ce fluide acrimonieux produit une grande irritabilité. Dans d'autres cas, la peau est frappée d'inertie et d'une espèce de torpeur ; des écailles sèches se forment constamment, et des stimúlans actifs sont indiqués pour opérer quelque changement dans la maladie. Une seule méthode de traitement, un seul prétendu spécifique, ne peuvent produire aucun bon effet, et peuvent être très-nuisibles, lorsque la marche de la maladie est si variable.

Lorsque l'irritation est très-vive , les onguens, tels que ceux qui sont faits avec le coculus indicus, *mercurii submuriate*, avec l'oxide de zinc, l'acétate de plomb, l'opium ou le tabac , seront employés, ou ils seront remplacés par des lotions , telles que les décoctions ou l'infusion de têtes de pavot ou de tabac. Lorsque l'écoulement est acrimonieux, les onguens de zinc ou de plomb, unis à quelques-unes des préparatious mercurielles les moins fortes , tels que l'onguent de précipité blanc , l'onguent fait avec le calomel, ou une lotion d'eau de chaux et de calomel, seront avantageux.

Les différens stimulans seront proportionnés à l'inertie plus ou moins grande qui peut se manifester à la suite de la maladie ; et d'après les circoustances , on les combinera à d'autres moyens, on les étendra plus ou moins, et on les rendra plus ou moins actifs. Les onguens mercuriels, tels que l'onguent fait avec le précipité, le nitro-oxide de mercure, et surtout avec le nitrate de mercure, sont souvent des remèdes efficaces. Les onguens préparés avec le soufre, le goudron, l'hellébore, la térébenthine, la gomme d'élémi donnée seule, ou combinée à d'autres substances, ont été quelquefois utiles. Des préparations de moutarde (1), l'herbe aux poux, le poivre noir (2), le capsicum, la noix de galle, l'onguent fait avec la rhue et d'autres substances (3) végétales âcres, sont quelquefois avantageuses. Des lotions contenant les sulfates de zinc et de cuivre, ou l'oximuriate de mercure, sont quelquefois utiles.

Lorsque les taches sont frappées d'une sécheresse et d'une inertie très-fortes, des remèdes plus caustiques sont souvent très-utiles. Ainsi j'ai vu concourir d'une manière très-efficace à la guérison, une lotion contenant depuis trois jusqu'à six grains de nitrate d'argent dans une once d'eau distillée. En touchant les parties malades avec la teinture muriatée de fer, ou avec tout autre minéral uni à un acide légèrement étendu, on

(1) *Voy.* Sennert, *loco cit.* — Underwood, *on the Diseas. of Children*, vol. II.

(2) Il y a dans la Pharmacopée de Dublin, un onguent appelé *unguentum piperis nigri*, dont le docteur Tuomy fait un grand éloge.

(3) Les anciens employaient ordinairement un grand nombre de stimulans contre les Achores. (*Voy. Oribase, Synops.,* liv. VIII, 27. *Aët.*, tet. II, serm. II, cap. 68.

désorganise dans quelques cas le tissu épidermoïque , et le nouvel épiderme qui se développe
est sain. L'application d'un vésicatoire est aussi
quelquefois utile, en produisant les mêmes effets.
Mais dans plusieurs circonstances, l'action due
à la formation du nouvel épiderme ne dure que
pendant quelque temps , et la maladie se reproduit sur la nouvelle surface dans une ou deux
semaines.

Hamilton , professeur d'Edinbourg , qui établit une grande différence entre la maladie appelée vulgairement *le ver en forme d'anneau
du cuir chevelu* , et cette affection , dans laquelle
un état squammeux se manifeste sur la tête , dit ,
dans son dernier ouvrage, qu'il a guéri souvent
la première de ces maladies en employant l'onguent de Banyer. Il étend cet onguent dans parties égales de cérat ordinaire , lorsqu'il traite des
enfans doués d'une constitution délicate , et il
emploie tantôt ce moyen , et tantôt le basi-
licon ordinaire. (1)

Nous avons fait mention de ces différentes
applications, parce que chacune d'elles n'est
pas toujours utile, lorsqu'elle est employée seule,
même dans des circonstances en apparence les
mêmes. Ces applications doivent être unies

(1) Depuis que j'ai publié la première édition de cet abrégé,
j'ai employé, dans quelques cas, l'onguent de Banyer, et j'ai
trouvé qu'il était, comme les autres applications, quelquefois
utile, mais souvent infructueux.

entre elles , et l'irritation plus ou moins forte des parties malades doit servir de boussole au médecin pour le diriger dans leur choix et leur combinaison. Les moyens dépilatoires dont quelques praticiens ont conseillé l'usage , doivent être rejetés , parce qu'ils altèrent souvent profondément le cuir chevelu, et qu'ils retardent la guérison du malade , au lieu de contribuer à son rétablissement. Comme cette maladie n'est souvent que locale et qu'elle est communiquée à des enfans bien portans d'ailleurs , je n'ai point parlé de l'administration des moyens internes. Mais lorsqu'un état cachectique complique cette maladie, les préparations chalibées , la décoction de quinquina , et l'usage des attérans doivent être prescrits d'après les indications qu'il faut remplir , et l'on doit surveiller avec attention la nature du régime et des vêtemens , et engager le malade à faire régulièrement un exercice modéré.

Porrigo *decalvans*. *(Pl.* XL. *)* Cette singulière maladie est caractérisée par des taches plus ou moins circulaires qui rendent chauve la partie sur laquelle elles ont leur siége , et sur lesquelles on ne remarque aucun cheveu, tandis qu'elles sont environnées d'un aussi grand nombre de cheveux que dans l'état naturel. La surface du cuir chevelu est, au centre des taches, unie, brillante et d'une blancheur re-

marquable (1). Il peut exister, quoique le fait
ne soit point prouvé, une éruption de petites
pustules autour des racines des cheveux. Ces
pustules ne subsistent que peu de temps, elles se
manifestent dès le commencement et ne donnent
issue à aucun fluide. Cette maladie a attaqué
dans un ou deux cas un grand nombre d'enfans,
chez lesquels les autres formes du porrigo avaient
eu lieu. Dans d'autres cas, cette maladie s'est déclarée chez des adultes, lors même qu'on ne
pouvait soupçonner aucune espèce de point de
contact entre eux. Les aires des taches s'agrandissent progressivement ; elles deviennent quelquefois confluentes, produisent un état chauve
sur une grande partie du cuir chevelu ; et si l'on
n'emploie aucun moyen curatif, cet état dure
pendant plusieurs semaines. Les cheveux qui
commencent à croître, ont une contexture plus
fine et une couleur moins prononcée que les
autres ; ils sont gris chez les individus parvenus depuis quelque temps à l'âge mûr.

Si le cuir chevelu est rasé constamment, et si
l'on applique quelques linimens stimulans sur
les parties rasées, l'on finit par triompher de
cette maladie opiniâtre. Les cheveux repren-

(1) Celse et, après cet auteur, quelques autres écrivains ont
décrit cette maladie sous le nom d'*area*. Sous ce nom générique il renferme deux variétés auxquelles les Grecs donnaient le nom d'*Alopecia* et d'*Ophiasis*. *De Medicina*,
lib. vi, cap. 4.

dront leur force et leur couleur ordinaires. Les moyens curatifs ne seront suspendus que lorsque ce changement aura eu lieu (1). L'on peut employer en frictions quelques onguens stimulans dont nous avons fait mention dans le chapitre précédent ; mais des linimens contenant une huile essentielle dissoute dans l'alcohol (comme deux drachmes d'huile de macis, mêlées à trois ou quatre onces d'alcohol), ou bien faits avec l'huile de goudron , l'huile pétrole des Barbades , le camphre , la térébenthine , sont plus efficaces que les onguens.

Porrigo *favosa*. (*Pl.* XLI.) Des pustules larges, molles , jaunes , appelées *favi* , se manifestent dans ce porrigo (2). Leur forme n'est point, en général, globuleuse ; leurs bords ne sont pas exactement circulaires ; elles sont un peu aplaties : leurs bords sont irréguliers, et elles

(1) Celse a indiqué, avec son élégance ordinaire, toutes les méthodes de traitement proposées pour combattre cette maladie. « Quidam hæc genera arearum scapello exasperant : quidam » illinunt adurentia ex oleo, maximèque chartam combustam : » quidam resinam terebinthinam cum thapsia inducunt. Sed » nihil melius est, quàm novacula quotidie radere : quia, » cum paulatim summa pellicula excisa est, adaperiuntur » pilorum radiculæ. Neque ante oportet desistere, quam frequentem pilum nasci apparuerit. Id autem, quod subindè » raditur, illini atramento sutorio satis est. » *Loc. cit.*

(2) Ce porrigo a été appelé *Tinea favosa* par Haly Abbas, Astruc et Sauvages. Plenck lui a donné le nom de Scabies capitis *favosa.*

sont environnées d'une légère inflammation. Elles se répandent sur toutes les parties du corps ; quelquefois elles n'affectent que le cuir chevelu, tandis que, dans d'autres cas, elles ne se répandent que sur la face ou sur le tronc et les extrémités ; mais ordinairement elles se manifestent depuis le derrière des oreilles jusqu'à la face, ou depuis les lèvres et le menton jusqu'au cuir chevelu, et parfois depuis les extrémités jusqu'au tronc et à la tête. Ces pustules sont ordinairement accompagnées d'une forte démangeaison. Les enfans sont plus sujets à cette maladie depuis l'âge de six mois jusqu'à quatre ans, et les adultes en sont rarement affectés.

Quoique ces pustules soient très-rapprochées les unes des autres, elles paraissent distinctes dès le commencement de l'éruption, surtout celles qui sont situées sur le cuir chevelu. Elles forment, sur la face et sur les extrémités, des pelotons irréguliers, deviennent confluentes dès qu'elles sont rompues, et donnent issue à une matière visqueuse qui se concrète progressivement, en se convertissant en taches à demi transparentes, d'une couleur verte ou jaune. Cette maladie s'étend par la formation successive de nouvelles pustules qui couvrent quelquefois le menton ou le contour de la bouche, et qui se manifestent sur les joues et le nez : l'ulcération attaque d'abord le cuir chevelu, d'où elle s'étend sur toute la tête. Elle est suivie d'un écoulement continuel qui natte entièrement les cheveux et les croûtes humides. Dans ces circonstances, les poux, qui sont souvent engendrés en grand nombre, aggravent la démangeaison et l'irritation. Sur la face, les symptômes augmentent beaucoup chez les enfans, parce que la démangeaison vive qu'ils éprouvent les porte à se gratter à tout instant, et à excorier le bord des croûtes; aussi la peau reste-t-elle longtemps malade chez eux, et l'ulcération s'étend-elle, tandis que la matière de l'écoulement épaissit les croûtes en s'accumulant et en se concrétant, et les transforme en masses irrégulières, semblables à un rayon de miel. Des ulcérations considérables peuvent se former sur les extrémités inférieures, et principalement autour des talons et des orteils; les bouts des orteils s'ulcèrent quelquefois à cause des pustules qui s'élèvent sur leurs parties latérales et même par-dessous les ongles.

La matière lymphatique acrimonieuse produite par l'ulcération des pustules est bientôt absorbée; mais les pustules s'étendent au loin, avant que le système lymphatique ne transmette les effets de l'infection qui lui a été communiquée. Lorsque la maladie se manifeste sur le cuir chevelu ou la face, les glandes du cou s'engorgent, deviennent dures, forment comme une chaîne de petites tumeurs, et sont molles sous la peau : les glandes sous-maxillaires et parotides sont souvent affectées de la même manière. Un état inflammatoire se développe à la fin sur quelques-unes de ces glandes, la suppuration s'opère lentement, et une douleur forte et une grande irritation augmentent les souffrances du malade. L'éruption est alors accompagnée d'un écoulement qui a lieu derrière les oreilles, ou qui vient de l'oreille interne ; la lèvre supérieure est tuméfiée, les yeux sont enflammés et des ulcérations opiniâtres se déclarent sur les paupières. Lorsque l'éruption paraît sur le tronc, que les pustules sont plus petites et moins confluentes, que les écailles sont minces et moins permanentes, et que les glandes axillaires peuvent être affectées de la même manière, l'écoulement produit par l'ulcération des croûtes, principalement par celles du cuir chevelu, exhale, lorsque ces croûtes sont enlevées, une odeur rance désagréable, qui affecte non-seulement les organes de l'odorat et du goût, mais encore les yeux de ceux qui examinent les parties malades. Une inflammation suivie de la formation de pustules, d'ulcérations, de croûtes, a lieu sur les parties du corps qui sont en contact avec les parties malades, et caractérise l'acrimonie de l'écoulement : ainsi la poitrine est inoculée chez les jeunes enfans par le menton, avec lequel elle est quelquefois en contact, et les bras reçoivent l'infection, parce qu'ils sont souvent en contact avec la face. Les bras et la poitrine de la nourrice peuvent être infectés de la même manière : mais cette maladie se communique plus difficilement aux adultes qu'aux enfans.

La durée de ce porrigo est très-indéterminée ; cependant le traitement de cette maladie ne présente pas autant de difficultés que celui du porrigo *scutulata* et du porrigo *decalvans*. La douleur et l'irritation produites par l'éruption sont très-vives chez les jeunes enfans : elles produisent des engorgemens glandulaires, et les enfans élevés dans les grandes villes, mal allaités et mal nourris, tombent quelquefois dans un état de marasme qui leur est funeste.

Les altérans, à l'intérieur, conseillés dans le porrigo *larvalis*, seront administrés dans le porrigo *favosa* : les doses seront proportionnées à l'âge et aux forces des malades. Un bon régime sera observé avec soin, et un exercice modéré sera fait régulièrement. Les végétaux crus, les fruits et les substances stimulantes, soit solides, soit liquides, seront interdits au malade, et le lait, une nourriture animale légère, ou des bouillons, seront conseillés. Si la constitution est faible, si le malade a éprouvé des affections glandulaires graves, le quinquina et les préparations chalibées, ou la solution du muriate de baryte unie au quinquina, rétabliront les forces.

L'usage des stimulans actifs, à l'extérieur, est contre-indiqué ordinairement par l'état inflammatoire des parties. L'onguent de zinc, ou l'onguent fait avec le précipité blanc, mêlé à l'onguent de zinc ou à l'onguent saturnisé, sera employé surtout lorsque l'écoulement est abondant. L'onguent préparé avec le nitrate de mercure, étendu dans parties égales de cérat simple, ou de cérat saturnisé, est, en général, utile : les doses de l'onguent préparé avec la cire seront proportionnées au degré plus ou moins fort de l'inflammation. L'on mettra de côté toutes les enveloppes roides et rudes, telles que le taffetas gommé, les feuilles de chou ou de poirée conseillées par une pratique vulgaire, parce que ces applications augmentent souvent l'irritation. Ces applications stimulantes ont produit, dans une circonstance, une ulcération générale, suivie d'un écoulement purulent abondant, une inflammation violente et douloureuse sur le cuir chevelu, et une fièvre symptomatique. Des cataplasmes émolliens seront appliqués sur les parties enflammées : ils dissiperont l'inflammation, et la maladie sera combattue avec succès par les moyens indiqués ci-dessus. Pour compléter ce qui est relatif à cette éruption, nous ferons mention d'une éruption de *favi* qui s'est manifestée quelquefois sur la face (*Pl.* XLII), les oreilles, le cou et l'occiput, chez les adultes (1). Cette éruption est

(1) Cette forme du porrigo *favosa*, qui se manifeste sur la joue, paraît avoir été retracée dans la seizième planche de

précédée et accompagnée, chez les adultes, d'un dérangement considérable dans l'ensemble de la constitution, de céphalalgie, de douleurs d'estomac, d'anorexie, de constipation et de quelque mouvement de fièvre. Les pustules deviennent confluentes, et donnent issue à une humeur visqueuse. Le cuir chevelu présente le même état que dans le porrigo dont nous venons de parler; mais dans cette maladie, une inflammation violente se développe sur les pustules, et se propage aux environs de cette éruption. Les pustules deviennent rudes et proéminentes, et cette éruption présente, sous ce rapport, quelqu'analogie avec l'ecthyma. L'on emploiera, pour combattre cette maladie, un cathartique suivi des pilules *submuriatis mercurii*, d'après la pharmacopée que l'on vient de publier, ou les pilules du docteur Plummer, quelques toniques végétaux, comme la décoction de salsepareille : l'on fera les applications adoucissantes mentionnées ci-dessus, et on les proportionnera au degré plus ou moins fort de l'inflammation.

Une éruption du porrigo *favosa*, accompagnée de fièvre, attaque quelquefois promptement les enfans. Cette maladie frappa d'épouvante une famille à laquelle je donnais des soins, et dans laquelle l'on regarda cette maladie comme quel-

l'ouvrage de **M.** Alibert. Ce médecin appelle ce porrigo : « Dartre crustacée flavescente. »

que affection contagieuse nouvelle ou anomale. Le premier malade, âgé de cinq ans, eut une fièvre très-violente dans laquelle le pouls s'éleva jusqu'à cent quarante pulsations, et continua à donner cent dix pulsations pendant plusieurs jours ; des pustules faveuses parurent en même-temps derrière les oreilles : elles furent suivies promptement d'autres pustules qui se manifestèrent sur le cuir chevelu et aux environs de l'ouverture des narines, qu'elles bouchaient à mesure que les croûtes se formaient. Quelques jours après l'invasion de cette maladie, une fille plus jeune, âgée de deux ans, fut atteinte de la même éruption ; mais chez elle, les pustules se répandirent autour de la poitrine, les glandes du cou s'enflèrent et l'abdomen se tuméfia. La mère et la nourrice éprouvèrent, immédiatement après l'enfant, les effets de la contagion ; mais cette maladie ne les attaqua que d'une manière locale : chez la mère, l'éruption se manifesta à la bouche, parce qu'elle avait embrassé son enfant ; chez la nourrice, elle se déclara sur la paume de la main. Ces enfans étaient faibles, tenus malproprement, et ne faisaient point d'exercice.

III. Ecthyma.

L'Ecthyma est une éruption de pustules en-flammées, appelées *phlyzacia*. Ces pustules qui s'élèvent ordinairement à une certaine distance les unes des autres, sont rarement très - nom-breuses; elles ne sont point accompagnées de fièvre , ni contagieuses.

Lorsque cette éruption est simple, elle ne mérite pas d'être combattue par des secours mé-dicinaux. Cette maladie est accompagnée d'une espèce de malaise ; et quoique la fièvre ne se développe point dans cette éruption, une irri-tation en général et un éréthisme plus ou moins grand se manifestent dans cette affection mor-bide. Elle présente trois ou quatre variétés; les longs travaux, la fatigue , les veilles pro-longées, une nourriture peu abondante , le froid, la grossesse , l'action débilitante des fièvres ma-lignes antérieures, et surtout de la petite vérole, de la rougeole et de la scarlatine , telles sont les causes auxquelles on l'attribue ordinairement. Elle affecte souvent les extrémités, quelquefois elle se répand sur tout le corps, la face et le cuir chevelu. Il est bien essentiel , pour la pra-tique, de bien exposer le diagnostic de cette éruption, afin de distinguer cette maladie des autres affections pustuleuses et de quelques-uns des symptômes secondaires de la syphilis; et dès-lors il était nécessaire de faire mention de ce genre de maladie.

1. Ecthyma *vulgare*. (*Pl.* XLIII, *fig.* 1.) Cette éruption est la forme la moins grave sous laquelle se présente cette maladie ; elle est caractérisée par l'invasion de petites pustules dures. Ces pustules se manifestent sur quelques parties des extrémités, ou sur le cou et les épaules, et leur éruption est complétée dans trois ou quatre jours. Pendant ce temps elles s'agrandissent successivement ; une inflammation très-forte se fait remarquer à leur base, et une matière purulente se forme à leur sommet. Dans un ou deux jours, elles se rompent, donnent issue à la matière purulente, et ensuite à un fluide moins consistant, qui se transforme promptement en écailles brunes. Dans une semaine au plus, la douleur et l'inflammation cèdent, et les écailles tombent bientôt, en ne laissant aucune trace de leur existence.

Cette éruption est ordinairement accompagnée d'un état de langueur qui dure quelque temps, d'anorexie, d'irrégularité dans les évacuations alvines, et de douleurs dans l'estomac ou dans les membres. Les jeunes personnes sont en général sujettes à cette maladie, surtout au printemps ou dans l'été. Elles en sont attaquées, parce qu'elles font un exercice trop violent, ou qu'elles altèrent leurs organes digestifs par une nourriture malsaine. Le dérangement dans l'ensemble de la santé ne se dissipe pas immédiatement après l'apparition de l'éruption ; mais une amélioration très-grande se manifeste avant la fin. Des purgatifs doux seront administrés au commencement de la maladie, et la décoction de quinquina sera donnée lorsque les pustules seront parvenues à un état de maturité.

2. Ecthyma *infantile*. Cette éruption a lieu chez les enfans faibles, à l'époque de l'allaitement, lorsque la nourrice ne leur donne pas assez de nourriture. Les pustules de cette variété de l'ecthyma sont, en apparence, les mêmes que celles de l'espèce précédente, et elles parcourent à-peu-près les mêmes périodes. Mais dans cette éruption de nouvelles pustules s'élèvent successivement : elles s'étendent beaucoup plus que dans l'ecthyma *vulgare*, paraissent non-seulement sur les extrémités et le tronc, mais encore sur le cuir chevelu et la face. La durée de cette éruption est beaucoup plus longue que celle de l'espèce précédente ; cette maladie se prolonge quelquefois pendant plusieurs mois. Ordinairement la fièvre ne se développe pas dans cette maladie, la douleur et l'irritation ne sont pas vives, excepté lorsque quelques pustules s'aggrandissent, que leur base devient livide, et qu'elles s'ulcèrent jusqu'à une certaine profon-

deur ; dans ce cas, une légère dépression blanche se fait remarquer d'une manière permanente sur les parties où la pustule se trouvait située.

On remplira la principale indication en procurant à l'enfant une meilleure nourrice. Des vêtemens convenables, un exercice modéré, des altérans légers, le quinquina et les préparations ferrugineuses fortifieront l'ensemble de la constitution, et augmenteront les avantages qui résulteront d'une meilleure nourriture.

3. Ecthyma *luridum*. (*Pl.* XLIII, *fig.* 2.) La couleur rouge de la base des pustules phlyzaciées, la rudesse et la proéminence de cette base, constituent une des particularités les plus remarquables de cette maladie. Les pustules sont plus larges dans cette éruption que dans les deux espèces précédentes : elles diffèrent de celles de la première espèce par la manière successive et lente dont elles s'élèvent, et elles se répandent sur toute la surface du corps, à l'exception de la face. Cet ecthyma attaque en général les personnes avancées en âge, dont la santé a été altérée par les travaux pénibles, l'abus des boissons spiritueuses et les veilles. Cette maladie est plus grave pendant l'hiver.

Dans ce cas, les pustules guérissent lentement, elles se rompent dans huit ou dix jours et donnent issue à une matière caillée, sanieuse

ou sanguinolente; les cavités ulcérées qui s'é-
tendent au-delà de leurs bornes primitives, sont
bientôt remplies d'écailles dures et noires. Une
dureté qui se fait sentir dans les muscles jusqu'à une certaine profondeur, se manifeste
aux environs de ces ulcérations, et un état inflammatoire, caractérisé par une couleur livide,
se remarque sur les bords, jusqu'au moment où
les écailles vont se détacher. Cette chute des
écailles dure ordinairement pendant plusieurs
semaines. Les écailles sont, en général, situées
profondément; mais si on les arrache par force,
elles ne se reproduisent pas sur-le-champ, et
des ulcères incommodes, dont les bords sont
calleux, et qui donnent issue à un écoulement
sanieux, sont souvent produits par cette im-
prudence.

Un bon régime, des bains chauds administrés de temps en temps, le quinquina et les
décoctions des végétaux donnés à l'intérieur,
rétablissent les forces du malade et forment la
base du traitement.

Un ecthyma *symptomatique* qui a une grande
analogie avec l'ecthyma *luridum*, peut se manifester pendant l'état cachectique qui se déclare quelquefois à la suite de la rougeole, de
la fièvre scarlatine et de la petite vérole. Cette
maladie est accompagnée d'une fièvre hectique,
d'une respiration laborieuse, d'engorgement dans
les glandes, d'une douleur et d'un malaise ex-

trêmes , et quelquefois d'escarres, qui se détachent des pustules les plus larges ; ce qui augmente beaucoup, surtout chez les enfans, les
souffrances du malade. Les *phlyzacia* s'élèvent
sur différentes parties des extrémités et du tronc;
leur base est très-enflammée, même lorsque la
chute des croûtes a eu lieu. La maladie dure
souvent un ou deux mois, et les souffrances de
la plupart des malades sont très-vives dans cette
affection cutanée.

Les opiats et les bains chauds sont très-
propres à diminuer l'irritation produite par cette
maladie ; et le quinquina abrège et diminue cet
ecthyma, lorsqu'on peut l'administrer à haute
dose.

4. Ecthyma *cachecticum*. (*Pl.* XLIV.) Une
éruption de pustules phlyzaciées est souvent unie
à un état cachectique, dont la présence indique
que quelque virus délétère agit profondément
sur la constitution ; et en effet , les phénomènes
de cette maladie présentent beaucoup d'analogie
avec quelques symptômes secondaires de la syphilis, et cette éruption cutanée est prise souvent pour une affection syphilitique, et traitée
comme telle.

Un paroxisme fébrile assez violent se manifeste ordinairement au commencement de cette
maladie ; des pustules nombreuses , et répandues çà et là , se développent dans l'espace de

deux ou trois jours ; quelquefois elles affectent, dès le commencement de l'éruption, la poitrine ; plus communément elles paraissent, dans le principe, sur les extrémités : leur base est dure et enflammée, elle se multiplie chaque jour. Des pustules, semblables aux premières, se développent successivement, s'élèvent et se dépriment dans l'espace de plusieurs semaines, jusqu'à ce que la peau soit devenue épaisse, et qu'elle se soit remplie de pustules. A mesure que ces pustules parcourent successivement leur différentes périodes, que l'inflammation, la suppuration, la formation des croûtes et la desquammation ont lieu, ces pustules sont caractérisées par des symptômes particuliers. La couleur de celle qui se développe est bleue à la base des boutons, et elle se transforme en une couleur pourprée à mesure que l'inflammation diminue, et que de petites écailles lamelleuses se forment au sommet des pustules. Lorsque la desquammation a lieu, une tache d'une couleur foncée reste empreinte sur les parties qui étaient le siége des pustules. Cette éruption affecte quelquefois les extrémités sur lesquelles elle est répandue d'une manière générale : elle se présente sous la forme de taches irrégulières, et s'étend souvent sur le tronc, la face et le cuir chevelu. Les pustules situées sur la poitrine et l'abdomen sont, en général, moins proéminentes que celles qui ont leur siége sur la face et les bras ; elles contiennent une matière purulente moins abondante, et se terminent plutôt sous forme d'écailles que sous celle de croûtes.

L'apparition de l'éruption fait diminuer la fièvre, mais elle ne la détruit pas complètement, puisqu'un éréthisme continuel ou un état d'étisie se manifeste pendant les progrès de cette maladie. La langueur, l'abattement du moral, la perte des forces musculaires, la céphalalgie, des douleurs dans les membrès, semblables aux douleurs rhumatismales, une anxiété vive, l'altération des organes digestifs, accompagnent cette maladie. On remarque aussi communément une ophthalmie légère qui affecte la conjonctive et les cartilages tarses, et une inflammation lente du gosier qui est ordinairement accompagnée d'ulcérations superficielles.

Cette maladie dure de deux à quatre mois. Les toniques végétaux, le quinquina, la serpentaire de Virginie, la salsepareille, les préparations antimoniales, tels sont les moyens propres à combattre l'état maladif qui donne naissance à cette éruption. Il n'est pas nécessaire de recourir au mercure pour opérer la guérison de cette affection cutanée, et ce remède ne paraît point propre à accélérer le rétablissement du malade.

L'histoire de la maladie doit nous servir de guide pour établir son diagnostic et celui de l'ecthyma syphilitique; et il ne faut point prendre trop en considération les symptômes prédominans , à moins , il est vrai , qu'on ne partage l'opinion d'un écrivain moderne qui pense que cette maladie et les affections semblables ne sont jamais produites par le virus syphilitique (1). Willan a fait mention d'une variété locale de l'ecthyma , qui se manifeste sur les mains et les doigts des ouvriers qui manient des produits métalliques : je n'en ai jamais vu d'exemples. Comme les taches ont , au commencement de cette éruption , une forme vésiculaire, et qu'elles deviennent par la suite purulentes , elles produisent des croûtes minces , et on peut les classer dans le genre de l'ecthyma.

IV. Variola.

Je devrais m'occuper maintenant de la petite vérole pour compléter cette classification , mais

______

(1) *Voyez* la première page d'un ouvrage intitulé : *An Essay on the Venereal Diseases, which have been confounded with Syphilis.* » *By Richard Carmichael, president of the Royal College of Surgeons , Dublin,* 1814.

Si j'ai bien compris cet ouvrage intéressant , mais incomplet, M. Carmichael soutient que le véritable ulcère syphilitique n'est suivi que *d'une seule éruption* de la pustule cuivrée, ou lèpre vénérienne , qui a été décrite par le docteur Willan. L'on est bien sûr aujourd'hui que l'éruption dont nous venons de faire mention , et quelques autres maladies éruptives, dont le caractère offre quelqu'analogie avec celui de l'ecthyma , sont souvent prises , quoique mal-à-propos , pour des affections syphilitiques ; et cependant nous ne sommes pas décidés à renfermer dans des limites très-étroites les éruptions syphilitiques.

plusieurs considérations me portent à passer ici sous silence les recherches que j'ai été à même de faire sur cette affection cutanée. D'un côté, la maladie est en général bien connue, et elle a été décrite d'une manière détaillée par nos meilleurs écrivains, depuis Razes jusqu'à nous; de l'autre, ce sujet est trop vaste pour être bien traité dans un seul chapitre. Depuis la découverte et la propagation générale de la vaccine, on aurait pu croire que toutes nos recherches critiques sur les variétés de cette maladie seraient moins nécessaires aux praticiens; mais j'anticipe ici sur l'arrivée de l'époque où la juste appréciation de la découverte de Jenner par toutes les classes du peuple rendra inutiles les notions particulières que l'on donnera sur cette maladie. Lorsque la petite vérole est assez forte pour mériter d'être combattue par les secours de la médecine, le diagnostic de cette maladie est manifeste dans tous les cas. D'ailleurs, dans cet ouvrage, je me suis particulièrement attaché à décrire avec soin les symptômes des maladies cutanées, et j'ai voulu renfermer ce Traité dans un cadre qui ne fût pas trop grand, afin que le prix de cet ouvrage pût être modéré. Je vais donc traiter des autres maladies qui se rattachent à l'ordre pustuleux. Quoique ces maladies soient très-communes, elles rendent quelquefois inutiles tous les efforts que nous faisons pour les connaître et pour les guérir.

V. Scabies.

L'on ne peut pas donner dans quelques mots une idée exacte de cette maladie incommode, qui présente quelque affinité avec les trois ordres des maladies éruptives, les pustules, les vésicules et les boutons, et qu'il est par conséquent très-difficile de placer dans une classification artificielle. Les auteurs, depuis Celse jusqu'à nous, ont donné une extension très-étendue à ce mot (*Scabies*), et ils n'ont exposé presqu'aucune notion précise ou exacte sur cette maladie. Celse a classé dans les différentes espèces de gale les autres formes sous lesquelles se sont présentées les maladies pustuleuses, et après la renaissance des lettres, quelques écrivains ont regardé comme des modifications de cette maladie presque toutes les éruptions qui peuvent se manifester sur la peau : Willis, lui-même, qui connaissait très-bien la nature contagieuse de la véritable gale et le remède spécifique de cette maladie, n'a pas établi une ligne de démarcation suffisante entre l'affection psorique et les autres maladies pustuleuses et prurigineuses (1).

Une éruption de pustules ou de petites vésicules, qui sont mêlées par la suite avec des pustules, ou qui se transforment en pustules, carac-

(1) *Voy.* Celse, lib. v, cap. 28; Plater, Willis, etc.

térisent cette maladie. La gale est accompagnée d'une démangeaison continuelle et incommode ; elle est contagieuse dans toutes ses variétés : la fièvre ne se manifeste pas dans cette maladie. Cette éruption se répand quelquefois sur toutes les parties du corps, à l'exception de la face ; mais elle est plus abondante autour des poignets et des doigts, des aisselles, des fesses et des plis des articulations (1).

Le peuple, qui a souvent occasion d'apprécier le caractère de cette maladie, a distingué quatre espèces de gale, et il leur a donné les épithètes de *terrible*, *aqueuse*, *varioleuse* et *scorbutique*. Willan a adopté cette division, et il a donné à ces quatre espèces de gale les noms de gale *papuliformis*, *lymphatica*, *purulenta* et *cachectica*. Je décrirai les signes caractéristiques de ces quatre espèces de gale, j'exposerai leur diagnostic, les distinctions qu'il faut établir entre elles, et les éruptions, *papuleuse*, vésiculaire, et pustuleuse, qui ont quelqu'analogie avec l'affection psorique ; mais j'avoue qu'il est plus difficile de faire dans la plupart des cas cette distinction pratique, que d'établir toute autre distinction clinique dans les autres Ordres des maladies cutanées.

(1) « *Scabies* est pustularum *purulentarum*, vel *saniosarum*, » vel *papularum siccarum*, ex duriore et rubicundiore cute, » eruptio, pruritum, sæpe quoque dolorem, creans ; interdum » totum corpus, facie exceptâ, invadens. — Sæpissimè tamen » solos artus externos, digitorum imprimis interstitiâ, occu- » pans. » Callisen, *Syst. Chirurg. hodiern.*, §. 824.

1. Scabies *papuliformis*, ou gale *terrible*. Une éruption de petites vésicules pointues, atteintes d'une légère inflammation, qui occasionnent la démangeaison et qui ressemblent à des boutons lorsqu'elles sont examinées à l'œil nu, caractérise cette espèce de gale. Elle se manifeste ordinairement aux plis des poignets, entre les doigts, sur l'épigastre, aux aisselles, aux fesses, aux articulations des extrémités supérieures et inférieures, et présente souvent quelques pustules phlysaciées qui contiennent une matière jaune et épaisse. La démangeaison est très-incommode dans cette espèce de gale, et surtout lorsque le malade éprouve, après s'être mis au lit, le sentiment de la chaleur : le malade se gratte beaucoup, enlève la partie supérieure des vésicules, des pustules, et même du reste de la peau, et altère ainsi la forme de cette éruption : voilà pourquoi l'on remarque çà et là des sillons rouges et allongés, et voilà la cause de la concrétion de l'humeur sur les vésicules, et de la formation de petites croûtes brunes ou noires.

Le diagnostic de cette espèce de gale est beaucoup plus difficile que s'il ne reposait que sur les caractères extérieurs de cette éruption, parce que le malade défigure avec ses ongles la forme que présente cette maladie ; inconvénient qui a lieu également dans le lichen et dans le porrigo. Comme les remèdes les plus propres à combattre la gale sont nuisibles dans le lichen et dans le porrigo, cette distinction est d'une grande utilité pour la pratique.

Lorsque l'éruption n'a point été altérée par le malade, elle présente une forme vésiculeuse et non *papuleuse*. Dans quelques cas, l'on remarque des pustules qui se transforment, lorsqu'elles se rompent, en croûtes, tandis que dans le lichen les boutons finissent par se convertir spontanément en une exfoliation en quelque sorte teigneuse. L'ensemble de la constitution n'est point dérangé dans la gale, dans laquelle la démangeaison est très-vive : dans le lichen, au contraire, il existe ordinairement quelque dérangement dans les fonctions intérieures, et un sentiment de fourmillement et de démangeaison.

D'ailleurs, la contagion, qui est très-manifeste dans la gale, se fera remarquer, dans plusieurs cas, par des effets non équivoques, et dès-lors la maladie sera bien connue, car le lichen n'est point une affection contagieuse.

Dans le prurigo, les boutons ont la même couleur que la peau ; dans les parties sur lesquelles on n'a point fait de friction, ils sont ordinairement plus aplatis, ou moins pointus que dans la gale ; ils ne sont point dans un état de moiteur, et ne se transforment pas en croûtes, excepté lorsqu'on a arraché par force leur partie supérieure. Ces boutons ne se manifestent point sur les parties dont nous avons parlé, d'une manière plus particulière que sur toute autre partie, et ils demeurent long-temps dans un état *papuleux*, sans montrer aucune propriété contagieuse. L'on pourrait trouver une légère ressemblance entre la gale, surtout lorsqu'elle se prolonge pendant quelque temps, et le lichen *urticatus*, (*Voy.* pag. 40), qui est caractérisé par des boutons incommodes, mêlés quelquefois avec de petites vésicules. Mais la première apparition de ces taches sous la forme de boutons enflammés, qui ressemblent à l'inflammation produite par les piqûres des cousins ; leur caractère *papuleux* ou vésiculeux à l'extérieur, qui se développe dans la suite, et qui est compliqué d'une inflammation légère et circonscrite ; le mélange de ces deux états que présente l'éruption ; la formation, en dernier résultat, de petites écailles globuleuses de couleur brune qui adhèrent **avec** force au sommet des boutons, et le manque de la contagion, tels sont les signes diagnostiques qui nous éclaireront sur l'existence et la véritable nature du porrigo.

2. Scabies *lymphatica*, gale *aqueuse*. (*Pl.* XLV.) Des vésicules transparentes, assez larges, dont la base n'offre aucune trace d'inflammation, caractérisent cette maladie. La démangeaison produite par ces vésicules est très-vive : elles se répandent d'une manière successive, principalement autour des poignets, entre les doigts, sur le dos des mains, sur les pieds et les orteils ;

souvent elles affectent les aisselles , les jarrets ,
le pli des coudes, et l'enfoncement que l'on remarque aux fesses , où elles sont mêlées avec les
pustules ; mais elles ne paraissent pas souvent ,
comme dans l'espèce précédente (*scabies papuliformis*), sur la poitrine, l'épigastre, les cuisses
et la partie supérieure des bras.

Les vésicules se rompent dans un ou deux
jours ; quelques-unes d'entr'elles se guérissent
et se transforment en petites croûtes ; mais les
autres s'enflamment, deviennent pustuleuses, se
remplissent d'une matière jaune, et s'étendent
sous la forme de petites pustules ulcérées , sur
lesquelles une croûte noire finit par se former.
Ces différentes affections éruptives sont mêlées
ensemble, pendant que l'éruption fait des progrès ; et l'on peut observer en même-temps les
vésicules, les pustules excoriées qui donnent
issue au pus, de petites écailles qui sont
sèches, et d'autres écailles plus larges qui se
forment à la suite de l'ulcération des pustules.
Cette circonstance est propre à éclairer le diagnostic de cette maladie et des autres affections
vésiculeuses. L'herpes et l'eczéma, et principalement cette dernière maladie , sont les seules affections vésiculeuses que l'on peut confondre
avec cette espèce de gale (*scabies lymphatica*) ;
car toutes les variétés de la Varicelle ont une
marche aiguë, leur durée est courte ; et ces

deux signes diagnostiques sont bien propres à faire distinguer cette éruption de l'affection psorique. La marche de l'herpès et sa terminaison, sont aussi très-régulières. Dans cette maladie , les vésicules se réunissent en faisceaux qui ne sont pas ordinairement nombreux, et qui se manifestent sur des parties sur lesquelles l'on ne remarque point l'éruption de la gale.

La distinction la plus difficile à faire est relative à quelques variétés de l'eczéma, qui renferment d'une manière indirecte l'affection psorique , et auxquelles se rattache quelquefois la première variété de la gale ; et dans ce cas, il faut établir son diagnostic, plutôt d'après les circonstances antérieures que d'après les formes extérieures de l'éruption. L'eczéma est produit souvent par des causes irritantes , qui agissent d'une manière directe sur la peau , telles que l'impression des rayons solaires ou d'une grande chaleur, l'application des substances âcres, comme la chaux, le sucre, le mercure, les cantharides, etc.

Un état inflammatoire se développe quelquefois dans cette maladie, après que le liquide auquel donnent issue les vésicules, s'est écoulé ; mais il ne produit point de larges pustules phlysaciées ; et quoique la démangeaison soit quelquefois très-intense dans l'eczéma, l'on remarque cependant , dans cette maladie, un sentiment de fourmillement et une douleur cuisante, qui ne se manifestent pas ordinairement dans la gale : d'ailleurs, l'eczéma n'est pas, comme la gale, une maladie contagieuse.

3. Scabies *purulenta*, ou gale purulente. (*Pl.* XLVI, *fig.* 1.) Les personnes qui ne s'attachent à examiner, dans cette maladie, que les vésicules petites et ichoreuses que l'on remarque dans les deux espèces précédentes, ne parviennent pas à reconnaître cette forme sous laquelle se présente la gale. Dans cette affection psorique, l'on voit se développer des pustules proéminentes, jaunes, distinctes les unes des autres, dont la base présente des traces légères d'inflammation, qui mûrissent, se rompent dans deux ou trois jours, et s'ulcèrent alors, pendant que la douleur et l'inflammation augmentent. Ces pustules sont ordinairement larges, elles se manifestent sur les mains et les pieds, principalement aux environs des articulations et des racines des orteils, et surtout entre le doigt indicateur et le pouce, et aux environs des poignets. Le diamètre des pustules a plus de deux lignes, et leur forme globuleuse est très-prononcée : voilà d'où tire son origine l'épithète populaire de *vérolique*, que l'on a donnée à ces pustules, à cause de leur ressemblance avec les pustules larges et bien mûres de la petite vérole, et non d'après quelque

allusion à la syphilis (1), comme quelques personnes l'ont mal-à-propos supposé. Si la maladie se prolonge pendant quelques semaines, les pustules commencent à paraître sur les autres parties du corps, tandis que la gale survient principalement aux aisselles, sur le dos et les épaules, les bras, les cuisses, près des articulations du genou et des coudes, sur l'enfoncement que l'on remarque aux fesses, et quelquefois sur l'épigastre, quoique l'éruption soit plus petite sur cette région que sur les autres parties du corps. Lorsque les pustules sont larges et nombreuses, elles se réunissent et forment des boutons irréguliers qui s'ulcèrent dans une certaine étendue de la peau, dont le tissu devient dur et proéminent. Des croûtes rudes et sèches finissent par se former, et elles adhèrent entre elles, pendant long-temps, d'une manière très-forte.

J'ai observé cette espèce de gale, dans la plupart des cas, chez les enfans. Elle se manifeste ordinairement depuis l'âge de sept ans jusqu'à l'époque de la puberté. Chez les enfans, la gale s'est présentée souvent sous cette forme.

Il est difficile de confondre la gale purulente avec l'impetigo, lorsque cette dernière ma-

(1) « Licet interdum majusculæ sint, cum fundamento ru-
» bro, et purè impleantur, ferè *tanquam variolæ.* »Heberden,
Com. de Morb. Hist. et Curat., cap. 23. (Voy. la pl., fig. 51.)

ladie se manifeste sous la forme de taches. Dans l'impétigo, les taches sont larges, proéminentes, les pustules sont moins nombreuses que dans la gale ; la démangeaison n'est pas aussi forte dans l'impétigo que dans l'affection psorique : d'ailleurs, la première de ces maladies n'est point contagieuse (1). On distinguera cette espèce de gale du porrigo *favosa*, qui affecte les extrémités, principalement parce que cette affection psorique est située entre les doigts, aux environs des aisselles, à l'enfoncement que l'on aperçoit aux fesses, au pli des articulations, et parce qu'elle n'affecte jamais la face, les oreilles et le cuir chevelu : on la distinguera du porrigo, par la nature de l'écoulement, par le caractère des croûtes minces, dures et permanentes, qui viennent à la suite de cet écoulement ; tandis que des croûtes molles, élevées, demi-transparentes, sont formées par l'humeur visqueuse des *favi*.

L'Ecthyma est la seule autre maladie avec

(1) Sauvages a décrit une variété de la gale, qu'il appelle *herpétique* (spec. 4). L'herpes décrit par Sauvages, comme par plusieurs autres écrivains, présente une identité parfaite avec l'impetigo de la classification du docteur Willan. « Cognos- » citur ex signis herpetis et scabiei simul concurrentibus, in » amplos corymbos coeuntibus, papulis pruriginosis, rubris, » quæ squamas albas, farinaceas deponunt. » Mais la terminaison de cette maladie par une éruption farineuse, et les boutons qui la caractérisent dès son invasion, nous portent à regarder cette éruption comme un lichen; et c'est probablement le *lichen circumscriptus*.

laquelle la gale purulente a quelque affinité ; mais la base dure, proéminente, rouge ou livide, des pustules de l'ecthyma , la lenteur avec laquelle les pustules parviennent à un état de maturité et la suppuration s'opère ; l'ulcération profonde des pustules, dont le bord est dur et proéminent les croûtes rondes qui se forment à la suite de cette ulcération , leur séparation bien distincte, tels sont les signes pathognomoniques propres à nous faire établir une distinction entre l'ecthyma et la gale purulente. D'ailleurs, la démangeaison continuelle et la propriété contagieuse de la gale augmentent la force des signes précédens.

4. Scabies *cachectica*. On remarque dans cette variété de la gale tous les phénomènes extérieurs qui caractérisent les trois espèces précédentes, et qui se manifestent sur les différentes parties du corps. Cette espèce de gale présente quelquefois des taches qui ressemblent au lichen, au psoriasis, ou à l'impetigo, surtout chez les adultes, ou chez les jeunes personnes qui approchent de l'époque de la puberté ; voilà pourquoi elle n'est point spécifiée par des symptômes réguliers, et qu'on peut la confondre avec quelqu'une des maladies précédentes. Dans plusieurs cas, lorsque l'affection psorique a disparu, les taches impétigineuses se prolongent pendant quelque temps sous une forme plus sèche, et elles ne cèdent pas promptement aux

secours de l'art. Quoique cette espèce de gale ne soit pas très-contagieuse, elle est beaucoup plus rebelle à l'action des médicamens que l'espèce précédente.

Indépendamment de la contagion, cette espèce de gale est souvent produite par la faiblesse des enfans : elle attaque aussi les adultes, lorsque leur constitution a été altérée par quelque maladie chronique, ou qu'elle vient d'être affaiblie par quelque maladie aiguë (1). Elle peut se reproduire à certains intervalles, principalement dans le printemps et dans l'automne, après qu'elle a été guérie, au moins d'après toutes les apparences (2).

L'on aperçoit souvent en Angleterre, chez les personnes qui arrivent des Indes, cette maladie, qui se présente sous une forme grave, compliquée, et qui est portée à un degré assez élevé ; j'ai eu occasion de l'observer, surtout chez les enfans que l'on avait amenés des Indes. Dans cette maladie, l'éruption est très-abondante

(1) Sir John Pringle observe que dans les hôpitaux militaires la galle se manifeste souvent chez les malades, après les crises des fièvres.

(2) « Quædam est etiam ejus species, quæ quanquam » in ipso corpore non genita sit, sed aliunde advecta, quan- » quam et consuetis remediis primo sanata fuerit, tamen » non cessat redire semel vel bis quotannis. » Heberden, *Comment.* Peut-être la gale herpétique décrite par Sauvages renferme-t-elle quelques-uns des cas du scabies *cachectica.*

et très-éteudue, elle se répand même quelquefois sur la face, donne à la peau une couleur plus foncée et un aspect plus sale que dans la gale ordinaire, et le mélange des taches impétigineuses est considérable sur les parties où les pustules deviennent confluentes. Cette maladie est très-contagieuse, et elle résiste aussi beaucoup à l'action des médicamens (1).

Une autre forme violente, sous laquelle se développe la gale, est produite par le contact des chiens, des chats, des cochons et d'autres animaux qui ont la *gale de chien*. (*Pl.* XLVI.) Cette maladie s'étend aussi sur tout le corps, les pustules sont très-abondantes et très-nombreuses, elles sont plus dures et plus enflammées à leur base que dans l'éruption ordinaire ; toute la surface cutanée est rude et d'une couleur brune, et les excoriations sont plus étendues, parce que le malade se gratte d'une manière très-

(1) Bontius a décrit, dans son ouvrage intitulé : *de Medicina Indorum*, lib. iii, cap. 17, cette cruelle maladie, sous le nom d'*herpes*, ou *impetigo indica*. Il observe que cette maladie attaque souvent les Indiens, qui lui ont donné le nom de *Courap*, dénomination qui correspond à notre mot *gale*. Le traitement de cette affection cutanée est, dit-il, en général, très-négligé, parce que l'on pense qu'elle met à l'abri de toutes les maladies violentes. La démangeaison est si forte et si continuelle chez les Indiens, qu'ils se grattent au point de déterminer une déchirure de la peau si forte, que le linge adhère souvent aux parties excoriées, et qu'on ne peut l'en détacher sans répandre du sang. C'est la gale *indica* de Sauvages. (*Spec.* 6.)

forte, et ne peut, en quelque sorte , résister au désir de se gratter.

La contagion est la cause qui produit ordinairement la gale ; le virus est communiqué soit par le contact des personnes atteintes de cette maladie , soit par celui de leurs vêtemens, de leurs couvertures , sur - tout dans les endroits très-resserrés. Les habitations étroites et malpropres paraissent propres à donner naissance à la gale ; aussi cette maladie se manifeste-t-elle dans les maisons de refuge, les prisons , les hôpitaux , et dans tous les lieux où l'on ne peut pas faire régner une grande propreté : on l'observe souvent chez les pauvres. Lorsque la contagion a pénétré dans les familles dans lesquelles règne la plus grande propreté, elle se répand souvent sur tous les individus , les jeunes enfans et les adultes, et elle continue à faire des progrès, malgré la propreté la plus minutieuse , jusqu'à ce que l'on emploie les moyens propres à la combattre.

Quelques écrivains ont attribué, dans tous les cas, l'origine de la gale à la présence d'un petit insecte qui se nourrit et demeure dans le tissu de la peau , tandis que d'autres ont élevé des doutes sur l'existence de cet insecte (1). Ces deux opinions ne paraissent point exactes, et Sauvages avait probablement raison, lorsqu'il

(1) Le docteur Heberden n'a jamais vu ces insectes , et Beker et Canton , qui se servent très-bien du microscope, m'ont avoué qu'ils n'avaient jamais pu les découvrir.

disait (1) que cet insecte n'est engendré que dans quelques cas, et lorsqu'il traitait de la gale vermiculaire comme d'une espèce particulière.

L'existence de cet insecte a été très-bien prouvée dans quelques cas de gale : et quoique je n'aie pu le découvrir moi-même chez aucun malade, j'ai eu occasion de le voir dans une circonstance où il avait été découvert et pris sur une partie malade par un praticien. Cet insecte a été décrit dans le douzième siècle par Abinzoar, et dans la suite par Ingrassias de Naples, par Gabucinus, Joubert, et d'autres médecins qui ont écrit dans le quinzième et dans le seizième siècle, et qui sont cités par notre compatriote Moufet (2). Ces écrivains décrivent ces insectes, comme ressemblant à des *acari.*, c'est-à-dire comme des animalcules très-petits et presqu'invisibles, résidant sous l'épiderme, produisant des pustules petites et remplies d'un fluide clair, et occasionnant une démangeaison intense. Moufet pense que ces insectes ne demeurent point dans les vésicules ou dans les pustules, mais dans leur voisinage ; qu'ils ne ressemblent point aux poux, puisque ceux-ci vivent à l'extérieur de l'épiderme ; mais qu'ils sont semblables aux cirons, aux vers qui se forment dans le fromage et dans la cire ; que chez l'homme ils ont été nommés boutons *vermi-*

(1) *Nosol. Method.*, spec. 11.

(2) *Voy. Theatrum insectorum*, imprimé en 1634, cap. 24. « de Syronibus, Acaris, Tineisque animalium. »

culaires, et qu'ils font entendre un bruit léger, lorsqu'on les presse entre les ongles. La plupart de ces points ont été sanctionnés dans la suite par l'expérience. Ces insectes ont été examinés avec soin (à l'aide du microscope), en 1683, par Bonomo (1), qui nous a transmis fidèlement leurs traits, et dont le travail a été publié par Mead (2), Schwiebe, Baker et d'autres médecins. Linné, de Geer, Wichmann, etc., ont fait beaucoup de recherches sur le ciron de la gale (3). Ces derniers sanctionnent, d'une manière toute particulière, l'opinion de Moufet, qui avait avancé que l'on ne trouve point les insectes dans les pustules, mais dans les raies rouges et les sillons qui les avoisinent, ou dans de petites vésicules qui viennent de se montrer sur la peau. Je dois convenir que jusqu'à présent je n'ai trouvé ces insectes chez aucun malade, et je suis porté à croire que leur formation dans le tissu de la peau a lieu rarement; qu'elle doit être regardée comme une circonstance accidentelle, et qu'il en est de cette formation comme de l'observation du docteur Willan. (Ce médecin eut occasion

---

(1) *Voyez* sa lettre adressée à Redi. — *Voy.* aussi *Miscel. Nat. Curios.*, ann. x, dec. 2.

(2) *Voy. Philosoph. transact.*, vol. xxiii, pour 1702.

(3) *Voy.* Linné, *Exanthemata viva.* 1757.—Wichmann.— *In the Lond. Med. Journal*, vol. ix, p. 28. — De Geer, *Mémoires pour servir à l'Histoire des insectes.*

d'observer un petit pou dans le porrigo). Je pense que le caractère contagieux de la gale tire son origine du liquide secrété dans les pustules, et non de l'existence des insectes.

Parmi les moyens propres à combattre la gale, le soufre a été long-temps regardé, et par le peuple et par les hommes instruits, comme un remède spécifique (1). Le peuple n'employait, il y a un siècle, que le soufre pour traiter la gale. Pour le prendre intérieurement, il le combinait avec le lait, et pour l'employer à l'extérieur il l'unissait au beurre (2). Cette pratique doit être conservée, pour combattre les formes les moins fortes sous lesquelles se présente la gale, et pour traiter l'affection psorique purulente, qui attaque les poignets et les mains. Lorsque celle-ci se manifeste chez les enfans, elle est souvent combattue d'une manière prompte par l'usage du soufre à l'intérieur, seul ou uni à quelque sel neutre ; on l'applique aussi à l'extérieur (3). Dans quelques cas,

(1) Willis, *Pharmaceut. Rational*, part. II, sect. III, cap. 6.

(2) *Turner, de Morbis cutaneis.*

(3) Les écrivains pensent, en général, que l'on guérit plus aisément la gale caractérisée par l'humidité de l'éruption, que celle dans laquelle se fait remarquer la sécheresse. Mais il est évident que ces auteurs ont décrit sous le nom de *scabies sicca*, le prurigo, et même quelques éruptions écailleuses et furfuracées, accompagnées de démangeaison, qui sont souvent plus difficiles à guérir que les différentes espèces de gale. Consultez Sauvages, Sennert et Vogel.

cependant, l'onguent de soufre, continué assez
long-temps et appliqué chaque soir sur les parties
malades, n'opérera pas la guérison de la gale. Cinq
ou six applications suffisent ordinairement pour
guérir cette maladie ; mais quelquefois il est nécessaire d'insister pendant quinze jours, et même
plus long-temps , sur l'emploi de cet onguent ,
et l'ensemble de la constitution n'est point dérangé par la continuation de ce moyen.

L'odeur dégoûtante du soufre a porté les
praticiens à recourir à d'autres applications stimulantes variées, dont quelques-unes avaient
été conseillées contre les affections psoriques et
prurigineuses. La racine d'ellébore est un des
remèdes les plus efficaces qui ont été proposés ;
on peut l'employer, ou sous forme d'onguent, ou
en décoction. J'ai cru devoir recourir à une décoction plus forte que celle qui est prescrite
dans la pharmacopée du collége de Londres.
Willis et ses prédécesseurs ont regardé la potasse,
à l'état de déliquescence , comme un excellent
moyen contre la gale, et l'on a employé depuis
peu avec succès le muriate d'ammoniac , et
quelqu'autres stimulans salins (1). L'on a eu
aussi recours (2) à l'acide sulfurique, qui avait

(1) Ce sel, uni à l'ellébore, forme, dit-on, une partie de
notre onguent si vanté pour combattre la gale, et que l'on
appelle onguent d'Edimbourg.

(2) Hafenreffer , *de Cute*, lib. 1, cap. 14. Le docteur Cothe-
nius conseillait de prendre à l'intérieur l'acide sulfurique

été conseillé, il y a long-temps, par Crollius. Cet acide est uni au saindoux et employé à l'extérieur. Ce remède est inodore et n'est pas aussi malpropre que les autres moyens. Cet acide produit une action corrosive sur les vêtemens du malade, et ses effets ne me paraissent pas assez bien déterminés. Le muriate de mercure et l'oxide du précipité blanc sont très-efficaces contre la gale. L'efficacité de ce dernier moyen a été reconnue par un grand nombre de praticiens (1). Ce médicament paraît devoir réussir très-bien dans cette forme impétigineuse sous laquelle se présente la maladie, et qui peut être augmentée par des applications plus stimulantes. Le muriate doit sans doute une partie de son efficacité contre la gale aux propriétés qui le rendent si propre à combattre le porrigo et d'autres éruptions accompagnées d'une certaine démangeaison et d'une inflammation légère, et il n'est pas dépourvu entièrement d'efficacité contre la gale elle-même.

Une commission de médecins français a com-

___

pour combattre la gale, et il a, dit-on, employé cet acide avec succès dans l'armée prussienne, en 1756 (*Voy. Edin. Med. Com.*, vol. 1); mais l'expérience n'a point sanctionné l'opinion de ce praticien.

(1) Willis, Vogel, Sauvages, Callisen, Heberden, etc. Le professeur Selle s'exprime à ce sujet de la manière suivante : « Scabies è contagio externo maximè ex parte per solum mercur. præcip. albi usum tollitur. » *Med. Clin.* 191. (*Consulter Fordice, Fragm. chirurg.*)

muniqué à la Société de Médecine de Paris le
résultat de quelques expériences qui ont été
faites avec la racine du Plumbago europæa (pilée
et mêlée avec l'huile bouillante), et elle a conclu
de ces expériences, que ce moyen guérit la gale
plus promptement qu'aucun autre remède. Ce
moyen est très-avantageux dès la troisième ou
quatrième friction (1). Plusieurs écrivains du
continent conseillent beaucoup la formule d'un
remède appelé *onguentum ad scabiem*, que nous
devons à Jasser, et qui est composé de parties
égales de sulfate de zinc, de fleurs de soufre et
de baies de laurier, que l'on mêle avec l'huile
pour en faire un liniment (2). D'après quelques
essais que j'ai faits avec cet onguent, je suis
porté à croire que ce remède est très-efficace
contre la gale.

Ordre VI.

VESICULÆ.

L'ordre des vésicules renferme sept genres,
(*Voy*. la Définition.)

(1) *Voy*. les *Mémoires de la Société royale de Médecine de
Paris*, tom. III; et *Lond. Med. Journal*, vol. v.

(2) Plenck, *Doctrin. de Morbis cutaneis*, p. 42. Callisen,
Syst. chir. hodiern.

I. Varicella.

Cette maladie est ordinairement si légère, qu'elle mérite à peine un traitement ; mais comme l'éruption présente, dans quelques-unes de ses variétés, quelque ressemblance avec la petite vérole, il faut, pour bien établir son diagnostic, décrire avec soin ses symptômes caractéristiques.

Quoique les formes extérieures de cette maladie aient été décrites par les auteurs qui ont écrit, il y a trois siècles, sur la petite vérole, sous le nom de *crystalli* (1), et quoique cette éruption ait été désignée, à une époque bien plus rapprochée de nous, sous des noms populaires, en Italie, en France, en Allemagne, et par la suite en Angleterre, cependant plusieurs écrivains systématiques paraissent l'avoir regardée, à la fin du dix-huitième siècle, comme une variété de la petite vérole. Le docteur Heberden a établi en 1767, avec sa sagacité ordinaire, la distinction qui existe entre ces deux maladies (2). Cependant, comme ce médecin continue à dési-

(1) Vidus Vidius (*de Cristallis*) *et* Ingrassias (*de Tumor. præt. Nat.*, lib. i, cap. i) ont décrit ces *crystalli*, qui sont, d'après eux, des pustules blanches, contenant une matière lymphatique, et accompagnées d'une fièvre légère. « Suntque hæc » minus periculosæ (than Smallpox), et sæpe citra notabilem » febrem infantes prehendunt. »

(2) Consultez *Med. Transac. of the Colleg. of Phys.*, vol. i, art. XVII.

gner, dans son ouvrage posthume, la varicelle, sous le nom de *variola* (1), et comme les écrivains systématiques dont nous parlions plus haut, ont employé le même mot, en l'accompagnant des épithètes *volaticæ*, *spuriæ*, l'on ne pourrait pas affirmer qu'ils regardaient la varicelle comme la même affection que la petite vérole.

Les trois variétés principales de la petite vérole volante étaient bien connues, il y a un siècle, et elles étaient désignées, dans le nord de l'Angleterre et dans quelques parties du Scotland, sous les dénominations vulgaires de petite vérole de poulet, de petite vérole de cochon. Willan a proposé de les différencier, en donnant aux différentes formes des vésicules les épithètes de *lenticulaire*, *conoïde* et *globuleuse*.

1. Varicella *lenticular*. (*Pl.* XLVIII.) Cette maladie est caractérisée, le premier jour de l'éruption, par de petites protubérances rouges, allongées, présentant une surface égale, au centre de laquelle se forme promptement une petite vésicule transparente. Cette vésicule est remplie, le second jour, d'une lymphe blanche, et elle a, vers le dixième, un pouce de diamètre. Le troisième jour, la couleur de la lymphe est devenue jaune ; c'est le seul change-

(1) « Variolæ pusillæ. » *Voy.* son *Comment. sur les Mal.*, chap. 96.

ment qu'aient subi les vésicules ; le quatrième , les vésicules qui n'ont pas été rompues , diminuent de volume et se replient sur leurs bords ; le cinquième , quelques-unes d'entre elles sont encore entières, mais les orifices de quelques vésicules qui se sont ouvertes , sont oblitérés ou adhèrent à la peau : ces vésicules renferment une lymphe opaque. Le sixième jour, des croûtes petites et brunes s'élèvent sur les différentes parties du corps et remplacent ces vésicules ; le septième et le huitième, elles deviennent jaunes et se dessèchent progressivement de la circonférence vers le centre ; le neuvième et le dixième, elles tombent en laissant sur la peau des taches rouges, sans dépression, qui subsistent pendant quelque temps. La durée de cette maladie est quelquefois beaucoup plus longue , parce que de nouvelles vésicules s'élèvent pendant deux ou trois jours consécutifs et parcourent les mêmes périodes que les premières.

2. Dans la varicelle *conoïde*, les vésicules s'élèvent rapidement, sont pointues, contiennent, le premier jour de leur apparition, une lymphe transparente, et présentent un bord dur et enflammé. Le second jour, l'inflammation augmente, les vésicules deviennent très-enflées, et la lymphe qu'elles contiennent est jaune. Le troisième, ces vésicules sont flétries, et celles d'entre elles qui se sont ouvertes ont été transformées en croûtes minces et gluantes, produites par la con-

crétion de la lymphe qui en découle. Celles qui ne s'ouvrent pas contiennent de la matière purulente, qui est le résultat de l'inflammation. Après la chute des croûtes il reste une cicatrice avec dépression. Le quatrième, il se forme des croûtes, dont les unes sont minces et brunes, les autres arrondies, jaunes et transparentes : elles se détachent progressivement dans l'espace de quatre ou cinq jours. Une nouvelle éruption de vésicules a lieu ordinairement le second et le troisième jour ; elle dure pendant trois jours, comme la première, de sorte que, dans cette espèce de varicelle, la période éruptive se trouvant de six jours, les dernières croûtes ne peuvent se détacher que le dixième ou le onzième.

3. Dans la petite-vérole *de cochon* (*swine*), les vésicules sont larges et globuleuses, et leur base n'est pas exactement circulaire ; elles sont accompagnées d'inflammation et contiennent une lymphe transparente qui, dès le second jour de l'éruption, ressemble au petit lait. Au troisième, elles se flétrissent et s'affaissent comme dans les deux espèces précédentes; leur couleur est jaune, et le pus qu'elles contiennent en petite quantité se trouve mêlé avec de la lymphe. Quelques-unes d'entre elles demeurent dans cet état jusqu'au lendemain ; mais l'épiderme se détache avant la fin du quatrième jour, et des croûtes noires se forment à la base des vésicules. Ces

croûtes se dessèchent et tombent dans quatre ou cinq jours.

Une fièvre légère précède , en général , pendant deux jours , l'éruption de la varicelle , et se prolonge quelquefois jusqu'au troisième. Elle est , d'autres fois, si peu sensible, qu'on n'en reconnaît l'existence que par l'anxiété du malade (1). L'éruption a lieu d'abord sur la poitrine et le dos , se répand ensuite sur la face et le cuir chevelu, et se termine par les extrémités. La démangeaison et le sentiment de fourmillement qui l'accompagnent sont si violens, principalement chez les enfans , qu'ils enlèvent, en se grattant , le sommet des vésicules et altèrent dès le commencement les traits caractéristiques de la maladie. Ces vésicules ainsi irritées , s'enflamment , deviennent pustuleuses , et contiennent une matière jaune et épaisse; elles restent dans cet état pendant trois ou quatre jours, et finissent par donner lieu à une cicatrice avec dépression.

L'éruption est quelquefois précédée, pendant quelques heures , d'une rougeur érythémateuse générale , et elle se présente ordinairement sous la forme de l'espèce précédente , dans laquelle les vésicules sont quelquefois très-rapprochées ; sans être cependant confluentes (2). Des pustules

(1) Heberden.

(2) *Doct. Willan's Treatise.* **M.** Ring a publié l'Observation d'une petite vérole confluente, dans le *Journal de Med.* en 1805 , vol. xiv, p. 141.

semblables à celles dont nous avons parlé plus haut se développent au milieu des vésicules, et font élever des doutes sur la véritable nature de l'éruption. Cependant on parviendra à établir le véritable diagnostic de cette maladie en examinant avec soin les circonstances suivantes : 1°. La sérosité qui remplit les vésicules dès le premier jour de leur éruption, comme l'a remarqué le docteur Heberden ; 2°. l'érosion prompte de plusieurs de ces vésicules ; 3°. leur forme irrégulière et alongée ; 4°. les rides de celles qui n'ont été que flétries, et les croûtes de celles dont le sommet a été arraché; 5°. la desquammation générale qui a lieu le cinquième jour, tandis qu'à cette époque la suppuration n'est pas encore formée dans la petite-vérole : tels sont les caractères propres à faire distinguer la varicelle de la petite-vérole, dans laquelle les pustules sont plus fermes, se développent et mûrissent plus lentement. Willan a noté une circonstance vraiment caractéristique ; il a remarqué que les pustules de la variole sont, le premier et le second jour de leur éruption, petites, *dures*, globuleuses, rouges et douloureuses, et que la sensation qu'elles font éprouver au tact est analogue à celle qui est produite par la pression sur l'épiderme d'une petite graine arrondie. Dans la varicelle, les vésicules présentent des bords durs et enflammés, et elles transmettent au tact la sensation que ferait éprouver une graine arrondie que l'on aplatirait sur l'épiderme.

Willan a observé que comme les vésicules de la petite-vérole volante s'élèvent successivement pendant trois ou quatre jours , elles présentent , dans le même moment , beaucoup de variété dans leurs différens progrès ; et si l'on examine avec attention , le cinquième ou le sixième jour , l'éruption qui s'est développée en entier sur la face, la poitrine et les membres, l'on pourra bien apercevoir les progrès successifs des vésicules. Cette circonstance n'a pas lieu dans la petite vérole, dont les progrès sont lents et réguliers.

Les vésicules globuleuses de la petite-vérole volante, qui sont quelquefois mêlées avec les vésicules lenticulaires et conoïdes, se distinguent aisément des pustules de la petite vérole.

Lorsque le virus vaccin n'a agi que partiellement sur la constitution , il donne lieu à une espèce particulière de la petite vérole , qui ne parcourt pas régulièrement ses périodes, et dont les boutons se dessèchent le sixième ou le septième jour. La forme tuberculeuse de cette éruption , dont les boutons sont petits , ne sera pas confondue avec les différentes formes sous lesquelles se présente la petite vérole volante.

Il est inutile de parler du traitement de la varicelle : il faut se borner à prendre en considération l'état du tube intestinal , et faire suivre au malade , pendant deux ou trois jours , une diète végétale.

La lymphe des vésicules transmet la contagion dans la varicelle. (Un chirurgien habile a fait, dans sa propre famille, des expériences propres à sanctionner ce fait , et ces expériences ont été répétées avec succès dans l'hôpital à des varioleux.) Pendant que le virus varioleux agit sur l'ensemble de la constitution , la varicelle peut se manifester : elle n'empêche pas la variole de parcourir ses périodes ordinaires , et elle n'est point entravée dans sa marche à cause de cette complication. La petite-vérole peut être inoculée pendant le cours de la fièvre éruptive de la varicelle , et présenter une marche régulière , sans déranger d'aucune manière les phénomènes ordinaires de la varicelle. Mais lorsque l'on inocule en même temps le virus de la variole et celui de la varicelle , la petite vérole parcourt ses périodes , tandis que l'action de la varicelle est affaiblie en très-grande partie par l'inoculation de ces deux virus. Au reste , les expériences n'ont point été assez nombreuses pour que l'on puisse regarder ces conclusions générales comme vraies.

II. Vaccinia.

Comme les ouvrages qui sont entre les mains de tout le monde contiennent des recherches très-détaillées sur la vaccine, il est inutile de s'étendre beaucoup sur ce sujet. Une vésicule demi transparente, dont la base (1) est circulaire et quelquefois ovale, qui s'élève sur la peau jusqu'à la fin du huitième jour, et dont les bords sont arrondis, enflés et plus relevés que le centre, caractérise cette éruption. La découverte du virus vaccin, de ce moyen préservatif de la petite vérole, a transmis à l'immortalité le nom de Jenner. La lymphe de la vésicule est contenue dans des cellules nombreuses et petites, qui communiquent entre elles. Cette vésicule est entourée, huit ou neuf jours après l'inoculation du virus, d'une aréole rouge, circonscrite, et dont le diamètre varie, dans les différens cas, depuis un quart de pouce, jusqu'à deux pouces, et elle se transforme par la suite en une tumeur caractérisée par la dureté du tissu cellulaire. L'aréole diminue le onzième et le douzième jours, la vésicule devient brune au centre, et le fluide contenu dans les cellules forme des croûtes dures, arrondies, d'un rouge brun, finissant par devenir noir, et qui ne se détachent que le vingt-unième jour après l'inoculation. Ces croûtes tombent et mettent à nu une cicatrice circulaire, qui a à-peu-près cinq lignes de diamètre, dont l'on aperçoit toujours les traces, et qui nous offre sur sa sur-

____

(1) *Voy.* la *Pl. fig.* 6.*q.*

face des enfoncemens propres à nous indiquer le nombre des cellules de sa vésicule (1).

Une vésicule qui présente ces caractères, et qui suit cette marche régulière, soit que son développement successif donne lieu à quelque dérangement dans les fonctions intérieures, soit qu'il n'altère en rien la santé, met certainement à l'abri du danger et de la contagion de la petite vérole, dans la plupart des cas. Il est très-essentiel que le médecin observe avec beaucoup d'attention les vésicules produites par l'inoculation, afin de bien reconnaître celles qui sont irrégulières, et qui ont été produites par un virus qui a pu être altéré de manière à ne pas donner lieu à une véritable vaccine.

Nous n'avons point de signe constant pour reconnaître une vaccine incomplète : les pustules, les ulcérations et les vésicules irrégulières se manifestent lorsque le virus vaccin n'a pas agi d'une manière efficace sur l'ensemble de la constitution. La pustule, qui se développe quelquefois au lieu de la véritable vésicule de la vaccine, ressemble, suivant la remarque de Jenner, à un furoncle en suppuration, qui est produit par une épine ou par la présence de tout autre corps étranger dans le tissu de la peau, et elle donne lieu à une efflorescence qui est rarement circonscrite (2). Cette pustule a une forme co-

(1) *Doct. Willan's Treatise on Vaccination*, p. 9.
(2) *Med. and Phys. Journ.*, vol. xii, *for Aug.*, 1804, p. 98.

noïde , sa base est dure , enflammée , et elle est entourée d'une aréole assez étendue. Elle aug-mente rapidement depuis le second jusqu'au sixième jour ; elle s'ouvre avant la fin de ce jour-là , et se convertit en une croûte irrégulière , d'une couleur d'un jaune brun. *L'ulcération* qui se manifeste au lieu d'une vésicule régulière , est manifestement incomplète ; elle est probablement produite par les pustules dont nous avons parlé , qui donnent lieu à une démangeaison si intense , que les malades les arrachent quelquefois dès le commencement de l'éruption. Ces pustules sont proéminentes, très-sensibles, et irritées par le contact des vêtemens.

Willan a décrit et a fait représenter trois espèces de vésicules irrégulières qui ne mettent pas entièremeut l'ensemble de la constitution à l'abri de la petite vérole.

1°. La couleur de la première de ces vésicules ressemble à celle d'une perle. La base de cette vésicule est dure , légèrement proéminente , et elle a une couleur rouge un peu foncée. Cette vésicule est plus large , et a une forme plus globuleuse que la pustule dont nous venons de parler ; mais ces caractères sont moins prononcés que dans la véritable vésicule : son sommet est un peu aplati , ou quelquefois légèrement déprimé , mais ses bords ne sont ni arrondis , ni proéminens. — La seconde présente des cellules comme sa véritable vésicule , mais elle est plus étroite que celle-ci, et ses bords sont saillans et anguleux. Dans la première, l'aréole est ordinairement étendue, et elle a une couleur d'un rose foncé; la couleur de la seconde est rouge comme l'écarlate, et elle s'étend beaucoup sur les parties ambiantes, comme si elle était occasionnée par la présence de l'aiguillon d'une guêpe. L'aréole se manifeste autour de ces vésicules le septième ou le huitième jour après l'inoculation, et elle est plus ou moins rouge pendant trois jours; la croûte qui se forme dans ce moment est plus petite et moins régulière que celle de la véritable vaccine, elle tombe plus tôt que celle-ci, et sa cicatrice est plus étroite; elle est quelquefois saillante comme un angle. La troisième vésicule irrégulière ne présente pas d'aréole: l'inoculation d'un virus affaibli ou altéré, et certaines affections cutanées, soit aiguës, soit chroniques, donnent lieu à ces éruptions incomplètes.

Dès que l'aréole s'est manifestée, la lymphe de la vésicule de la vaccine s'altère bientôt; et si l'on prend, après le douzième jour, du virus vaccin, pour l'inoculer, ce virus ne produit souvent aucun effet, et il donne promptement lieu, dans quelques cas, à une pustule ou une ulcération; dans d'autres circonstances, à une vésicule irrégulière et quelquefois à l'érysipèle. Si on prend le virus vaccin lorsque les vésicules sont recouvertes par les croûtes (comme dans les pustules de la variole), le virus est quelquefois si délétère et si irritant, qu'il en résulte une maladie aussi violente et aussi terrible que celles qui tirent leur origine des piqûres que l'on se fait quelquefois en disséquant des cadavres en état de putréfaction.

La chaleur, l'humidité, la rouille de l'instrument que l'on emploie, et beaucoup d'autres causes, peuvent altérer le virus vaccin avant qu'il soit en contact avec la peau, quoiqu'on ait le soin de le prendre d'une véritable vésicule, le sixième, le septième ou le huitième jour.

Plusieurs affections cutanées chroniques, et l'invasion des fièvres éruptives, ou même des autres maladies fébriles, sont une des causes les plus fréquentes de l'altération du virus vaccin et d'une inoculation incomplète. Jenner a décrit sous le nom vague d'*Herpes* et de *Tinea capitis* les maladies cutanées chroniques qui s'opposent quelquefois à la formation de la vraie vésicule vaccinale. Willan renferme, au contraire, dans sa classification, sous le nom d'Herpes (en désignant sous cette dénomination les *affections herpétiques* et les *anneaux vermiculaires, vésiculaires*), le psoriasis et l'impetigo (les *dartres* sèches et humides), le lichen et la plupart des variétés du porrigo, et il classe de cette manière les éruptions contagieuses désignées sous les

____

(1) Voy. *Lettre du docteur Marcet, Med. and. Phys. Journ.*, *for May*, 1803. — *The same journal, for Aug.* 1804.

noms de *crusta lactea*, *area*, d'*achores*, et de *favi*. Willan pensait que la gale et le prurigo exercent la même influence sur le virus vaccin.

On rapporte un grand nombre d'exemples de l'invasion des fièvres éruptives, telles que la rougeole, la scarlatine et la petite vérole volante, après que le virus vaccin a été inoculé. Les progrès du virus vaccin devraient être arrêtés dans leur cours, s'il fallait en juger d'après l'action que produisent, les unes sur les autres, ces fièvres contagieuses. Ces fièvres ralentissent non-seulement l'action du virus vaccin, les progrès de la vésicule, et retardent la formation de l'aréole, qui n'a lieu qu'après le quatorzième jour, ou plus tard, et dont l'on n'aperçoit quelquefois aucune trace, mais encore elles l'empêchent parfois de produire aucun effet. L'on a même observé que la fièvre typhoïde et la suette ont arrêté entièrement les progrès du virus vaccin.

Si la personne qui a été inoculée, a eu auparavant la variole, ou si elle a été atteinte de quelqu'autre maladie contagieuse pendant les progrès du virus vaccin, la vésicule peut bien se manifester, mais elle n'est entourée d'aucune aréole.

Des phénomènes semblables se sont probablement manifestés. Ainsi, quoique des vésicules, même irrégulières, puissent mettre quelquefois entièrement à l'abri de la petite vérole, l'on préviendra tous les accidens qui pourraient arriver, puisque ces vésicules ne préservent qu'imparfaitement de la petite - vérole, en suivant le précepte de Jenner : « Lorsque quelque phénomène qui n'est point naturel a lieu, il faut, disait ce médecin, quelle que soit la nature de ce phénomène, recourir à une nouvelle inoculation. »

III. Herpes (1).

Nous donnons, dans cette classification, ce nom à une éruption qui suit ordinairement une marche régulière dans son accroissement, sa maturité et son déclin, et qui se termine dans dix, douze ou quatorze jours. Les vésicules se réunissent entr'elles dans cette maladie, et donnent lieu à des pelotons bien séparés les uns des autres, mais dont la forme est irrégulière. Ceuxci s'élèvent d'une manière successive, sont situés les uns près des autres, et présentent à leur base une inflammation. Lorsque cette éruption est étendue, elle est précédée d'un dérangement considérable dans les principales fonctions du corps, et elle est accompagnée d'un sentiment de chaleur et de fourmillement, et quelquefois d'une douleur profonde dans les parties malades. La lymphe contenue dans les vésicules, qui est, dans le principe,

____

(1) Actuarius. *Meth. Med.*, lib. ii, cap. ii.

claire et sans couleur, s'épaissit progressivement, devient laiteuse, et finit par se transformer en croûtes : mais un écoulement abondant se manifeste dans quelques cas, et donne lieu à des ulcérations incommodes. Cette maladie n'est pas contagieuse.

Quoique les anciens aient fait souvent mention de cette maladie, et quoiqu'ils aient désigné les différentes espèces de cette éruption sous des dénominations distinctes, ils n'ont pas cependant décrit l'herpes d'une manière bien détaillée ; voilà pourquoi leurs successeurs n'ont point été d'accord sur la véritable signification de ce mot.

Cette maladie a été confondue tantôt avec l'érysipèle, tantôt avec l'eczema (1), l'impetigo et les affections cutanées dont l'éruption se développe lentement ; mais les signes caractéristiques dont nous avons fait mention, doivent nous faire établir d'une manière exacte le véritable diagnostic de ces maladies et celui des dartres. Les vésicules petites, nombreuses et réunies entre elles, la couleur naturelle de la peau dans les intervalles qui se trouvent entre les différens pelotons des vésicules, le manque de rougeur et de tuméfaction avant l'apparition des vésicules, sont propres à faire distinguer les dartres de l'érysipèle, tandis que les vésicules qui s'élèvent dès le commencement de cette éruption, la régula-

(1) Cullen, *Nosolog. Meth.*, gen., 147.

19*

rité de leurs progrès, leur maturité, la chute des croûtes, et la durée de cette maladie qui ne se prolonge en général que pendant un certain nombre de jours, nous fourniront les moyens de distinguer l'herpes des affections cutanées chroniques dont nous venons de parler.

L'ancienne division des dartres, en trois variétés, *miliary, vesicular et eroding*, doit être rejetée; et en effet, les deux premières ne diffèrent entre elles que par les dimensions des vésicules, et la dernière a été mal-à-propos classée dans les affections dartreuses, puisqu'elle se rattache plutôt au pompholix ou à ces bulles larges qui ont lieu chez les individus doués d'une mauvaise constitution, et qui sont suivies d'ulcérations dangereuses de la peau (1).

Les formes variées sous lesquelles se présentent les dartres, peuvent être classées de la manière suivante :

1. Herpes *Phlyctænodes.*(*Pl.* XLIX.) Cette variété de l'éruption, à laquelle se rattache l'espèce miliaire qui vient d'être mentionnée, est ordinairement précédée, pendant deux ou trois jours, d'une fièvre légère. Des vésicules petites, transparentes, remplies quelquefois d'une lymphe sans couleur, et par fois brunes, s'élèvent, et forment, en se réunissant, des pelotons irrégu-

____

(1) Celsus, *de Medicina*, lib. v, cap. 28; consultez auss Sennert, *Pract.*, lib. v, part. 1, cap. 17.

liers, et une nouvelle éruption se manifeste, d'une manière successive, près des anciennes vésicules. Le siége de l'éruption n'est pas bien déterminé. Quelquefois elle affecte, dès le principe, les joues et le front; dans d'autres cas, elle se répand sur une des extrémités : parfois elle se manifeste d'abord sur le cou, la poitrine, elle s'étend successivement sur le tronc et jusques sur les extrémités inférieures, et de nouvelles vésicules se développent dans l'espace d'une semaine. Cette éruption est composée de vésicules très-petites ou miliaires, et elle se répand sur différentes parties du corps. Les vésicules acquièrent, à l'époque de leur maturité, des dimensions assez considérables, et prennent une forme ovale (1); elles se réunissent rarement ensemble de manière à former plus de deux ou trois pelotons; quelquefois il n'existe qu'un seul peloton. La lymphe contenue dans ces vésicules devient laiteuse et s'épaissit quelquefois dans l'espace de dix ou douze heures; l'inflammation se propage, et la couleur rouge devient presque livide vers le quatrième jour. Les vésicules s'ouvrent, dans ce moment, et elles donnent issue au liquide qu'elles contiennent,

(1) M. Alibert a fait retracer dans une des meilleures planches de son ouvrage, une affection *vésiculeuse*, qui était située sur la face et le cou, et qui pourrait se rattacher à cette variété des dartres; mais c'est manifestement un pompholix, s'il faut en juger d'après la description de la maladie. Ce médecin la désigne sous le nom de Dartre phlycténoïde confluente. *Voy* la *pl.* XXIII de l'ouvrage d'Alibert.

ou bien elles commencent à se dessécher et à s'aplatir, et dès-lors des croûtes noires ou jaunes se forment à leur place. Elles se détachent le huitième ou le dixième jour, et laissent à nu le tissu de la peau, qui est, dans cette partie, rouge et très-sensible, et parvient lentement à l'état de santé. Comme les éruptions successives des vésicules suivent une marche semblable, les différens phénomènes de cette maladie ne cessent de se développer qu'après le treizième ou le quatorzième jour.

L'apparition de l'éruption ne dissipe point sur-le-champ le dérangement qui survient dans la constitution ; mais ce dérangement diminue pendant que l'éruption fait des progrès. A mesure que les taches se manifestent, elles donnent lieu à un sentiment de chaleur, de démangeaison et de fourmillement, qui produit une vive anxiété chez le malade. La chaleur extérieure et la chaleur du lit augmentent ses souffrances.

Les causes prédisposantes et déterminantes de cette éruption ne sont pas bien manifestes. L'éruption se présente sous la forme miliaire, et elle se répand sur une grande partie du corps, chez des individus jeunes et robustes ; elle se manifeste aussi, mais d'une manière moins générale, chez les personnes sujettes à éprouver des maux de tête, et d'autres douleurs locales, probablement produites par le dérangement des organes digestifs.

Le traitement propre à combattre la variété suivante convient à cette espèce (1) de dartre.

2. Herpes *Zoster*. (*Pl.* L.) La forme sous laquelle se présente cette éruption est très-bien connue, puis qu'elle a fait donner à cette variété la dénomination populaire de *zone*. Cette maladie suit une marche semblable à celle de la petite-vérole, et d'autres exanthèmes accompagnés de fièvre. Elle est précédée ordinairement, pendant deux ou trois jours, d'un état de langueur, d'anorexie, de frissons, de céphalalgie, de nausées et d'un pouls fréquent ; et ces symptômes sont suivis d'une chaleur brûlante, d'un sentiment de fourmillement à la peau, et de douleurs lancinantes dans la poitrine et l'épigastre. Quelquefois la fièvre qui précède cette éruption est si légère qu'on y fait à peine attention. Le malade commence par éprouver sur quelque partie du tronc un sentiment de chaleur, de démangeaison et de fourmillement ; l'on aperçoit sur les parties douloureuses plusieurs taches rouges, irrégulières, situées à peu de distance l'une de l'autre, et ces taches deviennent proéminentes, plus nombreuses, et sont réunies entre elles. Leur forme paraît *vésiculeuse*, leur volume augmente ; elles deviennent, dans l'espace de vingt-quatre

(1) M. Alibert n'a pas fait bien retracer l'herpes zoster. (*Voy.* la *pl.* XXIV.) Ce médecin désigne cette éruption sous le nom de dartre phlycténoïde en zône.

heures, grosses comme des petites perles , et sont remplies d'un liquide qui leur donne un aspect transparent. Le diamètre des pelotons des vésicules varie depuis un jusqu'à deux ou trois pouces , et une inflammation vive se manifeste à leur base et se propage sur les parties ambiantes. De nouvelles vésicules s'élèvent successivement pendant trois ou quatre jours; elles sont à la distance d'une ligne l'une de l'autre, elles s'étendent sur l'épine du dos et sur une des extrémités , sur le sternum , ou sur la ligne blanche, et sur l'autre extrémité. Ordinairement elles entourent le milieu du corps: elles ont la forme d'un demi-ceinturon ou du baudrier d'une épée qui passe sur l'épaule.

Pendant que de nouveaux pelotons de vésicules se développent, les anciennes vésicules perdent leur transparence , sont laiteuses ou jaunes, dès le quatrième jour; leurs bases, et le liquide qu'elles contiennent, prennent une couleur bleue ou livide. Les nouvelles vésicules deviennent confluentes, elles s'applatissent de manière à ce que plusieurs d'entr'elles sont presqu'oblitérées. Elles sont ordinairement ouvertes à cette époque , et elles donnent issue à un liquide séreux qui se transforme en croûtes noires destinées à remplacer les vésicules. Ces croûtes sont bientôt très-consistantes et elles adhèrent à la peau d'une manière très-forte , jusqu'à ce qu'elles se détachent , ce qui arrive vers le douzième ou quatorzième jour. La peau est rouge et sensible , et dans les parties où l'ulcération et l'écoulement ont été abondans et douloureux, l'on aperçoit de nombreuses cicatrices. Comme toutes les réunions des vésicules suivent la même marche, quant aux divers changemens qu'elles subissent, les dernières se transforment en croûtes plus tard que les premières ; voilà pourquoi il s'écoule vingt et même vingt-quatre jours, avant que la desquammation n'ait lieu. J'ai vu, dans un ou deux cas, les vésicules se convertir en des ulcères nombreux, petits, ou en de petites cavités qui suppuraient, donnaient issue à un liquide pendant plusieurs jours, et ne guérissaient qu'à la fin de la quatrième semaine.

La fièvre se dissipe ordinairement dès que l'éruption est complétée, mais elle subsiste quelquefois pendant tout le cours de la maladie, et elle est probablement produite par la démangeaison forte et la douleur cuisante qu'éprouve le malade. Une douleur forte, lancinante et profonde, se fait sentir quelquefois dans la poitrine ; elle dure jusqu'aux dernières périodes de la maladie, n'est point adoucie par l'emploi des calmans, et constitue le symptôme le plus alarmant de cette éruption : cette douleur précède quelquefois l'éruption.

Quoique la zône suive ordinairement la marche régulière de la fièvre, de la maturité et du déclin de l'éruption, comme dans les différentes éruptions accompagnées de fièvres, et dans les différens exanthèmes, cependant la maladie n'est point contagieuse comme dans l'herpes *phlyctænodes*, et elle peut attaquer plus d'une fois le même individu. Cette maladie est légère ; elle n'a jamais donné lieu, dans plusieurs cas que j'ai observés, à des symptômes fâcheux, et elle n'a jamais été suivie d'une grande faiblesse : dans la plupart des cas elle n'oblige pas les malades à rester chez eux.

Les causes de cette maladie ne sont pas toujours bien connues. Les individus jeunes sont sujets à cette maladie, qui se manifeste ordinairement de douze à vingt ans : les personnes âgées ne sont point à l'abri de ses attaques, et elle est très-douloureuse chez elles. Cette éruption, plus fréquente dans l'été et l'automne, est quelquefois produite par l'impression du froid sur le corps après un exercice violent. Elle a été critique, lorsqu'elle a succédé à quelque maladie des intestins ou à des douleurs chroniques de la poitrine, qui ont lieu à la suite d'affections pulmonaires aiguës. Elle a été produite quelquefois, comme l'érysipèle, par des accès de colère.

Il est à peine nécessaire de parler du traitement d'une maladie à laquelle il faut laisser parcourir régulièrement ses périodes, et dont les secours médicinaux ne peuvent point abréger la durée. Des laxatifs, des diaphorétiques doux, l'emploi des calmans, lorsque les douleurs sont vives et profondes, et une diète légère , tels sont les moyens propres à remplir les différentes indications. L'expérience s'est prononcée sur les précautions que prenaient la plupart des médecins , jusqu'à Bursérius , en administrant les purgatifs; elle les rejette. L'on voit bien qu'elles tiraient leur source des préjugés des partisans de la pathologie humorale.

Il est inutile de faire aucune application sur les pelotons des vésicules : mais lorsque ces vésicules ont été enlevées par le contact des vêtemens , on remarque un écoulement qui fait adhérer le linge aux parties malades et donne lieu à une certaine irritation : on peut mettre , dans ce cas, un peu d'onguent entre le linge et les parties qui sont le siége de cet écoulement. Les vieux praticiens font des incisions aux vésicules pour évacuer l'humeur morbide, et les irritent même avec le nitrate de mercure, malgré la sensibilité des parties malades. Cette pratique vicieuse donne lieu à une ulcération et prolonge la durée de la maladie.

3. Herpes *circinatus*. (*Pl.* LI, *fig.* 1.) L'on donne ordinairement le nom d'*anneau vermiculaire* à cette variété des dartres. Cette maladie est très-légère à Londres, et elle n'est accompagnée d'aucun dérangement dans les principales fonctions du corps. Elle se manifeste sous la forme de petites taches circulaires, qui ne pré-

sentent des vésicules que sur leur circonférence. Ces taches sont petites, rouges à leur base, contiennent un liquide transparent auquel elles donnent issue dans trois ou quatre jours, et sont recouvertes par de petites croûtes noires. Aucune vésicule ne se développe au centre des taches. Le tissu de la peau est alors consistant, sa couleur rouge devient foncée, et la desquammation a lieu à mesure que l'éruption des vésicules diminue : l'éruption a parcouru ordinairement ses différentes périodes, et la chute des croûtes s'est opérée dans une semaine. La maladie ne se termine pas toujours aussitôt : et en effet, plusieurs vésicules se développent successivement sur les parties supérieures du corps, comme la face, le cou, les bras et les épaules, elles s'étendent quelquefois jusqu'aux extrémités inférieures, et dès-lors la maladie se prolonge jusqu'à la fin de la seconde ou de la troisième semaine. L'éruption n'est accompagnée que d'une démangeaison assez incommode et d'un sentiment de fourmillement dans les taches.

On observe plus communément, chez les enfans, *l'anneau vermiculaire herpétique*. Cette maladie a été regardée comme contagieuse. Elle s'est manifestée en même temps chez plusieurs enfans dans le même collége ou dans la même famille; mais c'était produit probablement par l'influence de la saison ou de toute autre cause générale. Nous n'établirons point ici la différence

qui existe entre *l'anneau vermiculaire vésiculeux*
et l'éruption contagieuse *pustuleuse* qui se manifeste sur le cuir chevelu et le front, et à laquelle l'on
a donné un nom vulgaire à-peu-près semblable (1).

Des applications astringentes et légèrement
stimulantes combattent avec avantage la démangeaison et le sentiment de fourmillement qu'é-
prouve le malade. Ces moyens sont utiles pour
diminuer le volume des vésicules. Le vulgaire
emploie l'encre, dans ce cas ; mais les solutions
des sels martiaux, du cuivre, du zinc, du borax
et de l'alun, remplissent, sous une forme moins
sale, la même indication.

Une autre forme de l'Herpes *circinatus* a lieu
quelquefois chez les malades, dont les taches sont
recouvertes par des vésicules serrées et réunies
entre elles, et dont la circonférence est dans un
état inflammatoire. Les vésicules sont larges et
remplies d'une lymphe transparente. La douleur,
la chaleur et l'irritation sont très-fortes, et l'éruption est souvent accompagnée d'un dérangement
assez considérable dans les principales fonctions
du corps. Les vésicules s'élèvent d'une manière
prompte et successive sur la face, les bras et le cou,
et affectent quelquefois, le jour suivant, le tronc
et les membres inférieurs. La douleur, la fièvre et
l'anxiété du malade ne cessent qu'au sixième jour
de l'éruption ; les vésicules s'applatissent alors, et

(1) *Voy.* Porrigo *Scutulata.*

l'état inflammatoire se dissipe. Les croûtes commencent à remplacer, le neuvième et le dixième jour, quelques-unes des vésicules, tandis que d'autres se dessèchent et s'exfolient, et la maladie est entièrement terminée vers le quinzième jour.

Les différentes variétés des dartres sont plus actives dans les climats chauds que dans nos climats du nord, et les habitans du midi sont sujets à une variété de *l'anneau vermiculaire herpétique* qui est presqu'inconnue en Angleterre. La marche de cette maladie varie de celle de l'éruption précédente, et sa durée est beaucoup plus longue. La maladie n'a pas lieu dès la disparition des premières vésicules; au contraire l'aire des taches continue à s'agrandir. Les vésicules donnent lieu à des ulcérations qui sont quelquefois très-profondes; et tandis que leur guérison s'opère, de nouvelles vésicules s'élèvent : elles parcourent les mêmes périodes que les premières, et sont remplacées à leur tour par une nouvelle éruption. La maladie se répand de cette manière sur les parties circonvoisines, et l'intérieur de l'anneau est guéri, pendant que la circonférence, qui est dans un état d'ulcération, continue à faire des progrès (1).

(1) Celse a décrit cette éruption de la manière suivante : « Alterum autem est in summa cutis exulceratione, sed sine » altitudine, latum, sublividum, inæqualiter tamen : medium- » que sanescit, extremis procedentibus; ac sæpe id, quod jam » sanum videbatur, iterum exulceratur, etc. »

4. Herpes *labialis*. L'on observe communément une éruption de vésicules sur le bord de la lèvre supérieure et inférieure, et à l'angle de la bouche.

Des vésicules se présentant sous la forme d'un anneau, s'élèvent d'une manière successive, forment quelquefois autour de la bouche un demi cercle, et quelquefois un cercle entier. Cette éruption a été décrite par les écrivains les plus anciens. Les vésicules sont remplies d'une lymphe transparente, qui devient trouble dans l'espace de vingt-quatre heures, prend la couleur d'un blanc jaune, et finit par présenter un aspect puriforme. Les lèvres sont rouges, enflées, sensibles et très - douloureuses, et le malade éprouve une chaleur très-vive dans cette partie, jusqu'à ce que le liquide ait été évacué, et que des croûtes épaisses et noires se soient formées sur les parties excoriées. Le gonflement cède alors, et les croûtes commencent à se détacher dans quatre ou cinq jours. Cette maladie se prolonge, comme les autres affections herpétiques, pendant dix ou douze jours.

Cette éruption est quelquefois produite par l'impression vive du froid, par la fatigue, etc., et elle est précédée, pendant trois jours, d'un état fébrile, de frissons, de céphalalgie, de douleurs dans les membres, l'estomac, de nausées, d'une grande lassitude, et d'un état de langueur. Un mal de gorge herpétique est quelquefois lié à cette maladie; une éruption de vésicules semblables a lieu sur les amygdales et la luette, rend la déglutition difficile et douloureuse. Les vésicules situées sur ces parties forment, à cause de l'humidité qui les entoure, des ulcérations légères, lorsqu'elles se rompent; mais leur guérison s'opère dans huit ou dix jours, dès que les croûtes des vésicules extérieures se dessèchent.

L'herpes *labialis* est ordinairement une affection symptomatique, et elle est souvent critique, puisque l'apparition de cette éruption diminue les symptômes des maladies des viscères. Elle se manifeste ordinairement dans les fièvres bilieuses, le cholera morbus, la dyssenterie, la péritonite, la péripneumonie et les catarrhes violens. Elle se développe assez souvent dans les fièvres malignes continues, et même dans les fièvres intermittentes (1).

5. Herpes *præputialis*. (*Pl.* LI, *fig.* 2.) Willan n'a point parlé de cette variété de l'herpes. Cette maladie mérite cependant une attention toute particulière, puisqu'elle peut donner lieu à une erreur dans la pratique, qui peut avoir des résultats fâcheux pour le malade. Lorsque des vésicules herpétiques qui se sont agglomérées, sont situées sur le prépuce, elles présentent tant de ressemblance avec les chancres,

____

(1) Huxham, *de Aere et Morb. Epid.*, vol. 11, p. 56. Plenck, *de Morb. Cutan.*, p. 83.

qu'il est très-possible que cette éruption ait été souvent confondue avec ces ulcères syphilitiques (1).

Le malade éprouve sur le prépuce une démangeaison extrême, accompagnée de chaleur ; et en examinant la partie souffrante, il aperçoit une ou deux taches rouges, de la largeur d'une pièce de six sous, sur lesquelles se sont agglomérées cinq ou six petites vésicules transparentes, qui paraissent avoir, à cause de leur extrême ténuité, la même couleur rouge que leur base. Ces vésicules s'agrandissent dans l'espace de vingt - quatre ou de trente heures, perdent leur transparence, s'agglomèrent entre elles le troisième jour, et deviennent, en quelque sorte, pustuleuses. Si l'éruption a son siége sur cette partie du prépuce qui s'étend sur le gland chez plusieurs individus, et si elles sont plongées dans l'humidité(comme celles qui se manifestent dans le gosier), elles se rompent ordinairement le quatrième ou le cinquième jour, et elles produisent une petite ulcération. Une sérosité trouble s'écoule en petite quantité de cette éruption, qui présente une couleur blanche à sa base et une légère élévation sur ses bords;

(1) Comme l'on trouvera dans la nouvelle *Encyclopédie* du docteur Rees, au mot *Herpes*, une description semblable à celle-ci, l'on pourrait peut-être m'accuser de plagiat à cause de cet article et de plusieurs autres, si je n'avertissais que je suis l'auteur des articles de médecine de cet ouvrage, depuis la lettre C.

aussi un observateur peu attentif ou peu exercé peut prendre cette affection herpétique pour un chancre, surtout si l'on a appliqué quelque caustique sur l'éruption, et si ce caustique a donné lieu à une irritation violente. La dureté du petit ulcère, telle qu'on la remarque dans le véritable chancre, peut encore induire le médecin en erreur. Si l'on n'a appliqué sur la partie aucun moyen irritant, une ulcération légère continue jusqu'au neuvième ou au dixième jour, sans présenter aucun changement remarquable, et la guérison ne tarde point à s'opérer à cette époque, puisque les croûtes se détachent le treizième ou le quatorzième jour.

Lorsque les taches se manifestent à l'extérieur du prépuce, ou sur la partie qui ne recouvre point le gland, la durée de l'éruption est plus courte et l'ulcération n'a pas lieu. La matière contenue dans les vésicules commence à se dessécher vers le sixième jour, et forme bientôt une croûte petite, dure et s'élevant en forme de pointe. Les parties situées sous cette croûte guérissent (si l'on n'irrite point ces organes par le frottement) vers le neuvième ou le dixième jour, époque à laquelle la petite croûte se détache.

D'après cette circonstance, il faut, dans le traitement de cette maladie, proscrire non-seulement les stimulants, mais encore toutes les applications propres à donner lieu à l'humidité.

Si l'on a le soin de placer, deux fois par jour, un peu de charpie sèche entre le prépuce et le gland, l'irritation sera bien moindre, quoique l'ulcération soit située en-dedans du prépuce.

Je ne connais point les causes qui produisent cette éruption sur le prépuce. M. Pearson croit que cette maladie est occasionnée par l'usage antérieur des préparations mercurielles (1). Cette maladie peut se reproduire chez les mêmes individus, et souvent à un intervalle de six ou huit semaines.

6. Herpes *Iris*. (*Pl.* LII.) Cette maladie, qui n'a point été décrite par les médecins, se manifeste sous la forme de petites taches circulaires; chacune de ces taches est composée d'anneaux concentriques de différentes couleurs. Elle est située ordinairement sur le dos ou la paume des mains, les doigts, et quelquefois le coude-pied. Elle ressemble, dans le principe, à une efflorescence; mais lorsque l'éruption est entièrement développée, on aperçoit des vésicules, non-seulement au centre du mal, mais encore sur les parties ambiantes. Les taches sont d'abord petites, et dans sept ou neuf jours elles devien-

(1) Mon ami, M. Copeland, chirurgien du Golden-Square, me fit part, après que j'eus publié la dernière édition de cet ouvrage, d'une observation qu'il avait faite sur cette maladie. Ce chirurgien a observé que cette maladie était sous la dépendance d'un état d'irritation ou d'un rétrécissement du canal de l'urèthre, et qu'on prévenait le développement des dartres, en guérissant ce rétrécissement, à l'aide des bougies.

nent, en augmentant progressivement, larges comme une pièce de douze sous. Le centre de l'éruption s'étend , une matière lymphatique se forme dans les vésicules circulaires , et ces vésicules demeurent dans cet état pendant deux jours, s'affaissent ensuite , et disparoissent entièrement dans une semaine. La couleur de la vésicule est d'un blanc-jaune : le premier anneau est d'un rouge brun ; le second est à-peu-près de la même couleur que le centre ; le troisième, qui est plus étroit que les autres , est d'un rouge foncé ; le quatrième, et l'anneau extérieur, ou l'aréole, ne paraît qu'au septième , au huitième ou au neuvième jour, et sa couleur, un peu rouge , se perd insensiblement dans la couleur ordinaire de la peau.

Cette maladie n'a été observée que chez de jeunes sujets ; elle n'est sous la dépendance d'aucun dérangement interne , et on ne saurait indiquer d'une manière bien précise la cause qui la produit. Elle s'est manifestée une ou deux fois à la suite d'une affection catarrhale violente , accompagnée d'enrouement et d'une éruption aux lèvres : elle a attaqué plusieurs fois les mêmes personnes ; elle affecte toujours les mêmes parties, et parcourt ses périodes dans le même espace de temps.

Les différentes variétés de l'affection herpétique ne doivent être combattues par aucun moyen interne , à l'exception des cas dans lesquels la santé éprouve quelque dérangement essentiel (le traitement anti-phlogistique général peut alors être employé). Et, en effet, les dartres suivent, comme les autres maladies éruptives, une marche régulière, et les secours de l'art n'abrégent pas la durée de cette maladie ; mais un traitement qui n'est point méthodique peut en retarder la guérison.

IV. Rupia.

Willan'n'a point parlé, dans l'énumération des genres de sa classification, de la maladie éruptive appelée *Rupia*. Des considérations pratiques peuvent avoir porté ce médecin à classer cette éruption dans le même ordre que l'etchyma; et elle a lieu, en effet, dans les mêmes cas que l'echtyma *luridum* et *cachecticum*. Mais comme cette maladie se présente sous une forme différente, nous avons cru devoir nous en occuper d'une manière toute particulière.

Des vésicules larges et aplaties se manifestent, dans cette maladie, sur les différentes parties du corps ; mais elles ne deviennent pas confluentes, leur base est légèrement enflammée ; leurs progrès sont lents, et elles donnent issue à une matière mal élaborée, qui se transforme en croûtes minces et superficielles, que le plus léger frottement désorganise, et qui se reproduisent sur-le-champ. Nous pouvons classer de la manière suivante les formes variées de cette maladie.

1. Rupia *simplex*. (*Pl.* LIII.) Cette éruption est composée de petites phlyctènes, remplies d'une lymphe claire, et situées sur différentes parties du corps. Le liquide contenu dans ces phlyctènes s'épaissit bientôt et devient opaque et presque puriforme ; une légère ulcération de la peau qui se manifeste, donne issue à un écoulement sanieux ; les croûtes se forment bientôt, la couleur de la peau est livide ou noire immédiatement après la guérison, et l'on serait porté à croire que l'épaississement du corps muqueux s'est opéré.

2. Rupia *prominens*. (*Pl.* LIV.) Des croûtes élevées, coniques, qui se forment progressivement, s'élèvent, dans cette maladie, sur des vésicules qui ont été atteintes, à leur base, d'une violente irritation. Une croûte cannelée se forme rapidement (dans l'espace d'une nuit), à mesure que le liquide produit par cet état d'irritation se concrète. Le développement lent et successif de cette maladie produit, en dernier résultat, une croûte conique et semblable à la coquille d'une petite moule. Cette croûte est superficielle, et si elle est enlevée par le frottement, une nouvelle croûte se forme, dans l'espace de six heures, sur celle qui vient d'être excoriée. Cette ulcération ne

présente point un caractère phagédénique, et elle finit par guérir. Cette maladie se prolonge pendant long-temps chez les personnes âgées et qui n'observent point un bon régime, et elle attaque ordinairemen: les jeunes personnes douées d'une constitution délicate.

Le traitement de l'etchyma convient très-bien contre cette maladie. Il faut soutenir les forces par une nourriture bonne, substantielle, et cependant légère, et par des médicamens altérans et toniques, tels que les pilules de Plummer, le quinquina et la salsepareille.

3. Rupia *escharotica*. Cette maladie n'attaque que les enfans à la mamelle et les jeunes enfans qui sont dans un état cachectique, lorsque leurs forces ont été auparavant affaiblies par des maladies, comme la petite vérole, ou par une nourriture malsaine, ou parce qu'ils n'étaient pas suffisamment vêtus ; aussi se termine-t-elle souvent d'une manière funeste chez les pauvres. Les vésicules se manifestent en général sur les lombes, les cuisses et les extrémités inférieures, et elles contiennent une matière sanieuse et corrosive. Plusieurs d'entre elles se terminent par des escharres gangréneuses, qui donnent lieu, en se détachant, à des cicatrices profondes.

V. Miliaria.

Une éruption de vésicules miliaires (*Pl.* **LV,** *fig.* 1) est peut-être toujours *symptomatique*, puisqu'elle est liée à un état fébrile qui s'était manifesté avant l'éruption. Elle se développe dans les différentes fièvres continues, rémittentes, inflammatoires, contagieuses, et dans d'autres maladies dans lesquelles l'on a déterminé une chaleur très-forte et une sueur abondante. Les médecins et les nosologistes, qui ont décrit une fièvre miliaire comme une fièvre éruptive idiopathique, telle que la rougeole, la petite vérole, la scarlatine, ont été dans l'erreur. Quelques-uns d'entr'eux se sont trompés, en supposant que cette maladie est due à l'action d'un virus syphilitique ou d'une acrimonie particulière, telle que la contagion produite par les maladies dont j'ai parlé ci-dessus ; et d'autres ont confondu mal-à-propos l'éruption miliaire avec l'efflorescence de la scarlatine.

La miliaire dont nous nous occupons maintenant, est caractérisée par une éruption de petites vésicules arrondies, de la largeur d'un grain de millet, et environnées d'une inflammation légère ; elle s'élève, dans les pyrexies, tantôt à une époque, tantôt à une autre. L'éruption est précédée d'une langueur et d'une faiblesse extrêmes, d'une transpiration très-abondante, et qui exhale souvent une odeur aigrelette, d'une forte chaleur et d'un sentiment de picotement et de fourmillement à la peau. Elle est plus abondante sur le cou , la poitrine et le dos, que sur les autres parties ; quelquefois elle est répandue sur tout le corps ; elle est moins abondante sur la face et les extrémités , et elle paraît et disparaît plusieurs fois, sans observer aucune espèce d'ordre.

Les vésicules sont, dès le principe, très-petites ; et comme elles sont remplies d'une lymphe parfaitement transparente , elles présentent la même couleur rouge que leur base enflammée ; mais la lymphe acquiert souvent, dans l'espace de trente heures, une opacité en quelque sorte laiteuse , et les vésicules sont blanches et ont la couleur de la perle. Telle est, sans doute, l'origine des épithètes *rubra* et *alba*, qui ont été données à ces vésicules, comme des dénominations particulières aux fièvres miliaires. La langue est couverte d'un enduit, ses bords sont d'un rouge foncé , ses papilles très-allongées, et des vésicules aphtheuses et des ulcérations se manifestent souvent , en même temps , dans le gosier.

L'éruption ne juge point d'une manière critique la fièvre dans laquelle elle se développe, elle n'en diminue pas les symptômes, et sa durée n'est point fixe, parce que de nouvelles vésicules se développent chaque jour : elle dure ordinairement depuis sept jusqu'à dix jours, et quelquefois beaucoup plus long-temps. Le traitement que l'on employait autrefois, et qui avait pour objet de produire des sueurs excessives, était propre à donner lieu à une seconde, une troisième ou même à une quatrième éruption, et la maladie se prolongeait ainsi pendant près de cinquante jours.

Nous jugeons inutile d'entrer maintenant dans de plus grands détails pour prouver que l'éruption miliaire est produite par une chaleur violente et par une transpiration très-abondante, et que, lorsqu'elle est funeste aux malades, elle est entièrement déterminée parce que le malade suit un régime très-stimulant, et qu'il demeure dans une habitation très-resserrée. Depuis qu'on a adopté, ces dernières années, une thérapeutique plus rationnelle, la maladie s'est entièrement dissipée, et cette destruction de la miliaire fait voir quelle était la cause qui lui donnait naissance. La rareté de cette maladie, avant que l'abus des théories hypothétiques eût éloigné les médecins du sentier de l'observation, et cette même rareté qu'ont observée ceux qui sont revenus par la suite dans la voie de l'observation, concourent à sanctionner cette même vérité. Hippocrate, dont la thérapeutique n'était pas propre à produire un état d'excitation dans les fièvres, n'a fait mention qu'une ou deux fois de cette maladie, et Sydenham n'a point observé la fièvre miliaire; à la fin du dix-septième siècle, lorsque la plupart des médecins traitaient souvent les malades de cette maladie, dont la terminaison était souvent funeste. Sydenham ne fait mention que de l'apparition accidentelle des vésicules miliaires, et il nous fait connaître la cause qui leur a donné naissance; cependant plus d'un demi-siècle s'est écoulé avant que De Haën ait pu établir en Allemagne la doctrine de Sydenham, et que White de Manchester, Cullen et d'autres médecins, l'aient propagée en Angleterre.

Parmi les circonstances variées que l'on a signalées depuis long-temps comme propres à produire la fièvre miliaire, l'on peut mettre au premier rang l'état des femmes après leurs couches; et cette maladie a été si fréquente chez les femmes en couches, qu'on l'a décrite comme une affection épidémique. Le traitement administré chez elles, et retracé par White d'une manière très-énergique, vient à l'appui de cette opinion. La femme était tellement surchargée de couvertures, suivant la remarque de ce médecin, qu'on ne lui permettait pas même *de sortir son nez hors du lit*, on lui administrait des boissons très-stimulantes, et l'on avait le soin d'interdire tout accès à l'air, dans une chambre dont la température était portée à un degré très-élevé et par le feu, et par le grand nombre de personnes qui venaient rendre visite à l'accouchée. Ces causes produisaient nécessairement la fièvre, une sueur excessive, l'oppression, l'anxiété et la syncope, et ces symptômes étaient encore augmentés par des boissons aromatiques, spiritueuses, opiacées, et par des remèdes ammoniacaux. Une semblable thérapeutique frappait de mort un grand nombre de malades qui présentaient dans leur maladie tous les symptômes propres à caractériser un état de malignité, et les forces de celles qui ne succombaient point étaient très-affaiblies ; ce qui n'étonnera pas le médecin qui sait apprécier l'influence mortelle d'une semblable excitation dans les maladies fébriles.

L'on a observé que dans d'autres fièvres, dans lesquelles une méthode semblable de traitement était employée, même à un degré moins élevé, et obligeait le malade à demeurer au lit ; que l'éruption miliaire accompagnée d'un état de langueur et de la diminution des forces, était fréquemment unie aux fièvres *catarrhales* et *rhumatismales* et aux fièvres typhoïdes rémittentes et intermittentes ; aussi les médecins qui ont décrit la fièvre miliaire, parlent-ils de cette maladie comme d'un état maladif déguisé sous la forme de ces affections morbides et propre à augmenter la marche et les progrès de ces fièvres. Lorsque la fraicheur n'est point entretenue pendant l'été dans les appartemens, et que l'on n'y fait point assez de ventilations, l'on observe quelquefois une légère éruption miliaire , et cette maladie peut se manifester toutes les fois que le malade est obligé de rester au lit à cause d'une opération chirurgicale , d'une attaque d'hystérie, d'un état d'asthénie, ou de tout autre accident. L'augmentation de la chaleur de la peau, dans les exanthèmes accompagnés de fièvre, peut donner lieu à l'éruption miliaire : on l'observe surtout dans la scarlatine, et l'on remarque alors parfois des vésicules larges , dont la couleur est semblable à celle de la perle. Il n'est pas nécessaire de nous occuper de la méthode de traitement de la miliaire ; et en effet, lorsqu'on fera faire avec soin la ventilation, et que l'on fera suivre au malade un régime rafraichissant , cette maladie aura lieu très-rarement. Il faut avoir soin de bannir toute odeur désagréable de la chambre dans laquelle ont été placés une femme après ses couches ou un malade atteint d'une affection fébrile. L'on entretiendra un air pur dans l'appartement du malade. Les boissons spiritueuses et vineuses seront proscrites; elles ne sont nullement indiquées et elles produiraient une excitation funeste , lors même qu'on les donnerait en petite quantité. La plus grande propreté , des boissons rafraîchissantes et délayantes, une diète légère, en un mot, le régime antiphlogistique , seront très-utiles , toutes les fois que l'éruption miliaire se manifestera seule. On emploiera avec succès les acides

minéraux , si aucun symptôme n'en contr'indique l'usage.

VI. Eczema.

Des vésicules petites , situées les unes près des
autres, ou entièrement agglomérées entre elles,
dont la base n'est pas enflammée, ou du moins
dont l'inflammation est très-légère , se manifestent, dans l'eczema , sur différentes parties du
corps. Cette maladie , qui n'est pas contagieuse,
n'est point accompagnée de fièvre. Cette éruption est produite, en général , par une cause
irritante , soit externe, soit interne : les personnes dont la peau est très-irritable , sont sujettes à l'eczema. Elle diffère de la miliaire, puisqu'elle n'est point le résultat de la fièvre, et qu'elle
n'est accompagnée , à moins qu'elle ne soit très-
étendue, d'aucun dérangement dans la constitution ; dans les cas même les plus graves, les
fonctions du cerveau et de l'estomac sont rarement altérées. On la prend souvent pour la gale,
lorsqu'elle ne paraît que sur les doigts, la main
et une partie de l'avant-bras ; mais les vésicules
pointues et transparentes de l'eczema, leur agglomération , leur situation qui ne varie jamais,
le manque d'une inflammation ambiante et
d'une ulcération considérable , et dans plusieurs cas le sentiment de cuisson et de four-

millement, plutôt que de démangeaison, servent à nous faire distinguer l'eczema de la gale. D'ailleurs, les causes de l'eczema, la forme et l'étendue de cette éruption, sont différentes de celles de la gale.

1. Eczema *solare*. (*Pl.* LVI.) Cette éruption est une des espèces les plus fréquentes de l'eczema; elle se montre pendant l'été, et se trouve produite par l'action directe des rayons solaires ou d'un air chaud; aussi attaque-t-elle presque exclusivement les parties du corps qui sont découvertes, comme la face, le cou et les avant-bras, chez les femmes, mais plus particulièrement le dos des mains et des doigts. L'eczema est précédé et accompagné d'une chaleur et d'un sentiment de fourmillement qui sont portés jusqu'à la cuisson, lorsque les parties affectées sont exposées à l'action du soleil ou à la chaleur du feu. Les doigts sont quelquefois si enflés, que la couleur naturelle de la peau a disparu entièrement. Les vésicules sont petites et un peu proéminentes, elles sont remplies d'une sérosité laiteuse, ténue, ou quelquefois d'une lymphe de couleur brune, et elles ne sont point enflammées. Elles sont, cependant, entourées quelquefois d'un cercle inflammatoire sur la partie supérieure du bras, et chez les femmes, sur la poitrine, le cou et les épaules : on les désigne vulgairement sous le nom de

taches de chaleur. Les hommes doués d'un tempérament sanguin, qui font beaucoup trop d'exercice pendant un temps chaud, sont affectés, dans cette maladie, de pustules phlyzaciées, ou de tubercules durs et douloureux, qui s'élèvent sur différentes parties du corps, deviennent comme de petits ulcères, et suppurent très-lentement. L'on observe, néanmoins, plus souvent, cette complication dans l'eczema *impetiginodes.*

Les vésicules s'élèvent, dans cette éruption, les unes après les autres, et l'on ne peut indiquer avec précision ni la durée, ni l'époque de la terminaison de cette maladie. Elle se prolonge pendant deux ou trois semaines, sans donner lieu à aucun dérangement interne. La lymphe renfermée dans les vésicules devient plus laiteuse, et est absorbée progressivement, ou bien elle se dessèche et forme des croûtes brunes qui s'exfolient, ou des écailles d'un jaune brun, de la grosseur de la tête d'une petite épingle ; mais les vésicules peuvent reparaître, et celles-ci se terminent comme les précédentes. L'eczema se prolonge pendant plusieurs semaines, chez les individus que l'irritabilité particulière de leur peau prédispose à cette maladie : elle dure jusqu'à la fin de l'automne, et quelquefois même jusqu'à l'hiver. Dans ce cas, les vésicules donnent issue à une sérosité âcre, qui enflamme et ulcère même légèrement la peau, et dès-lors la maladie présente les caractères de l'impetigo.

Les secours médicinaux n'abrègent pas la durée de cette maladie. Les acides minéraux, unis à une décoction de quinquina, ou à toute autre décoction végétale tonique, un régime léger, mais substantiel, diminuent l'éruption. L'on peut recourir à la serpentaire et à la salsepareille, lorsque cette maladie s'est manifestée après de longs voyages, des fatigues prolongées, ou lorsqu'elle est accompagnée de quelque affaiblissement des forces de la constitution. Des purgatifs actifs et répétés ne conviennent pas dans cette maladie. De simples lotions d'eau tiède diminuent la cuisson et le sentiment de fourmillement qu'éprouve le malade dans les parties qui sont le siége de l'éruption, et qui ne peuvent supporter l'application d'aucun onguent ou d'aucun stimulant.

2. Eczema *impetiginodes*. (*Pl.* LV , *fig.* 2.) L'application de différentes substances donne lieu à cette éruption. Cet eczema devient chronique, si l'on continue pendant quelque temps ces applications, et il ne diffère de l'impetigo que par le manque de pustules. Des vésicules petites, séparées, contenant un liquide transparent, semblables aux pustules psydraciées, qui adhèrent fortement au tissu de la peau, ou qui sont légèrement proéminentes, s'élèvent dans cet eczema

et s'accroissent lentement : elles sont accompagnées de douleur, de chaleur, de cuisson, et
souvent d'une démangeaison vive. Lorsqu'elles
se rompent, elles donnent issue à une lymphe
âcre, qui irrite et enflamme l'épiderme ambiant ;
l'épiderme s'épaissit alors, devient rude, rouge
et gercé, comme dans l'impetigo. L'apparition
des vésicules et des pustules, qui a lieu quelquefois dans cette maladie, établit encore l'affinité qui existe entre l'eczema et l'impetigo.
D'ailleurs, les mêmes moyens irritans produisent
chez différens individus une éruption tantôt
pustuleuse, tantôt vésiculaire : celle-ci est toujours plus douloureuse et plus opiniâtre que
l'éruption pustuleuse. L'irritation produite par
l'action du sucre sur les mains et sur les doigts,
et appelée vulgairement la gale de l'épicier, est
vésiculaire chez quelques personnes et pustuleuse chez d'autres. Le stimulus âcre de la chaux
produit sur les mains des maçons une éruption
semblable. Un des cas les plus graves que j'aie
observés, s'est présenté chez un faiseur de limes,
dont les mains furent affectées de cette éruption ;
cet eczema avait été produit probablement chez
cet ouvrier par la chaleur continuelle de la forge,
et par la limaille d'acier dont ses mains étaient
toujours couvertes. L'irritation occasionnée par
l'application des vésicatoires, des emplâtres stimulans, etc. etc., donne lieu tantôt à une affection vésiculaire, et tantôt à une éruption pus-

tuleuse. L'inflammation de la partie sur laquelle
ces stimulans ont été appliqués, se propage au
loin, et se prolonge pendant quelque temps chez
les individus doués d'une constitution irritable
et cachectique, lors même que ces stimulans
ont été enlevés. Ainsi l'application d'un vésicatoire sur le creux de l'estomac donne lieu à une
éruption de vésicules, et souvent à des pustules
ecthymatées et à des tubercules enflammés et
ulcérés, qui s'étendent, dans quelques cas, sur
presque tout l'abdomen, ou jusqu'à la partie supérieure du sternum ; et l'application d'un vésicatoire entre les épaules donne lieu à une éruption semblable sur le dos et les lombes. Chez
quelques individus, l'ulcération de ces tubercules s'opère lentement, et a son siége sur des
parties situées profondément. Cette ulcération
est suivie de la formation de croûtes, qui se
dessèchent, deviennent noires, et ne se détachent
qu'au bout d'un temps assez long. Lorsque ces
ulcères sont nombreux, ils donnent lieu à une
fièvre légère, et font éprouver beaucoup de
douleur au malade, au moindre mouvement
qu'il exécute. Cette éruption incommode n'occasionne pas d'autre dérangement dans la constitution : elle se prolonge pendant deux ou trois
semaines, et elle entraîne avec elle plus d'inconvéniens que l'application qui lui a donné
naissance.

Il faut commencer, dans le traitement de cette

maladie, par enlever la cause irritante, dès qu'on parvient à en reconnoître les traces. La guérison de cette espèce d'eczema s'opère lentement; mais l'on parvient à calmer les douleurs auxquelles elle donne lieu, en employant des cataplasmes émolliens, en lavant fréquemment les parties affectées avec une décoction de gruau, de son, et avec du lait tiède. Si le malade est dans un état cachectique, il faut lui faire subir le traitement qui convient dans l'ecthyma, et qui est propre à rétablir les forces.

3. Eczema *rubrum*. (*Pl.* LVII.) L'irritation produite par le mercure donne lieu à la variété la plus remarquable de l'eczema *rubrum* (*Pl.* LVIII). D'autres causes peuvent occasionner cette maladie : ainsi cet eczema est produit quelquefois par l'impression trop forte du froid. Il peut se manifester plus d'une fois chez les mêmes individus, à des époques indéterminées, quelquefois sans que l'on puisse apprécier la cause qui l'a produit, et sans que cette cause soit proportionnée à la maladie.

L'eczema *rubrum* est précédé d'un état de tension, d'une chaleur brûlante, et d'une démangeaison. L'on remarque ces différens phénomènes sur les parties où cette éruption commence par se manifester, et on les observe très-souvent à la partie supérieure et interne des cuisses, et au scrotum chez l'homme. Quelquefois cette éruption se répand d'abord sur les aînes, les aisselles, le pli du bras, les poignets, les mains, ou sur le cou : la rougeur accompagne bientôt ces symptômes, et la peau est rude, en quelque sorte, au toucher. Cette éruption n'est point cependant un erythema; car en examinant avec une attention toute particulière cette éruption, entre la clarté du jour et l'œil, ou avec un verre convexe, on trouve que la rougeur est produite par des vésicules innombrables, petites et transparentes, que l'on a prises pour des boutons. Ces vésicules deviennent, dans deux ou trois jours, si elles ne se rompent pas, grosses comme la tête d'une épingle, et leur sérosité s'épaissit et devient laiteuse ; dès-lors il est très-facile de reconnaître cette éruption. Cet eczema se répand bientôt sur le corps et les membres. Il est caractérisé par des taches qui se développent les unes après les autres, et il est accompagné d'un gonflement considérable des tégumens, tel que celui qu'on observe dans la petite vérole et d'autres fièvres éruptives. Le malade éprouve, dans cette éruption, une sensibilité très-vive et une forte démangeaison à la surface cutanée. Lorsque les vésicules commencent à n'être plus transparentes, elles se rompent ordinairement, et donnent issue, par un grand nombre de points, à un liquide ténu, âcre, qui irrite la peau, l'enflamme, l'excorie et la rend très-douloureuse Cet écoulement est très-abondant; le liquide ichoreux s'épaissit davantage, rend roide le linge qui l'absorbe, et qui devient ainsi une nouvelle source d'irritation. Ce liquide exhale une odeur très-fétide. Cette maladie se développe d'une manière successive sur la peau, jusqu'à ce que tout le corps soit presque couvert d'une excoriation douloureuse, accompagnée de gerçures profondes aux plis des articulations et de la peau du tronc ; des croûtes squammeuses, jaunes, se forment dès que l'humeur, qui augmente l'irritation, se dessèche, et s'élèvent sur différentes parties du corps.

La douleur produite par une excoriation aussi étendue suffit pour accélérer le pouls et couvrir la langue d'un enduit dont la couleur est blanche. Les fonctions de l'estomac et du cerveau ne sont point altérées dans cette maladie.

La durée de cette excoriation et de cet écoulement est indéterminée. Cette éruption peut se terminer dans dix jours, si elle n'attaque que certaines parties du corps ; mais, si elle est générale, la santé se rétablit rarement avant six semaines, et la maladie se prolonge ordinairement jusqu'à la huitième ou dixième semaine. Une inflammation aussi forte désorganise entièrement l'épiderme, et lorsque l'écoulement cesse, le tissu épidermoïque se ramollit ; il devient brun, et par la suite noir, avant de se détacher sous forme de larges écailles. L'épiderme qui ne s'est point détaché, est sujet, comme dans les

autres inflammations superficielles , à une nouvelle desquammation qui se répète jusqu'à trois
ou quatre fois ; mais les écailles farineuses sont,
dans ce cas, blanches et plus petites : l'on remarque quelquefois sur la peau une espèce de
rudesse qui ressemble à celle qu'on aperçoit dans
un psoriasis léger. Dans quelques cas, la desquammation de l'épiderme, des cheveux et des
ongles, se manifeste, et lorsque les ongles se renouvellent, ils sont recourbés, épaissis et sillon-
nés comme dans la lèpre.

Lors même que l'eczema *rubrum* est produit
par une irritation mercurielle, il ne s'étend souvent que sur une petite partie du corps ; l'écoulement est, dans ce cas, léger, et sa durée est
courte. Cette maladie attaque les individus irritables, principalement pendant un temps chaud :
elle affecte les mains, les poignets, le cou,
l'oreille externe et d'autres parties, mais sans
déranger en rien l'ensemble des principales fonctions. Des vésicules se développent, dans cette
affection, les unes après les autres, et sont environnées d'une rougeur ambiante ; l'ichor qui
en découle, donne lieu, en se desséchant, à la
formation de différentes croûtes partielles : cette
maladie se prolonge pendant plusieurs semaines.

Le traitement de cet eczema doit être palliatif. Quoique le médecin ne puisse point abréger
les périodes de cette maladie, il peut diminuer,
cependant, les souffrances du malade, en em-

ployant différens palliatifs, empêcher ainsi la maladie de se prolonger au-delà de sa durée ordinaire, et d'affaiblir le système général des forces.

Des lotions tièdes, des fomentations faites avec une décoction de gruau ou de son, des bains chauds, diminueront beaucoup la sensibilité et l'irritation de la peau, et préviendront ainsi l'affaiblissement des forces, qui serait produit par les souffrances du malade. L'on applique avec beaucoup d'avantage des cataplasmes, lorsque la maladie n'attaque que les extrémités. Lorsque la desquammation a eu lieu, M. Pearson conseille d'appliquer sur les parties affectées un cérat adoucissant, composé avec une partie d'emplâtre de litharge, avec la cire et l'huile, que l'on étendra sur de la toile et que l'on renouvellera deux fois par jour. Il faut changer souvent les draps du lit et le linge du malade, parce qu'autrement ces tissus deviennent roides dès que le corps se dessèche; par ce moyen l'on prévient l'irritation qu'ils pourraient produire sur la peau.

Les boissons et les alimens stimulans, qui sont propres à augmenter l'irritation, seront proscrits; l'on donnera quelques laxatifs pour entretenir la liberté du ventre, l'on administrera de temps en temps quelques sels diaphorétiques ou quelques antimoniaux, et on les unira à un opiat pour diminuer les souffrances du malade.

L'acide sulfurique est une boisson agréable et rafraîchissante ; on peut le combiner avec le quinquina et la salsepareille lorsque le gonflement des parties est presque dissipé, et que l'écoulement est presque tari.

VII. Aphtha.

On donne le nom d'aphthes à des vésicules (1) petites, blanches, couleur de perle, qui paraissent sur la langue, les lèvres et l'intérieur de la bouche et du gosier. Ces vésicules sont ordinairement nombreuses, donnent lieu à des ulcérations superficielles, et se transforment en croûtes blanches, dont la desquammation ne tarde pas à s'opérer.

Cette affection de la bouche, qui a été décrite depuis Hippocrate jusqu'à nous, a

(1) Le caractère vésiculaire des aphthes a été décrit par plusieurs bons observateurs, principalement par Van Swieten, qui en a parlé, en commentant le mot *ulcuscula*, employé par Boerhaave, aph. 978; par Sauvages, qui regarde cette éruption comme phlycténoïde, et par le professeur Arnemann, qui les décrit comme se présentant sous la forme de légères élévations d'un blanc gris, « *seroso* quodam *liquore* referti. » (*Comment. de Aphthis,* §. 11.) *Voy.* Welti, *Diss. de Exanthem. Fonte Abdominali*, §. 6 ; Callisen, *Syst. Chir. Hod.*, §. 834; et Plenck, *Doctr. de Morb. Cutan.*, class. x, qui les décrit aussi d'une manière plus exacte. « *Incipiunt* aphthæ *sub formâ vesicularum* » miliarium albarum, quæ in apice foraminulum gerunt, dein » collabuntur et aliquantum latescunt. » On peut consulter

été, en général, regardée comme un état maladif, qui a lieu fréquemment chez les enfans (1), et qui est occasionné par un dérangement des premières voies ou comme le résultat des fièvres gastriques, ou des éruptions accompagnées de fièvre. Quoique les aphthes soient liés avec différentes maladies, soit aiguës, soit chroniques, qui peuvent se développer dans tous les âges, lorsque celles-ci sont compliquées d'une grande faiblesse, on peut les classer, de la manière suivante :

1. Aphtha *lactantium* (2). Les aphthes s'observent très-souvent chez les enfans à la mamelle, et ils n'altèrent pas beaucoup leur santé. Ils sont accompagnés, cependant, d'insomnie et d'une fièvre légère, lorsque l'estomac et les intestins sont beaucoup dérangés. La douleur et la difficulté qu'éprouve l'enfant, lorsqu'il tète, doivent porter la nourrice à soupçonner l'invasion de cette éruption, et surtout lorsque les

encore les ouvrages de plusieurs médecins anglais, tels que Underwood, vol. 1, p. 62; Armstroug, *on the Man. of Children*, p. 18; et Syer, *on Man. of Infants*, p. 11, chap. 3.

(1) Hippoc., *Aph.* 24, sec. III, etc. — Celsus, lib. II, c. 9, et lib. VIII, cap. 42. — Aëtius, tet. II, serm. IV, cap. 39. — Julius Pollux, *Onomast.*, lib. IV, cap. 24.

(2) *Aphtha infantiles of Plenck*, spec. 1; Sauvages, cl. III, gen. X; Aphtha *lactucimen*, spec. 1. Amatus Lusitanus a donné à cette éruption le nom de *lactumina* ou *lactucimina* (*Curat. Medic.* cent. V), parce qu'il pensait qu'elle était produite par l'altération du lait.

enfans ressentent beaucoup de chaleur à leur bouche et qu'ils enflamment et excorient le mamelon de la nourrice. Les aphthes commencent à paraître sur les bords de la langue, à l'angle et à l'intérieur des lèvres, et s'étendent sur toute la surface de la langue, du palais, de l'intérieur des joues et du gosier.

Les parties sur lesquelles ils sont situés, sont rouges ou pourprées ; la langue est quelquefois légèrement tuméfiée, et les papilles de cet organe, principalement celles de la pointe, sont enflammées, allongées, et présentent presque le même caractère que dans la fièvre scarlatine. Les vésicules aphtheuses sont blanches, demi-opaques, ressemblent à du lait caillé, et sont adhérentes aux parties dont nous venons de parler ; elles se ramollissent à diverses périodes de la maladie (dans certains cas, douze heures après leur apparition ; dans d'autres, plusieurs jours après), se détachent ensuite, en laissant la membrane de l'intérieur de la bouche affectée d'une certaine rougeur. D'autres vésicules s'élèvent ordinairement sur d'autres parties que sur la langue, et parcourent une marche semblable à celle des premières : dans le même temps une nouvelle éruption a lieu, et toute la membrane qui tapisse la langue et la bouche finit par être recouverte de croûtes blanches formées par l'agglomération des aphthes. Cette éruption se reproduit quelquefois et parcourt la même marche ; souvent elle n'est guérie et ne reparaît que d'une manière partielle, et l'agglomération des croûtes persiste pendant plusieurs semaines. Les aphthes s'étendent jusqu'à l'œsophage, et l'on est porté à croire qu'ils attaquent la surface interne de l'estomac et du tube intestinal, lorsque le tenesme se déclare, et que l'on observe en même temps une rougeur vive et un état d'excoriation à la marge de l'anus. Ces derniers symptômes sont occasionnés quelquefois par l'irritation que produisent les excrétions morbifiques des intestins, provenant des éruptions aphtheuses. Les aphthes affectent quelquefois la trachée-artère ; mais ils s'étendent rarement jusque dans les fosses nasales (1).

Les aphthes des enfans à la mamelle sont souvent sous la dépendance d'un dérangement de l'estomac et des intestins, accompagné d'un état de faiblesse : aussi se développent-ils chez eux, lorsque le lait de la nourrice n'est pas assez abondant, ou qu'il n'est pas de bonne qualité. Cette éruption est souvent beaucoup plus grave, lorsque l'enfant n'est point allaité et qu'on lui donne une nourriture malsaine. Toutes les causes qui peuvent affaiblir le système général des forces, telles que la malproprété, une habitation resserrée, le défaut d'exercice, la mauvaise habitude de laisser les enfans trop long-temps au lit, etc.,

(1) Callisen.

augmentent, dans ces deux cas, la disposition qu'ont les enfans à être atteints de cette éruption. D'ailleurs, des alimens trop échauffans ou trop fades, en un mot, différens de ceux que la nature semble nous indiquer, occasionnent des indigestions, et engendrent souvent l'acidité des substances contenues dans l'estomac.

Lorsque les aphthes ne sont accompagnés que d'un léger mal-aise, ou qu'ils ne donnent lieu qu'à l'acidité dont nous venons de parler, ils sont peu dangereux, et produisent à très-peu d'accidens, sur-tout s'ils sont peu nombreux et qu'ils se trouvent disséminés; mais s'ils sont en grande quantité, s'ils sont agglomérés sur la langue, dans la bouche, dans le gosier, s'ils sont accompagnés d'une diarrhée opiniâtre, d'un état fébrile et d'insomnie; s'ils compliquent la faiblesse et l'amaigrissement qui surviennent après la rougeole, l'érysipèle et d'autres maladies aiguës, si le malade est dans le marasme depuis long-temps, ils constituent une maladie grave qui se trouve sous la dépendance d'une cause interne, et qui est augmentée par les souffrances qu'éprouve l'enfant lorsqu'il veut prendre de la nourriture. Les aphthes sont aussi dangereux, lorsque leur couleur devient livide.

Lorsque cette éruption n'est pas compliquée, on parvient aisément à en opérer la guérison. On remédie promptement à l'acidité des premières voies, en employant quelques poudres absorbantes, que l'on peut combiner avec de petites doses de rhubarbe ou de magnésie, si les intestins ne sont pas trop irritables, ou que l'on unit à la poudre de *contrayerva comp.*, si le tube intestinal est dans un état d'atonie, et si les forces de l'enfant sont affaiblies. L'on dirigera ensuite son attention du côté de la nourrice ; on lui donnera une bonne nourriture, on rétablira ses forces, et l'on parviendra ainsi à procurer à l'enfant un lait bien substantiel ; et si celui-ci n'est point allaité, on cherchera à lui procurer, toutes les fois qu'on le pourra, une bonne nourrice, et souvent l'on guérira promptement sa maladie, en prenant cette dernière précaution. L'on a recours depuis long-temps, dans le traitement des aphthes, à différentes applications locales, et l'on choisit à cet effet de légers astringens. Lorsque ces moyens ne sont pas trop stimulans, et qu'on les emploie au commencement de l'éruption, ils servent non-seulement à coaguler et à dissiper la mucosité et l'enduit visqueux des aphthes, mais encore à diminuer la tendance qu'a cette éruption à se reproduire. Le borax conseillé par M. Gooch, de Norwich (1), et qui est aujourd'hui entre les mains de la plupart des nourrices, est l'astringent le plus efficace que l'on puisse employer. On combine avanta-

(1) Gooch, *Surg. Observations.*

geusement ce sel dans la proportion d'un douzième ou même d'un huitième, avec de l'eau, du mucilage, du sirop ou du miel. Il est inutile de parler du miel rosat, du sirop de mûres, de l'acide muriatique ou sulfurique donné à petite dose, du sulfate de zinc et des poudres absorbantes qui sont employées par différens praticiens. Lorsque la sensibilité des parties malades est très-vive, et que quelque excoriation a eu lieu, l'on aura recours à des applications émollientes, comme le topique (1) conseillé par Wanswieten, et qui est composé avec du lait, un jaune d'œuf et le sirop de pavot; l'on n'emploiera des astringens que lorsque l'irritation sera complètement dissipée.

Les aphthes qu'ont les enfans un peu âgés, ressemblent à ceux qui affectent les adultes ; ils se développent rarement, et ils sont souvent sous la dépendance de quelque état maladif des organes digestifs, et surviennent ordinairement à la suite des fièvres; aussi, lorsqu'ils paraissent dans toute autre circonstance, sont-ils dangereux et très-difficiles à guérir. Si l'enfant demeure long-temps au sein, l'on doit être porté à croire que le lait de la nourrice est de mauvaise qualité, ou qu'il n'est point assez abondant, et dès-lors il faut sevrer l'enfant ou lui donner une autre nourrice. Si le marasme et l'amaigrissement se

(1) *Comment. ad Aph.* 990.

déclarent pendant l'administration des absorbans et des altérans ; si l'abdomen se tuméfie , et si des excrétions morbifiques ont lieu par les intestins, il faut recourir à l'emploi du mercure combiné avec le carbonate de chaux, ou de l'oxide gris de mercure combiné avec la soude et quelque poudre absorbante , et terminer le traitement par l'administration des toniques. Lorsque la couleur des aphthes devient brune , ou lorsque l'éruption se développe à la suite de maladies aiguës accompagnées d'une grande faiblesse, il faut rétablir le système général des forces par de légers toniques, des cordiaux, et un régime substantiel. Ainsi l'on donnera une décoction légère de quinquina ou de cascarille, la solution du tartrate de fer avec la rhubarbe, des bouillons légers de viande, et du lait coupé avec une décoction mucilagineuse.

2. Aphtha *adultorum*. Les aphthes affectent, dans un grand nombre de circonstances, les enfans un peu âgés et les adultes, et ils sont liés à un grand nombre de maladies , soit aiguës , soit chroniques. Ils ont lieu non-seulement à la suite de la petite-vérole, de la rougeole, de l'érysipèle et de la fièvre scarlatine ; mais encore toutes les fois que les forces sont affaiblies , soit par l'effet d'un âge avancé , d'une vie sédentaire , prolongée pendant long-temps , à cause

de quelque blessure ou de tout autre accident ,
par l'hydropisie, la goutte, la dyspepsie , la diarrhée , la chlorose , la consomption et les différentes fièvres hectiques (1) ; et dans ces dernières maladies l'apparition des aphthes annonce
ordinairement une décomposition prochaine.
Plusieurs médecins ont parlé de la disposition
particulière qu'ont les fièvres d'automne à produire les aphthes dans les temps froids et humides,
sur-tout lorsque cette éruption est liée à un état
maladif des intestins , ou qu'elle se développe
chez les femmes en couches. Ils ont, en outre, remarqué l'influence d'un régime échauffant sur l'apparition de l'éruption aphtheuse et miliaire (2).
Les aphthes et l'éruption miliaire ne diminuent
jamais les symptômes de ces maladies , ils paraissent plutôt propres à les aggraver et à en prolonger la durée. Ils annoncent toujours , il est
vrai , un état grave , lorsqu'ils accompagnent
d'autres maladies , et sur-tout lorsqu'ils affec-

(1) Callisen. « Neque infrequenter (aphthæ) in adultis me-
» tastasi imperfectæ, infidæ, in febribus continuis, exanthe-
» maticis, putridis, inflammatoriis, lentis, à suppuratione in-
» ternâ seu pure resorpto, vel alvifluxu, vires pessundanti
» inductæ, debentur. » Consultez Willan , *Reports on Dis. of
London* , p. 114; et Arnemann, *loc. cit.* ; §. III , *de Aphthis
adultorum.*

(2) Arnemann et Willan , *ibid.* — Van Swieten *ad Aph.*
983. — Sydenham , sect. IV, cap. 3. — Stoll, *Rat. Med.*,
tom. II , p. 167.—Huxham, *de Aëre et Morb. Epidem.*, lib. II,
p. 29. — Franck, *de Curand. Hom. Morbis* , lib. III , §. 366.

tent le pharynx, et qu'ils n'attaquent cette partie qu'après avoir établi leur siége dans l'estomac ; lorsque le malade éprouve une vive anxiété, de la douleur et de la chaleur à la région précordiale, des nausées et le hoquet ; enfin lorsqu'ils se manifestent à la suite de différentes fièvres, que le pouls est petit et fréquent, et que l'appétit ne se rétablit pas. Le praticien doit chercher, dans ce cas, à relever les forces et à combattre en même temps l'éruption aphtheuse. Le quinquina et les acides minéraux, une nourriture légère, mais substantielle, quand les organes digestifs pourront la supporter, la gestation, lorsqu'on pourra l'obtenir, sont propres à remplir la première indication ; de fréquentes lotions d'eau froide dans la bouche et dans le gosier remédieront à l'affection locale, et on y joindra les différentes lotions dont nous avons parlé plus haut.

3. Aphtha *anginosa*. On peut donner ce nom à un mal de gorge que l'on observe souvent pendant les saisons de l'automne, froides et humides, principalement chez les femmes et chez les enfans. Cette maladie est, en général, précédée d'une fièvre légère, qui dure ordinairement pendant plusieurs jours ; le second ou le troisième jour après le développement de la fièvre, l'on aperçoit dans le gosier un état de rougeur et de tuméfaction. L'inflammation et la tuméfaction se propagent sur-tout sur les amygdales, la luette

et la partie inférieure du voile du palais, dont la couleur devient rouge et pourprée. La même couleur s'étend sur les parties latérales de la langue, qui présente au milieu de sa surface une légère croûte blanche, à travers laquelle cet organe élève ses papilles alongées et enflammées. De petites taches blanches s'élèvent sur ces parties; elles sont ordinairement situées à une certaine distance les unes des autres, et guérissent dans quelques jours; mais quelquefois elles s'agglomèrent ensemble et donnent lieu à des ulcérations superficielles. Les différentes éruptions aphtheuses, qui ont lieu les unes après les autres, mais qui n'altèrent en rien les forces de la constitution, prolongent cette maladie pendant trois semaines ou un mois.

L'action du froid et de l'humidité, une nourriture malsaine et des effluves irritans portés sur les organes pulmonaires, donnent lieu à cette maladie. Ainsi cette éruption affecte quelquefois les personnes qui soignent les malades atteints d'une petite vérole confluente, d'une fièvre scarlatine accompagnée d'une esquinancie, ou de toute autre fièvre de mauvais caractère. Quoiqu'il n'y ait point de preuve bien manifeste de la propagation de cette maladie par la contagion, on l'a vue souvent se déclarer dans le même temps chez plusieurs enfans, dans la même famille, et les attaquer rapidement les uns après les autres.

Cette affection n'est pas dangereuse, et l'on ne

doit pas chercher à en abréger la durée. Une diète
légère, des boissons délayantes, des minoratifs,
toutes les fois que les intestins ne remplissent
point régulièrement leurs fonctions, tels sont les
moyens que l'on peut employer avec avantage.
L'application des sangsues et des vésicatoires est
plutôt nuisible qu'avantageux, et le quinquina
et les acides minéraux peuvent être utiles à la fin
de la maladie, en relevant les forces (1).

Ordre VII.

TUBERCULA.

L'ordre des tubercules (*Def.* 7) comprend
huit genres : comme quelques-uns de ces genres
sont du domaine de la chirurgie, que d'autres se
manifestent rarement, et que quelques-uns sont
inconnus en Angleterre, nous ne nous étendrons
pas beaucoup sur ce sujet.

I. Phyma.

Willan a voulu classer dans le genre Phyma (2), le Terminthus, l'Epinyctis, le Furoncle
et le Charbon. L'on traite, dans les ouvrages

(1) *See Willan's Reports on Dis. in London*, p. 111; *and my
Reports of the Public Dispensary, Edin. Med. and Surg.
Journal, for Jan.* 1813.

(2) Paulus a désigné, d'une manière générale sous ce nom,
une tumeur en suppuration, et d'une manière plus parti-

de chirurgie, de ces maladies , et je n'ajouterai
rien à ce que l'on a écrit sur ce sujet.

II. Verruca.

D'après les mêmes considérations, je passerai
sous silence tous les détails que j'aurais pu
donner sur les variétés de cette affection cutanée,
que nous regardons, en prenant ce mot dans son
acception la plus ordinaire, comme un état maladif de la peau caractérisé par des excroissances
de l'épiderme , appelées *verrues*.

III. Molluscum.

Nous traiterons de cette forme sous laquelle
se présentent les affections tuberculeuses, en
l'envisageant plutôt comme une maladie extraordinaire, qui se développe quelquefois, que
comme un état maladif qui mérite d'être combattu par des remèdes internes. Des tubercules
nombreux, peu sensibles, se développant avec
lenteur, et dont les dimensions varient depuis

---

culière une tumeur qui suppure, et qui a son siége dans
quelque partie glanduleuse. (*De Re Med.*, lib. iv, cap. 22.)
Consultez Oribas, *de Morb. Cur.*, lib. iii, cap. 34 ; et Actuarius, *Meth. Med.*, lib. ii, cap. 12. Hippocrate a pris ce mot
dans une acception générale (*aph.* 20, §. 3, et *aph.* 82), et il
parle aussi du Scrofulus phymata, *in Prædict.*, lib. ii, §. 11 ,
p. 77. Foës. Consultez Celsus, lib. v, cap. 18.

celle d'une vesce jusqu'à celle d'un œuf de pigeon, caractérisent cette éruption. (*Pl.* LX, *fig.* 1.) Ces tubercules contiennent une matière athéromateuse, et leurs formes sont différentes : quelques-uns sont sessiles, globuleux ou aplatis, quelques autres présentent un pédoncule (1). Leur accroissement n'est lié à aucun dérangement interne, ils ne sont disposés ni à s'enflammer, ni à s'ulcérer, mais ils subsistent pendant toute la vie. Le professeur Tilésius nous a fait connaître un exemple extraordinaire de cette difformité cutanée, dont fut affecté un pauvre de Muhlberg, qui jouissait d'ailleurs d'une assez bonne santé et qui vivait en 1793. La face, les extrémités, en un mot, tout le corps de cet homme était couvert de ces tumeurs athéromateuses. Tilésius nous a fait représenter, dans trois positions différentes, les traits de cet homme ; et le professeur Ludwig nous les a transmis dans un écrit publié à Leipsic.

Un médecin distingué confia à mes soins, quelque temps après que j'eus publié la seconde édition de cet ouvrage, une malade affectée d'un molluscum extraordinaire, qui paraît pouvoir se communiquer par le contact. (*Pl.* LXI.)

La face et le cou de cette jeune femme étaient recouverts de tubercules arrondis, proéminens, de différentes grosseurs, depuis la tête d'une

______

(1) *Voy.* la *planche*, *fig.* 7, v.

grosse épingle jusqu'à celle d'une petite fève ; ces tubercules étaient durs, légèrement transparens, lisses et presque de la couleur de la peau. Ils étaient sessiles, ils reposaient sur une base et non sur un pédoncule. L'on faisait sortir des plus larges, par une légère pression, un liquide semblable à du lait. Ce liquide s'écoulait par une ouverture très - petite, semblable à celle que l'on aurait pu faire par une piqûre d'aiguille. Ces tubercules s'accroissaient lentement ; en effet, le premier s'était montré sur le menton, il y avait douze mois, et très - peu avaient acquis de larges dimensions. Quelques-uns de ceux qui se développèrent des derniers. s'enflammèrent, finirent par suppurer, et les glandes cervicales s'enflèrent comme si elles eussent dû aussi suppurer L'éruption augmenta encore beaucoup, produisit une grande irritation, et non - seulement altéra les traits de la malade, mais affaiblit encore ses forces et donna lieu à un amaigrissement considérable.

Cette femme avait allaité un enfant affecté d'un large tubercule de la même nature, et elle pensait que sa maladie avait été produite par le contact fréquent de sa figure avec le visage de cet enfant.

Elle m'apprit, lorsqu'elle me fit sa seconde visite, que deux autres enfans de la même famille avaient été affectés à la face de tubercules semblables, et que les parens croyaient que les enfans qui avaient été atteints les premiers de cette éruption, avaient reçu la contagion d'une nourrice qui avait sur son visage ces excroissances cutanées. Depuis que je me suis occupé d'une manière particulière de cette maladie, j'ai eu occasion d'en observer un autre exemple chez un enfant affecté du Porrigo *larvalis*, et en prenant des informations, j'appris que cette affection lui avait été inoculée par un autre enfant qui le soignait. Dans cette circonstance, le liquide laiteux s'écoulait des tubercules et pouvait être regardé comme le foyer de la contagion. Je n'avais point fait assez de recherches sur cette maladie, pour pouvoir indiquer quel serait le meilleur mode de traitement pour combattre ce molluscum extraordinaire. On n'employa aucun moyen chez les enfans ; mais je fis prendre pendant un mois au malade, qui était parvenu à l'âge adulte, la liqueur arsénicale à petites doses, et je vis au bout de ce temps diminuer le nombre et les dimensions des tubercules ; plusieurs d'entre eux s'affaiblirent progressivement ; quelques-uns, et principalement ceux du cou, suppurèrent (1).

(1) *Voy.* Lepra *alphoïdes.* Celse, après avoir décrit les traits caractéristiques des trois variétés du vitiligo, retrace ainsi les symptômes propres à annoncer que la dernière espèce est plus grave que les deux autres : « *Alphos* et *Melas* in quibusdam » variis temporibus et oriuntur et desinunt : *Leuce* quem occu-

IV. Vitiligo.

Willan a adopté ce mot générique d'après Celse ; mais il désignait sous ce nom une maladie assez rare et différente de celle qui est appelée par cet auteur classique *Vitiligo*. Une considération importante doit nous porter à ne point donner à ce mot l'acception que lui avait attachée Celse. En effet, cet auteur avait renfermé sous ce nom trois variétés de maladies bien différentes, puisque la troisième est essentiellement distincte des deux premières. Les deux premières, *alphos* et *melas*, n'attaquent que les parties superficielles ; ce sont des maladies squammeuses, et elles doivent être regardées comme des variétés légères de la lèpre et du psoriasis, tandis que la dernière, le *leuce*, affecte profondément la peau et les tissus sous-jacens, prive ces parties du sentiment, et, à la fin, de la vitalité (1).

La maladie que je désigne sous le nom de *Vitiligo* (*Pl.* LX, *fig.* 2), survient rarement, comme je l'ai déjà dit, et est peu connue. Elle

» pavit, non facilè dimittit. Priora curationem non difficilli-
» mam recipiunt ; ultimum vix unquam sanescit, ac si quid ei
» vitio demptum est, tamen non ex toto sanus color redditur. »
De Medicina, lib. v , cap. 28.

(1) Je publierai un dessin propre à représenter cette éruption, lorsque je ferai paraître les planches que je me propose de donner pour faire suite à celles de Willan.

est caractérisée par l'apparition de tubercules blancs. lisses et luisans, qui s'élèvent sur la peau, quelquefois sur certaines parties , comme aux environs des oreilles , du cou et de la face , et quelquefois sur presque tout le corps : ces tubercules sont mêlés avec des boutons.

Dans quelques cas ces tubercules entièrement développés dans l'espace d'une semaine , sont de la force d'une grosse verrue ; ils commencent alors à s'affaisser, et dans dix jours ils sont aplatis de manière à être au niveau de l'épiderme. Dans d'autres circonstances, leurs progrès sont moins rapides , leur accroissement bien moindre , et , au fond , leur caractère tuberculeux est moins prononcé. mais dans ce dernier cas, leur durée est plus longue ; et comme ils s'affaissent progressivement jusqu'au niveau de l'épiderme, ils ne se trouvent que sur une seule partie, comme, par exemple, sur la face ou les membres, et ils forment une éruption semblable à la chair de veau (1). Les cheveux des parties sur lesquelles la maladie a son siége, tombent et ne reparaissent plus ; la peau de ces parties demeure lisse , luisante, et le malade conserve pendant toute sa vie des traces de cette éruption. Cette maladie ne se termine jamais par un état d'ulcération.

(1) Cette éruption a quelque ressemblance avec la chair de veau, et cette ressemblance a été sans doute la cause de ce nom générique.

Cette éruption n'est point accompagnée d'un dérangement interne considérable, et cependant sa thérapeutique, soit externe, soit interne, offre beaucoup de difficultés. L'on a employé principalement les acides minéraux à l'intérieur, des caustiques très-étendus et des spiritueux à l'extérieur ; mais ces remèdes n'ont pas produit un effet bien manifeste.

V. Acne (1).

Cette maladie est caractérisée par une éruption de tubercules séparés les uns des autres, durs, enflammés, qui subsistent quelquefois longtemps, et qui suppurent quelquefois très-lentement et en partie. Ces tubercules se manifestent ordinairement sur la face, principalement sur le front, les tempes et le menton, et quelquefois sur le cou, les épaules et la partie supérieure de la poitrine ; mais ils n'affectent jamais les parties inférieures du tronc ou les extrémités. Comme chaque tubercule s'accroît

(1) Ce mot a été d'abord employé par Aëtius. *Voy.* Aëtius, tetrab. II, serm. IV, cap. 13. Les Latins désignaient les tubercules sous le nom de *vari*. (*Voy.* Celsus, lib. VI, cap. 5. — Plin., *Hist. Nat.*, lib. XXIII.) Sennert a parlé de l'affinité des *vari* avec les pustules situées autour de la tête et appelées par quelques écrivains *psydracia*, et Sauvages a cru pouvoir regarder cette éruption comme une variété de l'éruption psydraciée, et il l'a appelée *Acne* psydracia. (*Nosol. Meth.*, class. I, ord. II, gen. 9.) — *Voy.* Jul. Pollux. *Onomasticon*, lib. IV, cap. 25.

lentement, et que ces tubercules se développent les uns après les autres, on peut, dans le même temps, voir les uns dans leur accroissement et les autres sur leur déclin, et dans les cas les plus graves l'on observe des tubercules qui se développent, et des traces ou des empreintes de ceux qui se sont affaissés. Cette éruption attaque presqu'exclusivement les individus doués d'un tempérament sanguin, depuis l'époque de la puberté jusqu'à l'âge de trente ou trente-cinq ans; elle se manifeste quelquefois plus tard chez les sujets doués d'un tempérament délicat.

Cette éruption présente quatre variétés, qui ont été désignées sous les noms d'acne *simplex*, *punctata*, *indurata* et *rosacea*.

1. Acne *simplex*. (*Pl.* LXII.) On donne le nom d'acne *simplex* à une éruption de *vari* petits, peu nombreux, séparés entr'eux, et qui ne sont accompagnés ni d'une forte inflammation, ni d'aucune autre affection cutanée. Lorsque cette éruption s'est prolongée pendant quelque temps, elle donne lieu à une certaine rudesse de la face dans les parties sur lesquelles les tubercules les plus larges étaient situés. Cette rudesse, due à de légères gerçures et à la disposition particulière qu'a le nouvel épiderme à s'exfolier, se dissipe insensiblement.

Plusieurs de ces tubercules ne suppurent pas;

ils s'élèvent progressivement, sont atteints d'une légère inflammation, s'affaissent lentement dans l'espace de huit ou dix jours, et donnent lieu à une empreinte rouge et pourprée qui s'efface bientôt. D'autres, au contraire, suppurent en partie et se prolongent depuis quinze jours jusqu'à trois semaines. Ces tubercules, semblables à une petite graine dure, de la grosseur d'une épingle, s'élèvent sur la peau, s'élargissent pendant trois ou quatre jours, et commencent, à cette époque, à s'enflammer : ils sont entièrement développés le sixième ou le septième jour, et alors ils sont proéminens, rouges, unis, luisans, durs et douloureux au toucher. On voit paraître, vers le neuvième ou dixième jour, au sommet de quelques tubercules, une matière jaune et terne ; un liquide très-peu consistant est élaboré dans ces tubercules, il se dessèche par la suite et forme une croûte jaune. L'inflammation diminue alors progressivement, les tubercules se ramollissent, leur volume devient moindre, une petite croûte commence à se détacher de leurs bords, et tombe vers la troisième semaine. Les tubercules isolés, qui s'élèvent et suppurent les uns après les autres, suivent une marche semblable.

Cette éruption se reproduit souvent à de courts intervalles, chez quelques sujets qui n'en sont que légèrement atteints ; mais elle est beaucoup plus étendue chez certains individus, qui ont

une prédisposition toute particulière à cette maladie ; elle ne disparaît jamais entièrement chez
eux , et devient , à certaines époques, plus ou
moins incommode. Les personnes affectées de
cette maladie jouissent d'ailleurs d'une bonne
santé , et ne connaissent point la cause qui a
pu déterminer chez elles cette éruption : aussi
Darwin (1) a-t-il regardé cet état maladif comme
une espèce toute particulière, et lui a-t-il donné
le nom d'Acne *héréditaire* ; ce qui prouve que
ce médecin faisait provenir cette maladie du
tempérament du malade , ou qu'il la considé-
rait comme produite par la prédominance du
système vasculaire dans le tissu cutané. On ne
peut pas cependant établir , comme le pensait
Darwin , une distinction bien manifeste entre
l'acne *stomacal* et l'acne *héreditaire*. En effet ,
les substances qui altèrent les fonctions de l'estomac ne sont propres à produire cette éruption
que chez les sujets prédisposés d'une manière
toute particulière à cette maladie ; et chez ces
individus, cette éruption se manifeste quelquefois, soit après un repas copieux , un excès de
boisson ou toute autre cause d'indigestion , soit

(1) Alibert n'a point fait retracer les caractères de cette
éruption , à moins qu'on ne veuille regarder comme un acne
simplex l'éruption contenue dans la vingt-deuxième planche.
Dans cette planche est gravée une éruption située sur
le front, et appelée par ce médecin « Dartre pustuleuse miliaire. »

par une excitation insolite de la circulation cutanée , produite par un exercice violent pendant un temps chaud, soit par l'usage des boissons froides dans des lieux dont la température est très-élevée. Dans quelques cas, après une indigestion violente ou des douleurs d'estomac , il se déclare une éruption critique de *vari* qui soulage sur-le-champ le malade ; dans d'autres cas , au contraire , l'éruption se déclare sur les différentes parties du corps , sous forme de boutons lichenoïdes.

Des applications extérieures doivent être principalement employées pour combattre cette éruption , qui n'est ordinairement que locale. Cette maladie mérite rarement de fixer l'attention du médecin , excepté lorsqu'elle se présente chez les femmes (1). Celse remarque que les dames romaines prenaient tant de précautions pour conserver leur beauté , qu'il croyait nécessaire de parler des remèdes propres à com-

(1) Darwin appelle ce genre de maladie, *Gutta rosea*, et il l'a divisé en trois espèces : 1º Gutta rosea *hepatica* , liée avec un état maladif du foie chez les grands buveurs ; 2º Gutta rosea *stomatica* , produite par l'action des boissons froides et des alimens crus , après un violent exercice , et dans un état d'excitation ; et 3º Gutta rosea *hereditaria* , ou Puncta rosea (l'Acne simplex) , caractérisée par de petits boutons peu susceptibles de suppurer , et qui paraissent être héréditaires ; « cette dernière espèce ne reconnaît point de cause manifeste, comme les autres variétés. » *Voy. Zoonomia* , class. II , 1 , 4 , 6 , et class. IV , 1 , 2 , 13 et 14.

baître cette éruption , et que , sans cette considération, il ne se serait point occupé d'un objet
si peu digne de l'attention du médecin. Les anciens employaient une foule d'applications stimulantes dans la vue de *résoudre les humeurs épaissies* , auxquelles ils attribuaient cette éruption.
Des lotions et des linimens avec le vinaigre et le
miel , combinés quelquefois avec une émulsion
d'amandes amères, et d'autres fois avec la térébenthine , la résine , la myrrhe, ou avec l'alun ,
le savon , la terre cimolée et les racines pulvé-
risées de lis et de narcisse, etc. , tels étaient les
moyens curatifs qu'ils employaient de préférence. Ils pensaient qu'un léger stimulus sur la
peau est le remède le plus sûr et le plus efficace contre cette maladie. Les partisans de la
pathologie humorale craignaient beaucoup que
la répercussion subite , d'après leur langage , de
ces éruptions cutanées , ne produisît quelque
affection interne , et leurs craintes , il faut
l'avouer, ne sont pas entièrement dénuées de
fondement. Des maux de tête, des affections de
l'estomac et des intestins en ont été quelquefois la suite , et ne se sont dissipés que lorsque
l'éruption a reparu. Mais, autant que je puis en
juger d'après ma propre expérience , cette alternative est moins à craindre , dans cette variété
de l'acne , que dans les éruptions pustuleuses et
croûteuses de la face et de la tête. Pour mettre
en rapport les applications stimulantes avec l'ir-

ritabilité des tubercules, on augmente la dose de l'alcohol qu'elles contiennent, ou on l'affaiblit, suivant les indications, par l'addition des eaux distillées. L'expérience peut seule apprendre à déterminer le degré d'énergie qu'on doit donner à ces lotions Si, par exemple, les tubercules sont enflammés, et en partie pustuleux, on emploiera une mixture composée de parties égales d'alcohol faible et d'eau de rose ou de sureau. Une lotion plus irritante multiplierait les pustules, les rendrait confluentes, ce qui produirait de larges croûtes et occasionnerait une rougeur inflammatoire dans les parties ambiantes (1). Le plus léger stimulus peut augmenter, il est vrai, l'irritation; mais cet état est de peu de durée, et la peau supporte bientôt des stimulans plus actifs, jusqu'à ce qu'enfin l'affaiblissement de l'inflammation permet d'employer l'alcohol sans aucun mélange. On peut même augmenter l'énergie de ce dernier, en y ajoutant un demi-grain ou un grain de muriate suroxigéné de mercure, par once, ou une drachme de potasse liquide ou d'acide muriatique par six onces. L'acide acé-

---

(1) *Voy.* Celsus, *loc. cit.* — Oribas, *Synops.*, lib. VIII, cap. 34; et *de Loc. Affect.*, lib. IV, cap. 51. — Aëtius, tetrab. II, serm. IV, cap. 13. — Paulus, lib. III, cap. 25. — Actuarius, lib. IV, cap. 12. Les mêmes applications ont été prescrites par les plus anciens des écrivains modernes, qui se sont asservis aux idées de ces auteurs. *Consultez* Hafenreffer, *Nosodochium*, lib. II, cap. 14.

tique , conseillé par les anciens, et l'acétate ammoniacal à des doses convenables, peuvent être aussi des stimulans avantageux. Pour remédier à l'état de rudesse de la face qui se trouve lié à cette éruption, on emploiera avec avantage une lotion faite avec une pinte d'eau bouillante jetée sur une once de soufre pulvérisé , et qu'on laisse infuser pendaut douze ou vingt-quatre heures (1).

2. Acne *punctata*. (*Pl.* LXII.) Dans cette variété de la maladie, l'éruption est caractérisée par des points noirs qui soulèvent légèrement l'épiderme. Le vulgaire les regarde comme de petits vers, parce qu'en les comprimant, on en fait sortir une espèce d'appendice vermiculaire; mais cette éruption n'est formée que par une matière muqueuse ou sébacée, qui est secrétée dans les conduits des glandes sébacées ,

(1) Cette éruption diminue, il faut en convenir, dès que l'irritation vive produite par ces stimulans s'est dissipée. J'ai vu depuis peu une dame qui avait éprouvé une vive inflammation, et même un état d'excoriation sur la face, à cause de l'application d'un cataplasme de persil pilé. Cette irritation lui avait été, disait-elle, utile. Darwin soutient que l'on obtient un très-bon effet, en produisant, à différentes reprises, un léger état vésicant sur toute la face, et il regarde ce moyen comme le remède le plus efficace à opposer à cet acne. (*Loc. cit.*) Les malades de la classe la plus élevée de la société ne veulent pas , en général (*curâ cultus sui*), employer des remèdes aussi violens.

et qui se présente sous la forme d'un ver : la couleur noire de cette éruption est produite par le contact de l'air. La distension de ces parties donne lieu quelquefois à l'inflammation des glandes et à la formation de tubercules qui présentent de petits points noirs sur leur surface, et suppurent en partie comme dans l'espèce précédente. Mais plusieurs d'entre eux demeurent dans un état stationnaire pendant long-temps , sans jamais passer à l'état inflammatoire : quelques autres ne présentent pas de points noirs. En pressant sur les côtés des tubercules , on en fait sortir la matière muqueuse qu'ils contiennent ; et lorsqu'elle est au-dehors, on peut la saisir avec une pince mousse (1) et recourbée : après cela, cette variété rentre dans la précédente et doit être traitée de même.

Le docteur Underwood conseillait intérieurement une solution de carbonate de potasse , et Willan ordonnait, dans cette maladie , l'acide muriatique oxigène. On donne une ou deux cuillerées de ces préparations dans un verre d'eau, trois fois par jour. L'effet de ces moyens long-temps continués paraît être d'améliorer l'ensemble de la constitution, et de rendre à la peau sa couleur et sa souplesse naturelles. Cependant il n'est pas aisé de découvrir un effet sensible de ce remède , qui n'agit peut-être qu'en augmentant

______

(1) Un semblable forceps a été inventé par Hattersley, demeurant dans la rue South-Molton.

les forces de l'estomac ; mais ces moyens conviennent plutôt aux variétés suivantes de l'acne, et principalement à l'acne *rosacea*.

3. Acne *indurata*. (*Pl.* LXIII.) Les tubercules sont, dans cette variété de l'acne, plus larges, plus durs et plus opiniâtres que dans l'acne *simplex* ; ils sont très-nombreux, ont une forme conique ou conoïde, s'élèvent quelquefois sous forme de pointe, comme s'ils devaient suppurer, et présentent alors une couleur d'un rose foncé ; cependant plusieurs conservent leur consistance, restent élevés pendant long-temps, sans montrer aucune tendance à suppurer ; quelques-uns ne parviennent qu'avec lenteur à un état de suppuration, parce que la matière qu'ils contiennent n'est bien élaborée qu'après plusieurs semaines, et de cette manière, quelques-uns de ces tubercules disparaissent. Quelquefois deux ou trois de ces excroissances forment, en se réunissant, un tubercule large et irrégulier, qui suppure tantôt par la partie supérieure, et tantôt seulement par la base. Quelle que soit leur marche, la couleur de ces tubercules, et principalement de ceux qui ne sont pas disposés à suppurer, devient pourprée ou même livide. Ceux qui se terminent par la suppuration se convertissent en petites croûtes : celles-ci tombent bientôt, en laissant de petites cicatrices qui présentent une certaine dureté, et dont la couleur

est la même que celle des tubercules. Ceux-ci se renouvellent quelquefois, suppurent de nouveau à des périodes indéterminées, s'affaissent et se dissipent lentement, en laissant sur la peau une tache pourprée ou livide, et quelquefois une légère dépression qui s'efface très-difficilement.

Les tubercules, sur-tout ceux qui continuent à être dans un état d'irritation, sont toujours si douloureux et si sensibles, que les moindres impressions, telles que le contact des vêtemens, les lotions, l'action du rasoir, etc., mettent en jeu leur susceptibilité. Lorsque cette éruption est grave, elle couvre presque en entier la face, la poitrine, les épaules, la partie supérieure du dos ; mais elle ne s'étend pas au-delà. L'étendue de cette maladie n'est point déterminée par l'action de l'air extérieur, puisqu'elle affecte la même marche chez les hommes et les femmes (1) ; et en effet, j'ai vu, dans quelques cas, des jeunes gens chez lesquels les parties recouvertes étaient affectées de cette maladie, tandis que la face en était presque entièrement affranchie. Ces tumeurs s'étaient développées les unes après les autres sur ces parties, et avaient fait des progrès si étendus que la peau se trouvait entièrement recouverte de tubercules rouges et livides. Ceux-

(1) *Consultez* quelques Observations relatives aux *Crinones*, ou véroquins, qui sont, très-incommodes, principalement chez les femmes, à l'époque de la puberté. *Treatise on the Dis. of Children*, vol. II, p. 167, 5th. edit.

ci présentaient dans leurs intervalles des taches et des dépressions pourprées, occasionnées par certaines tumeurs qui s'étaient terminées sans suppurer. L'on apercevait, en outre, sur ces parties, des tubercules en suppuration et différentes croûtes ; de sorte que l'on voyait une très-petite partie de la peau dans son état naturel. Quelquefois les glandes sébacées s'enflaient ou prenaient une couleur foncée, et se développaient au milieu des *vari* et des suites de cette éruption.

L'ensemble de la santé ne se trouve point altéré, lors même que cette éruption se présente sous une forme grave(1). Les tubercules s'affaissent et disparaissent souvent, si la fièvre s'allume ou si toute autre maladie se développe ; et leur apparition peut être regardée, dans ce cas, comme propre à annoncer le rétablissement de la santé. J'ai observé que l'éréthisme produit par le mercure administré pour remplir d'autres indica-

(1) D'après Forestus et plusieurs autres médecins du seizième siècle, l'éruption des *vari* annonce l'éléphantiasis. Sennert pense que les *vari*, accompagnés du gonflement de la face (*inflatio*) et d'un état d'enrouement, sont les symptômes précurseurs de cette maladie ; mais ces assertions sont ou manifestement hypothétiques, puisqu'elles ont été énoncées d'après la ressemblance des *vari* les plus larges avec les tubercules qui commencent à se développer dans l'éléphantiasis ; ou elles sont erronées sous le rapport de la pratique, si l'on donne le nom de *vari* aux premiers symptômes qui se manifestent dans cette dernière maladie. *Voy.* Forest., *Obs. Chirurg.*, lib. **v**, obs. 7 ; Sennert, *Med. Pract.*, lib. **v**, part. **ii**, cap. 23.

tions, faisait disparaître cet Acne; que cette éruption se reproduisait dès que l'embonpoint et les forces se rétablissaient et que ce remède était discontinué. Plusieurs personnes, qui ont été affectées de cette éruption, sont sujettes cependant à des affections de l'estomac et des intestins, aux hémorroïdes, et quelques-unes à la phthysie pulmonaire. Des excès dans le régime donnent ordinairement lieu à cette maladie, lorsqu'elle se manifeste pour la première fois. Cette éruption est aussi produite à la suite de boissons froides prises dans un état d'excitation et pendant une transpiration abondante.

L'administration prompte des stimulans à l'extérieur, un bon régime et un exercice modéré diminuent et guérissent quelquefois entièrement cette maladie. On peut recourir même, dès le commencement, à un stimulant plus actif que celui que l'on emploie dans l'acne *simplex*, dans lequel s'est développé un état inflammatoire. Une lotion spiritueuse, un peu étendue dans le principe, et contenant le muriate suroxigéné de mercure, à la dose d'un grain, ou quelquefois un peu moins, dans une once de véhicule, est très-utile. Le peuple se sert, dans ce cas, de la lotion de Gowland, préparation empirique qui contient, dit-on, quelque sel mercuriel uni à une émulsion d'amandes amères; ce moyen peut être avantageux, s'il est proportionné au degré d'irritation de la peau. On peut en dire autant de certains autres stimulans dont nous avons déjà parlé et qu'il est inutile de rappeler ici. Il est essentiel d'observer que l'on doit augmenter progressivement l'activité de ces applications, soit parce que l'habitude rend leur action moins énergique, soit parce que l'inertie des tubercules augmente à mesure que l'inflammation se dissipe.

Les purgatifs souvent répétés, qui sont la ressource des empiriques imbus des préjugés de la pathologie humorale, ne font qu'augmenter la maladie, bien loin de la diminuer, surtout chez les individus faibles. On doit aussi rejeter les végétaux crus auxquels l'on a eu recours dans cette maladie, parce qu'on l'a crue mal-à-propos de nature scorbutique. Il faut aussi mettre de côté les acides végétaux, surtout chez les personnes sujettes aux indigestions, car ces substances ne fournissant pas une bonne nourriture, affaiblissent de plus en plus l'estomac. Il est reconnu, quoiqu'il ne soit point aisé de donner l'explication de ce phénomène, que toutes les fois qu'il existe un état inflammatoire à la peau, surtout à la tête et à la face, cette inflammation se trouve augmentée par l'effet de ces substances sur l'estomac, à cause de la sympathie qui existe entre cet organe et la surface cutanée. Il n'est pas nécessaire de rappeler aux médecins que la véritable inflammation et la suppuration de la peau sont entièrement opposées à celles des pétéchies et des ecchymoses et aux extravasations du sang sous l'épiderme, propres à caractériser le scorbut qu'on a appelé *putride* ; et en effet , on ne peut pas partager cette opinion , puisqu'il est impossible de combattre par les mêmes remèdes deux maladies qui sont entièrement opposées. Le régime du malade doit être , dans ces cas , léger et substantiel, mais non stimulant. Il sera composé d'une nourriture animale , de végétaux bien cuits et de farineux ; le vin et les liqueurs spiritueuses seront proscrits ou seront pris avec beaucoup de modération.

Les moyens internes produisent très-peu d'effet dans cette éruption (1); mais j'ai observé plusieurs fois qu'on administrait avec avantage la soude , le soufre et l'antimoine à petites doses, sur-tout lorsqu'on les unissait aux moyens externes que j'ai déjà indiqués, et que ces médicamens étaient propres à produire un très-bon effet sur la peau.

4. Acne *rosacea* (2). (*Pl.* LXIV.) Cette variété de la maladie diffère, sous plusieurs rapports, de l'espèce précédente.

Cette maladie, qui se trouve située sur la

(1) Les amandes amères étaient ordinairement employées par les anciens médecins contre les éruptions cutanées inflammatoires ; cette émulsion est prescrite dans leurs ouvrages, comme véhicule des remèdes actifs. Elle ne doit être considérée que comme un mucilage agréable.

(2) Cette éruption est le *gutta rosea* ou *rosacea* des auteurs : quelques médecins, tels que Darwin, que j'ai déjà cité, renferment sous ce nom toutes les variétés des *vari*.

face , est caractérisée par une éruption de petits tubercules qui suppurent, et se trouve accompagnée d'une rougeur assez étendue. Celle-ci paraît d'abord au bout du nez , se répand sur ses deux côtés et gagne les joues, qui n'en sont attaquées qu'en partie. Cette rougeur n'est point uniforme au commencement , mais elle augmente d'intensité après le repos ou par l'effet d'une boisson spiritueuse , de l'exercice ou de la chaleur. Lorsque cet état s'est prolongé pendant quelque temps, l'épiderme s'épaissit progressivement , sa surface devient rugueuse ou granulée, les veines sous-cutanées se distendent, deviennent saillantes et sont entre-mêlées de petits *vari* qui s'élèvent successivement sur les différentes parties de la face, et se terminent par la suppuration.

Cette éruption se manifeste rarement dès les premières années de la vie, à moins qu'elle ne soit l'effet d'une disposition héréditaire. Elle n'a pas lieu ordinairement avant l'âge de quarante ans , quoiqu'elle puisse être produite , avant cette époque, chez certains sujets, par l'abus du vin et des liqueurs spiritueuses. Dans ce cas, la plus grande partie de la face et du front est affectée , le nez surtout s'enfle et devient très-rouge, et, dans un âge avancé, il acquiert quelquefois des dimensions énormes ; les narines se distendent et se couvrent de petits boutons, les ailes du nez se gercent et se trouvent divisées en plusieurs lobes distincts (1). A cette époque de la vie, la couleur de l'éruption devient plus livide, et la suppuration, si elle survient, est suivie d'une ulcération fâcheuse et dont on obtient difficilement la guérison.

Les individus jeunes qui ont une disposition héréditaire à cette maladie, sont souvent affectés, à la face, de taches rouges et irrégulières dont la surface est souvent lisse, sans tubercules, et qui s'exfolient quelquefois légèrement dans leurs interstices. Ces taches augmentent progressivement si l'on n'observe pas un bon régime, jusqu'à ce que la couleur de la face soit devenue naturelle.

Les applications locales produisent très-peu d'effet dans cette éruption, puisqu'elle se trouve liée ordinairement à quelqu'altération des organes digestifs, ou à une irritation particulière de l'estomac. Les stimulans qui, administrés à des doses convenables, sont utiles dans les autres variétés de l'acne, augmentent en général cette maladie. Le remède empirique dont nous avons déjà parlé, ne convient pas dans cette affection

(1) Sennert en a rapporté un cas très-remarquable : « Sumunt tubercula ista interdum incrementum, ut facies inæqualis et horrrida evadat, et nasus valdè augeatur. Vixit superiori adhuc anno, non procul a Dresdâ, vir cui, hoc malo affecto, nasus ita incrementum sumpsit ut eum in legendo impediret ; quod malum ipsum eò adegit, ut anno 1629 particulas quasdam de naso sibi amputari curaret. » *Pract. Med.*, lib. v, part. 1, cap. 31.

cutanée. et il n'a été prescrit que d'après des notions erronées. Les remèdes sédatifs actifs et les astringens peuvent supprimer l'éruption et aggraver le dérangement interne qui lui donne naissance.

L'on parvient très-difficilement à obtenir une guérison parfaite de cette maladie, soit qu'elle tire son origine d'une disposition héréditaire ou d'une intempérance habituelle, car il est très-difficile de corriger les vices de la constitution. Dans ces deux cas, le régime doit être très-régulier ; lorsque l'estomac et le foie sont altérés, la potasse liquide, ou quelqu'autre alkali, peut être administrée avec avantage , et ce moyen peut diminuer en même temps l'irritation de la peau. On peut appliquer sur les taches produites par l'entrelacement des veines, les astringens les plus doux , tels que des lotions spiritueuses très-étendues, l'eau vinaigrée ou saturnisée , les onguens préparés avec l'alun ou l'acétate de plomb, etc. Si l'éruption est simplement locale, on aura recours aux astringens les plus actifs.

VI. Sycosis.

Quoique Willan n'ait point classé cette éruption dans le genre des tubercules, j'ai cru cependant devoir, à l'exemple des anciens écrivains, en parler, ici à cause de son affinité avec l'Acne.

Le sycosis est caractérisé par une éruption de tubercules enflammés, lisses, qui se manifeste chez les adultes, sur le cuir chevelu et la partie de la face recouverte de poils ; ces tubercules, en se confondant, forment des taches irrégulières sur ces parties. Lorsque cette éruption se manifeste sur le menton et sur le cuir chevelu, elle présente quelques différences quant à sa marche et à ses progrès, comme l'a remarqué Celse, qui l'a divisée en deux espèces (1).

1. Sycosis *menti*. (*Pl.* LXV.) Dans cette espèce de sycosis, les tubercules s'élèvent d'abord sur la lèvre inférieure ou sur la partie proéminente du menton, paraissent ensuite sur la partie inférieure des joues, jusqu'aux oreilles, sous la mâchoire, sur le cou, et aussi loin que s'étend la barbe (2).

Les tubercules sont rouges, lisses, conoïdes et presque de la grosseur d'un pois. Plusieurs d'entr'eux, qui se sont développés entièrement dans sept ou huit jours, demeurent dans cet

(1) « Sub eo verò duæ sunt species. Altera ulcus durum et
» rotundum est ; altera humidum et inæquale. Ex duro exi-
» guum quiddam et glutinosum exit : ex humido plus, et mali
» odoris. Fit utrumque in iis partibus quæ pilis conteguntur ;
» sed id quod callosum et rotundum est maximè in barbâ ; id
» verò, quod humidum, præcipuè in capillo. » *loc. cit.*

(2) M. Alibert a fait retracer avec peu d'exactitude cette maladie, dans sa planche vingtième. Il désigne cette éruption sous le nom de « Dartre pustuleuse *mentagra.* »

état trois ou quatre semaines , ou même plus long-temps; d'autres suppurent très-lentement et en partie, et laissent écouler une matière épaissie , mais peu abondante , qui natte entiè-rement les poils de la barbe , et empêche le ma-lade de se raser , à cause de la rugosité et de la sensibilité de la peau. Ces tubercules sont situés depuis les oreilles jusqu'au menton , produisent des rides sur cette partie de la face , donnent lieu à un état d'ulcération sur ces parties, forment à la fin des croûtes , nattent les poils de la barbe , et occasionnent une grande difformité. Cette éruption est accompagnée d'une déman-geaison très-incommode.

Les femmes ne sont pas aussi souvent affectées de cette variété du sycosis que les hommes ; d'ailleurs cette éruption est beaucoup plus lé-gère chez elles. La durée de cette maladie est très-indéterminée : elle est guérie ordinairement dans l'espace de quinze jours ; mais elle se pro-longe quelquefois pendant plusieurs semaines , à cause de la lenteur de la suppuration. Dans certains cas , les tubercules qui ont suppuré guérissent , et donnent lieu au suintement d'un liquide. Dans d'autres cas, la maladie disparaît pour une saison , et se reproduit par la suite.

2. Sycosis *capillitii* (1). (*Pl.* **LXVI.**) Cette

(1) **M. Alibert** a fait retracer , dans sa planche 23 , une maladie du cuir chevelu, à laquelle il donne le nom de

éruption est située sur l'occiput, le front, les tempes, et quelquefois près de l'oreille externe. Les tubercules se réunissent entr'eux, deviennent circulaires, s'élèvent en forme de pointe, et présentent plus de mollesse que ceux du menton ; ils suppurent tous dans l'espace de huit ou dix jours, deviennent confluens, soulèvent la peau, donnent lieu, sur la surface , à un état d'ulcération, lui font prendre un aspect granulé, et la font ressembler, en quelque sorte, à l'intérieur d'une figue. Cette ulcération donne lieu à l'écoulement d'un liquide ichoreux très-épaissi, qui exhale une odeur rance très-désagréable.

On peut aisément distinguer la première espèce du sycosis de l'acne *indurata*, parce que la première de ces éruptions n'est située que sur la partie de la barbe recouverte de poils, parce que les tubercules qui sont agglomérés entr'eux dans le sycosis, sont plus abondans, présentent plus de mollesse que dans l'acne, et produisent un état d'ulcération. La seconde espèce présente quelqu'affinité avec le porrigo *favosa*, qui affecte la face et les cheveux, mais on l'en distinguera aisément, en faisant attention à la base des tumeurs du sycosis, qui se terminent par la suppuration. D'ailleurs, le sycosis se ma-

Pian ruboïde, qui est semblable au sycosis du cuir chevelu : c'est peut-être un porrigo *favosa* négligé, ou qui n'avait pas été bien traité.

nifeste chez les adultes, et cette maladie n'est point contagieuse.

L'on guérit plus facilement le sycosis que le porrigo *favosa* : mais il n'est point indifférent de choisir telle ou telle méthode de traitement pour combattre cette maladie. Lorsque les tubercules sont nombreux, enflammés et confluens, et principalement lorsque leur suppuration a déjà commencé, ou qu'elle est très-avancée, on appliquera le soir, avec avantage, des cataplasmes émolliens, faits avec la mie de pain et le lait, ou avec la graine de lin. Si la maladie est légère, on peut se borner à des lotions ou des fomentations émollientes. Lorsque l'inflammation est presque dissipée, ou qu'elle a cédé dès le commencement, la maladie est bientôt guérie, et l'on diminue ou l'on arrête l'écoulement par l'application de l'onguent de nitrate de mercure, étendu dans trois ou quatre parties d'onguent ordinaire, ou du précipité uni à parties égales d'onguent de zinc, ou du cérat saturnisé. On prescrira en même temps les antimoniaux, les mercuriaux, et ensuite le quinquina ou le serpentaire, etc., sur-tout lorsque cette éruption se trouve compliquée (ce qui arrive assez souvent) d'une affection des organes digestifs.

VII. Lupus.

Je ne m'occuperai pas beaucoup de cette maladie, car je ne puis indiquer aucun remède interne qui puisse contribuer d'une manière efficace à sa guérison. Elle est du domaine de la chirurgie, à cause des ulcérations étendues qu'elle produit (1). (*Pl.* LXVII.)

Willan a voulu désigner sous ce nom une affection semblable au *noli me tangere*, qui se manifeste sur le nez et les lèvres, et à d'autres tubercules qui se développent lentement et affectent principalement la face, les joues, le front, les paupières, les lèvres, et quelquefois d'autres parties du corps. Ce médecin a aussi désigné sous ce nom des ulcérations rongeantes, qui détruisent peu-à-peu le tissu de la peau et les muscles jusqu'à une certaine profondeur. Quelquefois cette maladie affecte la joue, devient circulaire, détruit les différens tissus, et la cicatrice à laquelle elle donne lieu est profonde et dif-

(1) Les planches 19 bis et 21ᵉ de l'ouvrage de **M. Alibert** contiennent deux dessins très-bien faits d'un lupus situé sur la face. **M. Alibert** donne au premier de ces *noli me tangere*, le nom de Dartre rongeante scrophuleuse ; et au second, qui est moins grave, celui de Dartre pustuleuse couperose. L'éruption retracée dans la dix-neuvième planche est apparemment un lupus de l'aile du nez ; ce médecin la désigne sous le nom de Dartre rongeante idiopathique.

forme. J'ai eu occasion d'observer une de ces éruptions circulaires ; elle était située sur le muscle pectoral, et était devenue de la largeur de la main. L'on a arrêté quelquefois les progrès de la maladie par des moyens chirurgicaux, tels que le bistouri ou les caustiques, en établissant une ligne de démarcation entre les parties malades et les parties saines. Dans quelques cas l'on a employé avec avantage l'arsénic, lorsque l'ulcération dont les progrès étaient lents, n'était point accompagnée d'une forte inflammation. Cette circonstance a donné lieu vraisemblablement à l'opinion, que le cancer avait été guéri par l'emploi de l'arsénic. J'ai vu la solution du muriate de baryte, prise intérieurement, diminuer beaucoup la maladie ; elle avait été employée pour combattre trois ou quatre tubercules situés sur la face, qui ne s'étaient point terminés par un état d'ulcération.

VIII. Eléphantiasis.

Comme l'éléphantiasis ne se manifeste presque pas en Angleterre, et que je n'ai observé que quatre exemples de cette maladie, je ne parlerai de cette affection cutanée que d'après les descriptions qui se trouvent dans les ouvrages, et je ne me serais nullement occupé de ce point de doctrine, si je n'avais cru, en exposant quelques réflexions sur les méprises des traducteurs

et des médecins qui ont écrit après ceux-ci , et
sur l'histoire de cette maladie , parvenir à dissiper les ténèbres dont ce sujet était enveloppé
jusqu'à présent.

L'éléphantiasis (*Pl.* LXVIII,) d'après les descriptions de cette maladie, qui nous ont été transmises par les grecs ('1) est caractérisée par des tu-

(1) Arétée et les médecins qui ont écrit après lui , ont désigné l'éléphantiasis sous le nom de ελεφας et de ελεφαντιασις ,
peut-être parce que l'on a cru trouver quelque ressemblance
entre la peau des personnes affectées de cette maladie et celle
de l'éléphant , mais sur-tout à cause des symptômes terribles et
de la durée de cet état maladif. « La peau, dit ce médecin ,
est, dans cette maladie, hideuse, terrible sous tous les rapports,
et semblable à la peau de l'éléphant. (*De Diuturn. Morb.*,
lib. ıı, cap 13.) Et Aëtius s'exprime à ce sujet de la manière
suivante : « Elephantiasis quidem à magnitudine et diuturni-
« tate nomen accepit. » (Tetrabibl. ıv, serm. 1, cap. 120.)
Un poëte a exprimé aussi cette idée.

> *Est lepræ species , elephantiasisque vocatur ,*
> *Quæ cunctis morbis major sic esse videtur*
> *Ut major cunctis elephas animantibus exstat.*
> > (*Macer. de Herbar. Virtut.*)

Les Arabes ont décrit la même maladie sous le nom de juzam ou judam , et elle est encore aujourd'hui désignée, dans la
Perse et dans l'Arabie , à-peu-près de la même manière. Les
médecins qui ont traduit en latin les ouvrages arabes , ont commis une erreur en rendant le mot judam par le mot *lepra* , sous
lequel les grecs désignaient cette maladie ; aussi l'emploi de ce
mot a-t-il donné lieu à une grande confusion dans le langage
médical et dans celui du vulgaire. Les Arabes n'avaient point
donné le nom de *lepra* à cette maladie ; mais ils avaient dési-

bercules rouges ou livides , dont les dimensions sont differentes , et qui se manifestent sur la face, les oreilles et les extrémités. Il est accompagné de l'épaississement et de la rugosité de la peau, d'une diminution ou de la perte totale de la sensibilité , et de la chute de tous les poils , à l'exception de ceux du cuir chevelu.

Cette maladie, dont les progrès sont très-lents, se prolonge quelquefois pendant plusieurs années sans déranger d'une manière essentielle les principales fonctions du corps. Elle donne lieu à une grande difformité, qui se déclare progressivement. Les aîles du nez s'enflent , les narines se dilatent , les lèvres se tuméfient , les oreilles , et particulièrement leurs lobes , s'élargissent, s'épaississent et sont entourées de tubercules ; la peau du front et des joues s'épaissit et se tuméfie, des rides se manifestent sur la peau , et principalement du côté des yeux : la barbe , les poils des sourcils , des aisselles, du pubis, tombent , la voix devient rauque et voilée, la sensibilité diminue , s'émousse, au point que le malade (1)

gné , dans leur propre langue, les variétés des affections squammeuses et tuberculeuses sous des dénominations différentes de celle des Grecs. (*Voy.* Avicenna , lib. iv, fen. 3, tract. 3. — Alsaharavius, tract. 31. — Haly-Abbas, *theoricè*, lib. viii, cap. 15 ; et *Pract.*, cap. 14. — Avenzoar, lib. ii.)

(1) Une histoire intéressante de l'éléphantiasis, que nous devons à M. Robinson, demeurant dans l'Inde, nous porte à penser que cette perte de la sensibilité n'a lieu que dans le *baras* ou *leuce*, dont nous retracerons les phénomènes dans la page suivante.

n'éprouve aucune sensation désagréable lorsqu'on le pince ou qu'on le pique. La difformité de la face a fait comparer cette maladie aux traits d'un satyre , ou d'un animal sauvage ; aussi a-t-elle été appelée par quelques-uns *satyriasis* (1) et par d'autres *leontiasis* (2).

A mesure que la maladie fait des progrès, on

(1) L'on a donné à cette maladie le nom de *satyriasis*, ou de *satyriasmos*, parce que l'on a accusé l'éléphantiasis de déterminer une disposition excessive au libertinage. *Voy.* Aretæus, *loc. cit.*, ét Aëtius, tetrab. iv, serm. 1, cap. 120. Mais, dans tous les cas qui se sont offerts à mon observation , cette maladie a produit un effet diamétralement opposé , en détruisant et l'appétit vénérien, et les moyens de le satisfaire. M. Robinson assure qu'elle augmente dans le principe l'appétit vénérien, mais que les désirs s'éteignent à mesure que la maladie fait des progrès.

(2) Les deux écrivains grecs que nous avons cités, pensent que ce nom a été donné à cette maladie à cause de l'état de relâchement et des rides de la peau du front, qui ressemble au front si proéminent et si mobile du *lion*. Mais les écrivains arabes lui donnent une origine bien différente. La face, dit Haly-Abbas, a été appelée *leonine*, parce que le blanc des yeux devient livide dans cette maladie, et que les yeux ont une forme arrondie ; et d'après Avicenne, on a désigné ainsi cette affection cutanée, parce que la face devient hideuse et semblable à celle du lion. Ces différentes dénominations nous prouvent que ces allusions sont entièrement métaphoriques, et qu'il n'y a aucune ressemblance entre la peau des malades, et celle des animaux. M. Alibert a fait retracer deux variétés de l'éléphantiasis ; une dans la planche 32e, sous la dénomination de lèpre tuberculeuse, qui affecte les sourcils ; et dans la planche 34e, l'autre variété, qui a son siège sur le nez et sur les lèvres, et qui est appelée Lèpre léontine. La lèpre éléphantiasis, qui se trouve retracée dans la planche 33e, est la maladie des Barbades.

remarque des gerçures sur les tubercules, qui
finissent par s'ulcérer. Cette ulcération se manifeste également dans le gosier, dans l'intérieur
du nez, et détruit quelquefois le voile du palais;
le nez tombe, la respiration devient pénible; la
peau des extrémités qui s'est épaissie et s'est couverte de tubercules, passe à un état d'ulcération,
elle est altérée profondément, les doigts et les
orteils sont frappés de gangrène et tombent (1).

Arétée et les anciens médecins regardent en
général l'éléphantiasis comme un cancer qui
affecte tout le corps, et ils n'en parlent qu'avec
une espèce de terreur. Ils retracent avec énergie
son caractère hideux et dégoûtant, la faculté
qu'il a de se transmettre par la contagion; sa
terminaison terrible, et ils emploient un langage
métaphorique qui doit nous faire élever quelques
doutes sur la fidélité de leur description : l'expression qu'ils emploient pour désigner cette
maladie est poétique, et Arétée a comparé, sans
aucune espèce de fondement, les caractères de
cette maladie aux formes d'un éléphant, pour
établir une analogie entre le pouvoir terrible de

(1) Alsaharavius décrit ainsi les symptomes du *juzam*, lorsque
cette maladie s'est entièrement développée : « La couleur de
la peau est altérée, la voix éteinte; les cheveux ont entièrement disparu; toute la surface cutanée est dans un état d'ulcération, elle laisse écouler une matière sanieuse et putride,
qui exhale une odeur très-fétide; les extrémités commencent à
se séparer du corps, et les yeux versent abondamment des
larmes. Lib. *practice*, tract. 31, cap. 1.

cet animal et la violence de la maladie. La terreur que l'éléphantiasis inspirait à Arétée, lui a sans doute fait adopter l'opinion du vulgaire sur cette maladie ; car, quoique plusieurs auteurs aient copié servilement (1 la description de ce médecin, et que l'on ait constamment soutenu les mêmes opinions, nous croyons, d'après plusieurs considérations importantes, que les traits principaux du tableau de cette affection cutanée n'ont pas été fidèlement retracés.

L'on a séquestré pendant longtemps avec beaucoup de soin les lépreux de la société, à cause des idées que l'on avait conçues sur cette maladie, et cependant plusieurs considérations doivent nous faire croire que l'éléphantiasis n'est *point contagieux*. M. Vidal soutint, il y a long-temps, cette opinion, parce qu'il avait connu un lépreux qui ne communiqua point sa maladie à sa femme, quoiqu'ils aient co-habité ensemble pendant plusieurs années (2). Le docteur T. Heberden a ob-

(1) En lisant dans l'ouvrage de M. Hillary la description de cette maladie (qui se manifeste, dit-on, sous cette forme chez les Barbades), l'on doit être convaincu que ce médecin avait présente à sa mémoire l'histoire de cette maladie, qui a été faite d'une manière détaillée par Arétée, ce médin grec si éloquent, et qu'il ne nous a pas décrit les phénomènes tels qu'il les avait observés par lui-même. (Voy. *Observ. on the Air and Dis. of the Island of Barbadoes*, p. 322, 2º. édit.)

(2) *Voyez* ses recherches et ses observations sur la lèpre de Martigues, dans les *Mémoires de la Société Royale de Médecine*, tom. I, p. 169. — Joannis, médecin a Aix, qui a observé, en 1755, la lèpre dans le lazaret, à Martigues,

servé tous les jours à Madère, plusieurs exemples semblables , et il assure : « Qu'il n'a jamais ouï dire que le contact d'un lépreux eut communiqué la maladie à un seul individu. » Le docteur Adams a sanctionné dernièrement ce même fait, en remarquant qu'aucune des garde-malades du lazaret de Funchall n'a présenté les symptômes de cette maladie, et que des lépreux ont demeuré chez eux pendant des années entières, sans communiquer leur maladie à une partie de leur famille (1).

L'existence du *Libido inexplebilis*, que l'on regarde comme un des traits caractéristiques de l'éléphantiasis, n'est pas bien prouvée. Plusieurs écrivains modernes, à l'exception du docteur Adams, croient à cette existence. MM. Vidal et Joannis en parlent, en décrivant les symptômes de la maladie qui régna à la Martigues (2). Le doc-

atteste aussi que cette maladie se propageait rarement sur des personnes mariées. (Voy. *Lond. Med. Obs. and Inquiries*, vol. 1, p. 204.) — Plusieurs médecins instruits témoignaient, deux siècles auparavant (quoiqu'ils fussent encore asservis sous l'ancienne opinion) leur étonnement à la vue des rapports qui co-existaient chaque jour entre les malades du lazaret et des individus bien portans, sans que la maladie se propageât des uns aux autres. (*Voy.* Fernel, *de Morb. Occult.*, lib. 1, cap. 12 ; Forest, *Observ. Chirurg.*, lib. iv, obs. 7. *Voy.* aussi les ouvrages de Fabricius, de Plater, etc.) Fernel avoue qu'il n'a jamais vu d'exemple qui pût prouver l'existence de la contagion.

(1) *Voy. his Observ. on Morbid Poisons*, 2e. édit. , ch. 18.

(2) Vidal rapporte l'histoire d'un matelot, nommé Arnaud,

teur Bancroft senior parle de l'apparition de ce phénomène , en retraçant l'éléphantiasis de l'Amérique méridionale (1), et le professeur Niebuhr nous apprend que l'on observe ce symptôme dans le Dsjuddam de Bagdat (2). Adams a observé , au contraire , dans les lazarets de Madère , que cette maladie exerçait ses ravages sur les organes génitaux , chez les hommes qui ont été affectés de l'éléphantiasis après l'époque de la puberté , et que ce symptôme ne se présentait pas chez ceux qui avaient été atteints de cette maladie avant cette époque. L'éléphantiasis est-il moins violent à Madère qu'il ne l'était lorsqu'il commença à exercer ses ravages ? A-t-il éprouvé quelque changement quant à sa nature ? ou bien la description de cette maladie , qui nous a été transmise par les anciens , n'est-elle pas exacte ?

On pense , en général , que l'éléphantiasis s'est répandu en Europe dans le moyen âge. principalement après les croisades ; et il est certain

qui avait été affecté pendant six mois de l'éléphantiasis tuberculeux, et qui mourut d'une fièvre putride. Il n'avait cessé , presque jusqu'à sa mort , de ressentir les ardeurs d'un assez violent satyriasis.

(1) Les lépreux se font remarquer par leur libertinage et leur longévité. (*Nat. Hist. of Guiana*, p. 385.)

(2) L'on ne peut ajouter aucune espèce de confiance à l'observation rapportée par Niebuhr ; cet auteur parle d'un lépreux qui envoyait à une femme du linge du lazaret , lui communiquait sa lèpre, et pouvait ainsi la faire admettre dans l'hospice.

qu'il y a eu , depuis le dixième jusqu'au seizième siècle (1), dans chaque pays , un grand nombre d'hospices uniquement destinés aux lépreux, et que l'on avait institué un ordre de chevaliers , dédié à Saint-Lazare ; que ces chevaliers avaient soin des lépreux ; qu'ils avaient les lazarets sous leur dépendance , et amassaient d'immenses richesses. On n'a , néanmoins, recueilli , à cette époque , aucun fait bien important sur la contagion de cette maladie. Et , en effet , quoique les rapports qui nous ont été transmis par les médecins de ces lazarets , nous prouvent que la maladie tuberculeuse était l'objet de leurs recherches , cependant il est aussi bien manifeste que , comme l'on désignait sous le nom de lèpre l'éléphantiasis , la lèpre des juifs (2),

(1) On n'a pas pu bien connaître le nombre de ces établissemens , parce que plusieurs écrivains n'ont pas bien cité *Matt, Paris.* Ils font dire à cet historien qu'il y avait , au treizième siècle , dix-neuf mille lazarets dans la chrétienté ; tandis que cet écrivain se contente de dire que les chevaliers hospitaliers étaient en possession de plusieurs de ces établissemens. « *Ha-*
» *bent Hospitalarii novemdecim millia maneriorum in christia-*
» *nitate.* » Telles sont les expressions de cet historien. *Voy. his Histor. Angl. ad ann.* 1244; *also du Cange , Gloss. voc.* Lazari; Mézerai, *Hist. de France.*

(2) Il paraît que les Grecs désignaient cette maladie sous le nom de leuce , les Arabes sous celui de *baras* blanc; et Celse la décrivait en retraçant la troisième espèce du vitiligo. (*Voyez* Hippocrate, Περι Παθων; *Avicenne, loc. cit.* — Cels., *de Med.,* lib. v, cap. 28.) Les deux symptômes caractéristiques de la lèpre des Hébreux, qui sont rapportés par Moyse, sont *la couleur blanche des poils* des parties affectées, et *la dépres-*

la lèpre de nature véritablement squammeuse, et même d'autres affections cutanées qui n'avaient aucune affinité avec les maladies que nous venons de nommer, l'on regardait comme atteints de la lèpre, et l'on recevait dans les lazarets presque tous les individus qui étaient affectés d'une éruption considérable ou d'une ulcération de la peau. Plusieurs médecins qui se trouvaient dans ces lazarets, dans le seizième siècle et dans les siècles suivans, ont reconnu la vérité de ce fait. Greg. Horst, qui était un des inspecteurs à Ulm, vers la fin du seizième siècle, nous apprend, dans l'exposé très-détaillé qu'il nous a laissé sur cette maladie, que quoique l'on n'aperçût pas les tubercules de la face, l'épaississement des èvres, l'applatissement du nez et l'état des oreilles et des yeux, particuliers à cette maladie (symptômes essentiels de l'éléphantiasis), l'on recevait cependant les malades dans les hospices, s'ils étaient affectés d'une gale sèche,

---

sion de la peau. » La maladie mérite le nom de lèpre, si les poils du malade *blanchissent*, et si l'affection affecte profondément le tissu de la peau (Leviticus, cap. XIII.) *Consultez* Avicenne. Il existe une différence entre l'alguada blanc (*Alphos*) et le *baras* blanc; les cheveux sont blancs ou bruns dans la première de ces maladies, tandis que leur couleur est toujours *blanche* dans le baras; et dans celui-ci, la peau présente une dépression plus forte dans les parties affectées que sur le reste du corps. *Consultez* Celsus : « λευκη habet quiddam si- » mile alpho; sed magis albida est, et altius descendit; in eaque » *albi pili* sunt, et lanugini similes. »

d'éruptions pustuleuses, de gerçures à la peau, et d'un état de desquammation qui caractérise le psora des Grecs. On admettait même dans ces lazarets les individus qui éprouvaient une vive démangeaison, un état d'amaigrissement, une ulcération et une desquammation à la peau, phénomènes propres à caractériser la lèpre des Grecs; enfin, l'on recevait dans ces établissemens les pauvres, afin de pourvoir à leurs besoins.

Voilà pourquoi il arrive, ajoute ce médecin, qu'il y a dans ce lazaret, comme dans beaucoup d'autres, très-peu de malades affectés du véritable éléphantiasis, tandis qu'il y a un grand nombre d'individus qui sont atteints du psora invétéré ou de la lèpre des grecs (1). Forestus, qui occupait dans le même temps le même emploi, à Alcmaer et à Delft, nous apprend que la plupart de ceux qui se trouvaient dans les parties basses de ces contrées, soit comme lépreux, soit comme mendians, n'avaient point réellement la lèpre, mais qu'ils étaient atteints de la gale, ou de toute autre affection cutanée de cette nature. Sur dix de ces individus (2), l'on n'en trouverait pas un, dit ce médecin, qui eût réellement la lèpre ou qui fût affecté de l'éléphantiasis véritable. Riedlin fait la même observation, en parlant

(1) *Voy. his Obs. Med.;* lib. VII, obs. XVIII; epist. J.-H. Hopfnero.

(2) *Voy. his Obs. Chirurg.,* lib. IV, obs. VII, schol.

de l'hôpital de Vienne (1) destiné à rece-
voir les lépreux. Tout doit nous porter à croire
que l'on donnait le nom de lèpre à tout état
cachectique accompagné d'ulcération, de gangrène ou de toute autre altération cutanée :
voilà pourquoi on regardait autrefois comme des
affections lépreuses les maladies qui étaient les
suites des guerres réitérées, et de la famine qui
avait lieu, parce que la terre n'était presque pas
cultivée : voilà pourquoi on regardait comme
telles les nombreuses formes sous lesquelles se
présentaient le scorbut et *l'ignis sacer*. Ces maladies étaient épidémiques aux époques pendant
lesquelles la famine exerçait ses ravages, et elles
étaient endémiques dans les pays dans lesquels
la disette se manifestait assez souvent. L'on pouvait confondre aisément l'ignis avec la lèpre,
lorsque la première de ces maladies était parvenue à son plus haut degré, et qu'elle était
caractérisée par l'ulcération et la gangrène des
extrémités, qui étaient frappées de mortification
en partie ou en entier (2).

(1) « Sicuti verò non *nisi rarissimè* inveniuntur, quibus
» leprosi nomen meritò et reverà attribui posset, uti quidem
» leprosi à plerisque auctoribus describuntur ; sed *plerumque*
» hisce domibus illi includuntur, qui scabie siccâ, fœdâ,
» et diu jam instante, laborant, etc. » D.-V. Riedlin, *Lineæ
Med.*, vol. III, ann. 1697, *Mens. Maio.*

(2) Je sortirais de mon sujet si j'entrais dans des détails sur
l'histoire et les symptômes de *l'ignis sacer*, dont Galien nous a
laissé une bonne description. (*De Succor. Bonit. et Vitio*,

Le docteur Winterbottom paraît avoir , dans son chapitre sur l'éléphantiasis, décrit ce *Leuce*, et non l'éléphantiasis des grecs; le *Baras*, et non le *Juzam*, des arabes. Et en effet, il met au nombre des principaux symptômes de la maladie la couleur *pâle* du tissu cutané (chez les sujets dont la peau était noire) et la perte du sentiment de cet organe : Celse et plusieurs autres médecins grecs et romains regardaient ces phénomènes comme des symptômes caractéristiques de *leuce* ou du baras des Arabes (1). Il est vrai que quelques médecins grecs et arabes trouvent quelque affinité entre le Leuce ou le Baras et l'Eléphantiasis , et pensent que ces deux maladies se transforment en une affection lépreuse (2). Ces auteurs

cap. 1; *De Natur. Humor.*, lib. 11, cap. 3, etc.) Lucrèce a aussi retracé les phénomènes de cette maladie , lib. vi. L'on a supposé mal à propos , dans des temps plus modernes , que cette affection de la peau était due à différentes substances délétères qui se trouvent mêlées aux alimens , plutôt qu'à un manque de nourriture. (*Voy.* Celsus.)

(1) Celsus , *De Medicina*, lib. v , cap. 28. — Aëtius , tet. iv, serm. i , cap. 123.—Paul Ægines, lib. iv , cap. 5. — Actuarius, *Meth. Med.*, lib. ii , cap. 11.

(2) Avicenne désigne sous le nom de baras noir, une rugosité et un état squammeux de la peau dans l'éléphantiasis (lib. iv , fen. iii, tract. iii. cap. 1 ; and fen. vii, tract. ii , cap. 9); et Alsaharavius dit expressément que lorsque des matières putrides, visqueuses, donnent naissance à cette maladie, celle-ci se présente sous la forme du baras, ou du bohak blanc (alphos des Grecs), et qu'elle se transforme en juzam, lorsqu'elle est parvenue à sa période la plus élevée, lib. pract. 31 , cap. 1; *Voy.* docteur Thomas Heberden's , *Account of Elephantiasis in the Island of Madeira.* (*Med. Trans. of the Coll. of Physicians* , vol. i , p. 27.)

croient que ces différentes maladies ne sont pas des nuances du même état maladif : il est du moins vraisemblable que quelques-uns des symptômes de l'une de ces maladies (Leuce), tels que la perte du sentiment, la diminution des forces, le changement de couleur que l'on observe sur les poils, peuvent aisément se rattacher à la description de l'autre (1). Le docteur Winterbottom n'observa point d'ailleurs les nombreux tubercules larges qui se manifestent sur le nez, le front et les oreilles, et qui sont propres à caractériser l'éléphantiasis. Les articulations des mains et des pieds s'enflent également dans ces deux maladies, et sont affectées d'une ulcération assez considérable pour faire tomber quelquefois les doigts et les orteils. La coïncidence de ces symptômes donne une autre preuve de l'affinité de ces maladies. Mais, comme le changement de couleur et la perte du sentiment de la peau (qui se manifestent dans le Leuce ou Baras, sont les seuls phénomènes que nous connaissions et qui puissent nous mettre à même d'apprécier la marche régulière et progressive de l'état tuberculeux (Eléphantiasis ou Juzam), nous ne pouvons pas conclure d'une manière générale, que ces états maladifs ne sont que deux degrés de la même affection morbide (2). Il est à désirer que l'on

(1) Robinson a vérifié cette conjecture.

(2) Il peut être curieux de savoir que les Foolas se servent, sur les côtes de l'Afrique, des dénominations des Arabes,

cherche à répandre quelque lumière sur cette partie de la pathologie , et que l'on décrive d'une manière fidèle l'Eléphantiasis, le Leuce, et d'autres formes sous lesquelles se présentent ces maladies cutanées terribles, qui se déclarent dans les pays chauds, et principalement dans ceux où l'agriculture ne fleurit pas, et où la civilisation n'est pas bien avancée.

Pendant que cette cinquième édition était sous presse (décembre 1818), M. Robinson, praticien distingné de l'Inde, m'a envoyé un mémoire bien fait. La lecture de ce mémoire m'a prouvé que j'ai décrit avec exactitude l'éléphantiasis tuberculeux. Cet écrit est bien propre à remplir le souhait que je viens d'exprimer, puisqu'il contient une histoire détaillée et exacte du Baras ou de la Lèpre blanche , et des notions sur la méthode de traitement à opposer à cette maladie.

mais en les prenant dans une acception inverse, comme s'en est exactement informé le docteur Winterbottom. Ils divisent la maladie en trois espèces ; ou plutôt en trois degrés : 1°. le *damadyang*, ou la variété la moins forte du leuce, lorsque la peau est décolorée et ne présente point de taches; 2°. le *didyam* (que l'on écrit quelquefois , sghidam , dsjuddam et juzam) , lorsqu'un état d'ulcération se manifeste sur les doigts et sur les orteils ; que ceux-ci finissent par se détacher, que les lèvres se tuméfient ; et que les ailes du nez s'enflent et passent à un état d'ulcération ; et 3°. le *barras*, lorsque ces symptômes augmentent, et que la voix devient rauque et gutturale, à cause des ulcérations du gosier et des fosses nasales. (*See his Account of the Native Africans, in Sierra Leone* ; vol. II , chap. 4.)

Quoique ce mémoire doive paraître dans le sixième volume des *Recherches de la Société Médicale et Chirurgicale de Londres*, j'ai cru pouvoir en extraire la description suivante : « Une ou deux taches dont la couleur est moins prononcée que celle des parties ambiantes, paraissent ordinairement, dans cette maladie, sur la peau, les pieds ou les mains, quelquefois sur le tronc ou la face. L'organe cutané, n'est ni soulevé, ni déprimé dans cette maladie; mais il est couvert de rides et de sillons profonds. La peau qui se trouve affectée, et qui est, en quelque sorte, circonscrite par cette éruption, est frappée d'une perte du sentiment si complète, que vous pouvez, avec des fers brûlans, pénétrer jusqu'aux muscles, sans que le malade éprouve la moindre douleur. Les taches s'étendent lentement, jusqu'à ce que la peau des jambes et des bras, et par la suite celle de tout le corps, soit privée totalement du sentiment. Dans les parties où la peau est ainsi affectée, il n'existe ni transpiration, ni démangeaison, ni douleur; à peine un léger gonflement survient-il quelquefois. Cet état peut être regardé plutôt comme un changement de couleur de la peau, que comme une maladie réelle, jusqu'au moment où toute la surface cutanée est frappée d'un état d'atonie. Il est important de faire une grande attention, dès le principe, à ces phénomènes extérieurs, parce

qu'ils nous annoncent toujours le développement
d'une des maladies les plus monstrueuses et
les plus terribles, qui entraînent la perte de
l'homme. C'est principalement dans cet état
que nous pouvons opposer quelques moyens
curatifs à cette maladie (quoiqu'ils ne réussissent
pas toujours). Les symptômes qui nous annoncent le dérangement des principales fonctions,
se manifestent chez les malades deux mois après
l'invasion de l'éléphantiasis, et quelquefois cinq
ou six ans après son apparition. Le pouls devient
très-lent (il offre de cinquante à soixante pulsations) mou, sans être petit; une constipation
très-forte a lieu, les orteils et les doigts sont en-
gourdis, roides, comme gelés et ne peuvent presque pas exécuter de mouvemens. Le moral est
abattu; le malade, dans un état de stupidité,
paraît presque toujours plongé dans le sommeil. La plante des pieds et la paume des mains
sont couvertes de gerçures, ces parties sont dures
et desséchées comme le sol de ce climat brûlant;
une substance furfuracée se forme sous les ongles
des orteils et des doigts, et les soulève jusqu'à
ce qu'elle ait été absorbée, et qu'elle ait produit
un' état d'ulcération. Jusqu'à ce moment les
douleurs ne sont pas vives, ou elles ne se sont pas
encore manifestées. Les jambes et les avant-bras
s'enflent, et la peau est couverte de gerçures.
Pendant que ces derniers symptômes se présentent, ou bientôt après leur développement,

l'on voit paraître des ulcères au-dessous des articulations des orteils avec les os du métatarse, et des doigts avec les articulations du métacarpe, et sous le calcanéum et l'os cuboïde.

Cet état n'est point précédé de douleur, du développement de quelque tumeur, de la formation de la suppuration, mais vraisemblablement d'une simple absorption qui a lieu par les tégumens, dont les couches, d'un demi-pouce de diamètre, se détachent les unes après les autres. L'écoulement d'une matière sanieuse se manifeste bientôt ; les muscles deviennent pâles, se ramollissent, et sont presque désorganisés ; les articulations sont comme frappées par l'action d'un poison violent, et les extrémités tombent à la fin, en éprouvant les effets terribles de ce virus, dont les progrès sont lents, mais inévitables. Les ulcères qui se sont manifestés, guérissent alors : les autres articulations sont affectées les unes après les autres; et chaque année la maladie fait des progrès, et moissonne telle ou telle partie. Ainsi, les membres sont privés peu-à peu de toutes leurs extrémités, jusqu'au moment où ils ne sont d'aucune utilité au malade : et cependant la mort ne vient point mettre un terme aux souffrances du malade, elle n'est pas même invoquée par ce malheureux qui chérit encore cette étincelle de vie qui lui reste, quoiqu'il meure en quelque sorte par lambeaux, et qu'on ne puisse le regarder sans éprouver une espèce d'horreur. Le malade mange avec une espèce de voracité tous les alimens qu'il peut se procurer ; privé de ses membres, il parvient jusqu'à la vieillesse, jusqu'à ce qu'il succombe à la diarrhée ou à la dyssenterie à laquelle il ne peut point résister, à cause de l'affaiblissement de sa constitution. Pendant que cette maladie lente, mais opiniâtre, fait des progrès, l'appétit du malade se soutient, et les digestions s'opèrent assez bien, quoiqu'un peu lentement. Les facultés intellectuelles sont plongées dans une inertie profonde ; toutes les sensations, soit morales, soit physiques, sont presque détruites, et à peine reste-t-il à ces malheureux assez de force pour traîner leur pénible existence.

M. Robinson ajoute qu'il n'a jamais vu cette maladie attaquer les grandes articulations, détruire le nez, ni affecter aucun os, à l'exception de ceux des mains et des pieds ; et que, quoique l'éléphantiasis caractérisé par l'apparition des tubercules, se manifeste quelquefois, il n'est nullement lié à la maladie que nous venons de décrire, et qu'il ne se manifeste pas nécessairement à sa suite.

Ce médecin assure que si l'on attaque dès le principe cette maladie, on peut en opérer la guérison, en administrant à l'intérieur une plante qui croît abondamment dans l'Inde, et qui, à cause de sa grande efficacité, a mérité d'être placée dans la Pharmacopée européenne, à la tête des autres remèdes, et d'être nommée *ascle-pias gigantea.* Il faut avoir le soin, si l'on veut en obtenir de bons effets, de la combiner avec le mercure ou l'antimoine, ou avec des topiques stimulans.

Les chirurgiens donnent, de nos jours, le nom d'éléphantiasis à une maladie entièrement diffé-rente de celle que les Grecs désignaient primi-tivement sous ce nom. Ils appellent éléphantiasis, une tuméfaction énorme de la jambe, produite par l'épanchement et la collection d'une matière lymphatique et gélatineuse dans le tissu cellu-laire. Cet épanchement est occasionné par l'in-flammation des glandes et des vaisseaux lympha-tiques. A mesure que la maladie fait des progrès, le tissu de la peau s'épaissit, ses vaisseaux s'élar-gissent, et sa surface devient noire, rude, et quelquefois squammeuse (1). Comme la jambe du malade est énormément distendue, que son as-pect est hideux, et que l'on a trouvé quelque ressemblance entre elle et celle d'un éléphant, on a donné à cette maladie le nom d'éléphan-tiasis (2). Cet épanchement se manifeste d'abord

(1) *Voy.* la planche 33e de l'ouvrage de M. Alibert. Cette maladie, qui est bien retracée dans cette planche, est désignée, par ce médecin, sous le nom d'*éléphantiasis.*

(2) Les médecins arabes appelaient ainsi cette maladie, à cause de cette ressemblance. (*See Haly Abbas, Theor,* lib. VIII, cap. 18; *Avenzoar,* lib. II, cap. 26; *Alsaharavius, Prat. Tract.* XXVIII, cap. 11, etc.) Aussi les traducteurs n'ont

après un paroxisme fébrile , pendant lequel les glandes unguinales du côté affecté s'enflamment, et le volume du membre augmente, à mesure que ces paroxismes se répètent ; aussi le docteur Hendy (1) a-t-il appelé cette maladie, la maladie glandulaire des Barbades. (Elle est endémique dans cette île. On la désigne souvent, en Angleterre, sous le nom de jambe (2) des Barbades. » Les principales fonctions du corps et la constitution des malades ne sont point altérées, excepté pendant la durée de ces paroxismes ; et les malades vivent pendant plusieurs années , sans éprouver d'autre incommodité que celle qu'occasionne (3) la tuméfaction énorme de leur jambe.

pas rendu le mot *juzam*, par le mot grec *lepra*. Le traducteur d'Haly Abbas a été le seul qui ait traduit fidèlement le texte , et qui ait conservé les dénominations qu'employaient les Arabes : il a appelé *elephantiasis* le juzam , qui est caractérisé par l'apparition des tubercules, et il a traduit ce mot (qui signifie *la jambe de l'éléphant*), par le mot *elephas*. (*Loc. cit. ; also Theoricè* , lib. VIII , cap. 15 ; *and Practicè*, cap. 4.) Et en effet, comme les médecins grecs n'ont point décrit cette maladie, nous ne la trouvons point désignée dans leurs ouvrages.

(1) *See his inaugural dissertation , and subsequent treatise on the subject, London* , 1784; *also Rollo's « Remarks on the Disease lately described by doc. Hendy , etc., »* 1785.

(2) Cette maladie n'affecte point exclusivement la jambe ; elle se manifeste quelquefois sur les bras , et même les oreilles, les mamelles, le scrotum, etc., *Hillary , on the Diseases of Barbadoes*, p. 313 ; *Hendy*, part. 1 , sect. 11.

(3) *See Hillary on the climate and Dis. of Barbadoes.* Le docteur Clarck et le docteur Winterbottom disent que cette

· Nous n'observons cette maladie, en Angleterre, que lorsqu'elle est parvenue à sa dernière période, lorsqu'il y a eu plusieurs paroxismes, et que l'épanchement a altéré l'organisation des tégumens de la jambe, et a rendu cette affection entièrement incurable. La peau est alors dure, exempte de douleur, et la pression ne détermine aucun enfoncement sur son tissu ; elle s'est épaissie : les vaisseaux sanguins, mais principalement les veines extérieures, et les vaisseaux lymphatiques, se sont distendus, le tissu cellulaire est flasque et quelquefois épaissi, et ses cellules sont remplies d'un liquide gélatineux. Les muscles, les tendons, les ligamens et les os, sont en général dans un état sain. La maladie est, à cette époque, entièrement incurable, et l'on n'a obtenu quelques succès que lorsqu'on l'a combattue dès le principe. On peut administrer alors avec avantage les laxatifs et les diaphorétiques pendant les paroxismes fébriles, et l'on aura ensuite recours au quinquina, pour rétablir le système général des forces. La saignée locale n'a jamais été employée (car il n'y a point de sangsues dans l'île de Barbade, comme le re-

maladie ne diminue pas, à Cochin et sur la Côte-d'Or, l'agilité des individus affectés de cette difformité monstrueuse. (*Sec Clark's Obs. on the Dis. in long Voyages to hot Climats ; Winterbottom.*) Hendy observe que le volume de la jambe n'augmentant que progressivement, les malades ne sont incommodés par la pesanteur de leur jambe, que lorsqu'ils sont affaiblis par quelque indisposition.

marque le docteur Hendy), ce médecin conseille de faire, sur le membre, un bandage compressif, lorsque la fièvre et l'inflammation se sont dissipées, afin de provoquer l'absorption et de diminuer le gonflement (1).

(1) Pendant que l'on composait cette feuille, M. J. Mason Good, très-versé dans l'étude des langues orientales, m'a communiqué quelques observations sur les noms que les Arabes ont donnés dans le principe à ces maladies. Ces observations viennent à l'appui des vues générales que j'ai exposées, et elles répandent un nouveau jour sur ce sujet.

« Les Arabes, dit M. Good, ont donné à la lèpre, depuis un temps immémorial, et lui donnent encore le nom de *juzam* et de *juzamlyk*, ou plus généralement celui de *judam* et de *judamlyk*, d'après la racine du mot arabe, qui signifie *érosion, désorganisation, action de détruire*. Le mot *juzam* a été transporté de l'Arabie dans l'Inde, et c'est sous ce nom que les Cabirajas désignent ordinairement cette maladie, qu'ils nomment aussi quelquefois *fisadi khun*, parce qu'ils pensent qu'elle infecte la masse entière du sang. Il l'appellent assez souvent *khora*. »

Les observations de M. Mason Good me prouvent que le mot qu'employaient les Arabes pour désigner *la tuméfaction de la jambe*, dont nous avons parlé ci-dessus, était *dal fil*, qui signifie littéralement *maladie de l'éléphant*, et que le mot *dal fil* est le nom dont se servent aujourd'hui les Arabes pour désigner le *gonflement de la jambe*. Quelquefois ils se servent seulement du mot *fil*, qui est équivalent au mot *elephas*.

Mais quoique les Arabes distinguent en général le *juzam* des autres maladies, j'ai cependant remarqué que quelquefois ils font mention du *baras* (*leuce*), comme d'un état maladif qui a quelque affinité avec cette affection cutanée, puisqu'ils donnent à quelques variétés du juzam le nom de *baras noir*. M. Good remarque, « que le mot *juzam* a été lui-même employé quelquefois d'une manière très-générique, et qu'on s'en est servi pour désigner soit le leuce ou vitiligo, soit le judam proprement dit, ou noir, quoique dans le premier cas cette

Nous pouvons conclure, de tout ce que nous venons de dire, que l'on a souvent confondu les mots éléphantiasis et lèpre. L'on a donné mal-à-propos le nom de lèpre (expression qu'il ne faut employer que pour désigner une maladie squammeuse) à l'éléphantiasis proprement dit (maladie caractérisée par le développement des tubercules). Les écrivains qui ont traduit en latin les ouvrages des arabes, ont donné le nom d'éléphantiasis, maladie qui a été si bien décrite par les Grecs, à une affection locale de la jambe (l'*elephas* de ces écrivains, la jambe des bar•

maladie soit ordinairement différenciée de toute autre, en ajoutant au mot *juzam* l'épithète *merd*, c'est-à-dire, *pilis carens*, et en disant, *merd - juzam*, *bald - juzam*. Pour désigner cette dernière maladie, l'on se sert du mot *beras* ou *aberas*, que l'on écrit quelquefois *alberas*, quoique moins correctement, il est vrai, puisque cet état maladif se nomme *beras* ; et l'on fait précéder ce mot de l'article défini. »

M. Good ajoute, « que l'arsenic (*Shuce*, et dans l'Inde *Sanc'hya*) est un des remèdes les plus employés par les Cabirajas, et que ces médecins le regardent comme un des moyens les plus efficaces. Ces médecins unissent l'arsenic au poivre, dans la proportion de six parties de poivre à une partie d'arsenic, et ils en font des pilules, qui doivent être de la grosseur d'un petit pois. Le malade en prend une le matin et une autre le soir ; ces pilules sont enveloppées dans une feuille de betel. »

Depuis que j'ai publié les premières éditions de cet ouvrage, j'ai eu occasion de voir deux cas d'éléphantiasis, dont on a entrepris le traitement pendant presque toute l'année 1814. Nous avons employé l'arsenic pendant long-temps, et nous sommes entièrement convaincus que ce moyen n'est d'aucune efficacité dans cette maladie.

bades , et la maladie glandulaire, d'après le docteur Hendy); et les praticiens appellent aujourd'hui elephantiasis cette maladie qui affecte la jambe.

Les Grecs, les Romains et les Arabes , ont désigné mal-à-propos , sous les noms de *leuce*, *vitiligo*, et *baras* (ou beras) uue maladie caractérisée par la couleur blanche de la peau. Dans la suite , des personnes peu instruites ont donné ce nom à la lèpre squammeuse ; tandis que toutes ces différentes maladies ont reçu indifféremment la dénomination de *lèpre*. Je pense que les réflexions précédentes pourront jeter quelqu'éclaircissement sur ce point (1).

IX. FRAMBOESIA.

Les praticiens ne se sont pas occupés d'une manière essentielle du caractère de cette maladie qui est indigène dans l'Afrique , d'où elle a été transportée aux Indes occidentales et en Amérique. Nous parlerons de cette éruption d'une manière très-succincte, parce qu'on ne l'observe presque jamais en Angleterre.

(1) M. Alibert a fait dessiner deux éruptions, comme des exemples du frambœsia, sous le nom de *Pian ruboïde* et de *Pian fungoïde* ; elles ont été observées à l'hôpital Saint-Louis; mais ces éruptions ne sont pas des Frambœsia. La première paraît être un porrigo négligé ou un sycosis du cuir chevelu, tel que celui qui est représenté dans la planche 35ᵉ de son ouvrage ; l'autre paraît avoir été une espèce de *loupe*.

Cette affection cutanée se manifeste quelquefois, sans être précédée de symptômes propres à annoncer l'altération de la santé ; elle est en général précédée d'une fièvre légère d'un état de langueur, de faiblesse, et de douleur dans les articulations, semblable à celles du rhumatisme (1). L'on voit paraître, quelques jours après, sur différentes parties du corps, des protubérances (2) plus petites, dans le principe, que

(1) Les premiers auteurs qui ont parlé de cette maladie, ont observé que la santé n'éprouvait aucun dérangement sensible dans son début. Mais j'ai cru pouvoir avancer, d'après les docteurs Winterbottom et Dancer, qu'en général elle était précédée ou annoncée par un léger mouvement fébrile. Le premier de ces auteurs pense que chacune des éruptions qui se développent, est annoncée par de légers paroxismes de fièvre, et quelquefois par des frissons. *See His Account of the Nat. Africans of Sierra Leone*; vol. 2, chap. 8 ; *and Dancer's Medical Assistant.*

(2) Il est difficile de se faire une idée juste du caractère de la maladie, d'après le langage différent des auteurs. Un auteur anonyme, qui a décrit le premier cette maladie (*See Edin. Med. Essays*, vol. v, part. ii, art. 76), dit que l'éruption est d'abord égale et unie à sa surface, qu'elle est au niveau de la peau, mais qu'elle s'élève ensuite au-dessus en forme de *boutons*. Mais le docteur Hillary, qui a beaucoup emprunté à cet auteur, parle de cette éruption comme de *boutons* égaux et bornés d'abord au niveau de la peau, qui s'élèvent ensuite sous la forme de *pustules proéminentes*. (*On the Dis. of Barbadoes*, p. 339.) Le docteur Winterbottom, qui en a donné la meilleure description, la désigne sous le nom de *pustules*, d'après son premier aspect. D'autre part, l'auteur anonyme et le docteur Hillary disent qu'on ne trouve à l'intérieur des boutons ni matière *purulente*, ni matière sanieuse, mais qu'on voit se des-

la tête d'une épingle, qui s'élargissent progressivement, prennent quelquefois la largeur d'une pièce de douze sous, et acquièrent dans d'autres points une étendue plus considérable. Ces protubérances sont plus étendues sur la face, les aines, les aisselles, à la marge de l'anus, aux grandes lèvres, que sur les autres parties du corps. La maladie n'est point encore entièrement développée; de nouvelles éruptions paraissent sur différentes régions, tandis que quelques-unes des premières commencent à se dessécher. Lorsque l'épiderme s'est rompu, on voit bientôt se développer une croûte sur la surface de chacun des boutons, et l'on remarque ensuite des protubérances larges, des excroissances rouges et fongueuses, dont les dimensions varient depuis celle d'une petite framboise jusqu'à celle d'une grosse mûre (1). La surface en est granulée et en quelque sorte semblable à la forme du premier de ces fruits. Plus l'éruption est abondante, moins les excroissances sont étendues; leur du-

sécher à leur surface une espèce d'*ichor*. Le docteur Winterbottom soutient, au contraire, qu'ils sont remplis d'une matière opaque et blanchâtre avant leur rupture, et que, lorsqu'ils se rompent, il en découle une matière visqueuse et épaisse.

(1) De là découlent la dénomination vulgaire d'*yaw*, qui signifie *framboise*, d'après quelque dialecte africain, et le mot *frambœsia*, qui équivaut au mot français framboise, qui indique le même fruit. (*Voy.* Sauvages, *Nosol. Meth.*, class. x, ord. iv, gen. 23.)

rée et leurs progrès varient chez les différens individus et aux diverses époques de la vie. Les enfans souffrent moins que les adultes, dans cette maladie, et ils guérissent plus tôt. D'après la remarque du docteur Winterbottom, elle dure chez eux depuis six jusqu'à neuf mois, tandis que chez les adultes elle est rarement guérie avant une année, et qu'elle se prolonge souvent pendant deux ou trois ans. Les tubercules fongueux parviennent plus rapidement à leur plus haut degré, comme l'a remarqué l'écrivain anonyme déjà cité, chez les nègres bien nourris que chez ceux dont la constitution est faible, et qui sont privés de bons alimens; ils sont aussi plus larges chez les premiers que chez les seconds. Ils ne sont pas douloureux, à moins qu'ils n'affectent la plante du pied, où ils se trouvent comprimés par un épiderme épais et endurci, et alors ils rendent la marche difficile, douloureuse, ou entièrement impossible. Au lieu d'un pus louable, ils fournissent une matière sanieuse, glutineuse, qui donne lieu, en se desséchant, à des croûtes difformes. Lorsque ces tubercules surviennent sur des parties couvertes de poils, leur couleur blanche se transforme peu-à-peu en une couleur noire. Ils ne laissent pas de dépression sur la peau (1).

(1) L'auteur anonyme, dans les *Essais de Med. d'Edin.*, et après lui le docteur Hillary et d'autres écrivains, ont re-

La période d'accroissement varie depuis quelques semaines jusqu'à plusieurs mois. On juge que la maladie a atteint sa plus haute période, quand il ne se fait plus de nouvelle éruption, et que les tubercules n'augmentent plus d'étendue. A cette époque, une des pustules devient plus large que les autres, elle égale ou surpasse les dimensions d'un petit écu ; elle prend l'aspect d'un ulcère ; et au lieu d'être élevée comme les autres au-dessus de la peau, elle est, au contraire, considérablement déprimée. La surface en est sale, elle donne issue à un ulcère de mauvaise nature, âcre, et corrodant les parties voisines. Cette excroissance a été désignée sous le nom de

gardé le frambœsia comme la *lèpre des juifs*, décrite par Moïse. (*Leviticus* , chap. xiii.) La description de la lèpre des juifs peut se rattacher à cette éruption sous plusieurs rapports : 1º. par l'état de la peau, qui ressemble à la *chair crue* ; 2º. par la couleur des taches et par la blancheur des poils, que l'on observe dans cette maladie. Mais la description de Moïse nous démontre que la maladie commence de différentes manières, présente une infinité de variétés, parmi lesquelles il note cette apparence de *chair crue* , la *couleur de la peau* , et la *blancheur des poils* , phénomènes qui se présentent dans toutes les autres variétés. Ce changement dans la couleur des poils se présente également dans le frambœsia et le leuce, comme je l'ai dit ; mais ce dernier offre de plus la dépression de la peau. Il paraît évident que l'on désigne, dans l'Ecriture, sous le nom de lèpre, plusieurs maladies cutanées qui faisaient séquestrer de la société les malades qui en étaient atteints, et d'autres affections pour lesquelles la même peine n'était point infligée. Nous en trouvons un exemple chez Gehazi, attaché au service d'Elisha, qui parlait même avec le roi : il était cependant atteint de la lèpre. (2 *Kings* , chap. v et vi , et chap. viii , v. 4.)

pustule-mère. Quand celle-ci est parvenue à son apogée , l'éruption continue pendant un temps assez long, sans subir d'autre altération , souvent sans déranger d'une manière essentielle les fonctions de l'économie, sans produire aucun danger, à moins que le traitement ne soit point rationnel (1).

Le frambœsia se communique d'une personne malade à une autre qui ne l'a jamais éprouvé, par le contact immédiat de la matière qui découle de la surface du mal (2). Car , comme les autres éruptions fébriles, ce frambœsia n'atteint le même individu qu'une fois dans la vie , et son principe contagieux ne se transmet point par l'intermède de l'air. En Afrique, la maladie attaque surtout les enfans. Le temps qui existe entre la contagion et le développement de l'affection n'est pas déterminé. Le docteur Adams rapporte qu'il a donné des soins, à Madère, à un Danois, qui

(1) Le malade jouit pendant ce temps d'une bonne santé , conserve de l'appétit et n'éprouve d'autre incommodité que celle qui résulte de la malpropreté de la maladie , etc. (*Edin. Med. Essays* , vol. v , p. 789.) Hillary s'exprime de la même manière à ce sujet, p. 343.

(2) La maladie , dans ces contrées brûlantes , est quelquefois inoculée par des insectes , soit chez des personnes saines, soit chez des individus malades, sur les parties de la peau habituellement découvertes. Aussi Bancroft dit-il , « que les personnes qui ont soin de bien recouvrir leur peau en sont ordinairement à l'abri. Voilà pourquoi les blancs en sont rarement atteints , tandis que les nègres, obligés de rester nus , et qui reçoivent sur le dos de violens coups de fouet, n'échappent presque jamais à cette maladie. » (*Nat. Hist. of Guiana* , p. 385. *Voy.* aussi *Winterbottom* , pp. 141—3.)

était depuis dix mois absent des Indes occidentales, sans avoir encore éprouvé de dérangement propre à caractériser la maladie (1).

Les auteurs qui ont écrit sur cette maladie, n'ont rien exposé de satisfaisant relativement à ses indications thérapeutiques. Les Africains ne font aucune tentative, selon la remarque du docteur Winterbottom, pour se guérir de cette maladie, que lorsqu'elle est parvenue à son apogée, que les fongosités ont acquis leur entier développement, et qu'il ne survient pas d'autres pustules. L'expérience apprend bientôt aux praticiens des Indes occidentales, que les purgatifs énergiques abrègent la durée de cette maladie, et que, quoique les préparations mercurielles en suspendent la marche et délivrent la peau de cette éruption, néanmoins l'affection peut encore se renouveler ; ce qui prouve que la constitution reste entachée de ce virus qui manifeste bientôt sa présence, en reproduisant les symptômes avec plus d'intensité qu'auparavant. Cette maladie ressemble, sous ce rapport, aux fièvres pustuleuses et exanthématiques de ces climats, qui ne se dissipent complètement qu'après avoir parcouru leurs différentes périodes, et mis ainsi le malade à l'abri de toute récidive. Aucun moyen connu ne saurait retarder ou accélérer la marche de cette éruption. L'on se contentera de faire ob-

(1) Voyez *les Mémoires de la Société Médicale de Londres.*

server au malade un régime adoucissant pendant
la première période de la maladie, et l'on n'administrera aucun remède à l'intérieur, à moins
que des symptômes graves ne se manifestent ;
ce qui arrive très-rarement ou presque jamais.
Lorsque les éruptions commencent à se dessécher,
ou dès qu'elles cessent de se multiplier ou de
s'élargir, la maladie doit être combattue de la
même manière que les autres ulcérations lentes
et superficielles de la peau accompagnées d'un
état cachectique. Ainsi, un régime léger,
mais substanciel, un air pur, des vêtemens
chauds, un exercice modéré, l'emploi des toniques. surtout de la salsepareille, du quinquina
uni aux acides minéraux, ou de petites doses
d'antimoine et de mercure administrés d'après
les indications et les forces de l'individu, seront
propres à combattre cette maladie. Le mercure
administré de manière à exciter la salivation (1),
comme le conseillaient les anciens praticiens des
Indes occidentales, ne me paraît pas avantageux
dans cette maladie, surtout lorsqu'on n'administre pas les décoctions végétales ; et il est cer-

(1) Ce traitement est souvent suivi de plusieurs symptômes
douloureux, que les nègres désignent sous le nom de *maladie
des os*. Le malade éprouve dans les os, principalement autour
des articulations, des douleurs quelquefois très-violentes. Le
périoste s'épaissit, s'enflamme, devient douloureux, et des
nodus se forment sur les os. Lorsque ces symptômes se prolongent, les os se carient, se ramollissent, et leur forme
s'altère.

tain que celles-ci ont rétabli , dans quelques cas, les forces du malade , sans le secours du mercure (1). Les Africains emploient les décoctions de quelques écorces toniques et légèrement purgatives, et lavent les ulcères avec ces décoctions , après avoir enlevé soigneusement les croûtes (2). La pustule la plus proéminente (*la pustule-mère*) demeure dans toute sa vigueur, lors même que le reste de l'éruption a complètement disparu ; il faut la traiter par de légers escarotiques qui en accéléreront la guérison. On emploiera des caustiques plus actifs dans le traitement de *l'yaws rongeant* , ou dans une des autres excroissances incommodes de la plante du pied.

(1) *See* D^r. *Winterbottom's, Account, etc.*, II, p. 158, 159, *and Schilling , de Frambœsia , quoted by him.*

(2) J'ai lu depuis peu, dans un manuscrit, une description succincte, mais bien faite, de cette maladie. On regarde, dans dans cet écrit, le mercure, non-seulement comme n'étant doué d'aucune efficacité contre cette maladie, mais encore comme pouvant augmenter l'affection cutanée. Les fortes décoctions des bois sudorifiques, de la verveine, du séné, sont très-avantageuses, suivant l'auteur de ces Mémoires, lorsque les croûtes commencent à tomber. Des lotions fréquentes d'eau tiède sont utiles, et le malade se trouvera bien de boire de l'eau de chaux. « Ces décoctions diminuent l'éruption légère, les douleurs ostéocopes et articulaires produites par un traitement mercuriel. »

Ordre VIII.

MACULÆ.

Cet ordre comprend ces affections cutanées permanentes, dont la plupart sont produites par une altération primitive du tissu de cet organe. Il renferme par conséquent plusieurs affections connées et acquises de la peau, parmi lesquelles les unes ne sont pas susceptibles de guérison, et les autres ne cèdent qu'aux moyens chirurgicaux. L'on peut classer ces divers états qui sont décrits dans les ouvrages de médecine et de chirurgie, sous les noms d'*Ephelis*, *Nævus*, *Spilus* et *Signes*, et qui sont désignés sous d'autres dénominations relatives à des maladies du même genre, mais plus irrégulières.

I. EPHELIS.

On désigne sous ce nom les *taches de rous-seur*, ou de petites taches lenticulaires, jaunes, qui se montrent sur les personnes blondes, et les taches brunes, plus larges, produites par l'action directe du soleil : on donne aussi le nom d'*Ephélis* à ces taches larges et brunes semblables aux premières, mais situées sur les parties du corps qui sont constamment recouvertes (1).

(1) Nomen inditum απο του ήλιου, non quòd a sole tantùm
» vitia illa in cute contrahuntur, sed quòd à reliquis inducta

Lorry et quelques autres écrivains ont cherché à établir une distinction entre les affections lenticulaires et les éphélides ; mais il ne paraît pas exister de différence essentielle entr'elles, et les anciens écrivains les ont confondues, avec raison, dans la description qu'ils en ont donnée (1). Les *éphélides* larges, surtout celles qui se développent sur les flancs, l'abdomen et les autres parties à l'abri du contact de l'air, diffèrent peu du *Pityriasis versicolor*, ou se transforment quelquefois en cette affection, et alors l'épiderme s'endurcit et se couvre de légères écailles furfuracées. La description abrégée de l'*éphélis*, donnée par Celse, convient également à l'autre maladie. *Nihil est nisï asperitas quædam, et du-*

» causis, similem asperitatem et colorem habeant. » *Gorræi Defin. ad voc.* εφηλιν. — Hippocrate employe cette expression et il désigne sous ce nom les taches qui se manifestent quelquefois chez les femmes enceintes, et celles qui sont produites par les rayons solaires. « Quæ utero gerunt *in facie* maculam » haben, quam εφηλιν vocant. » — lib. Περι αφορων. Also Περι γυναικειων, lib. ii. Sauvages a classé mal-à-propos dans le genre Ephélis les taches brunes qui surviennent aux jambes des personnes qui s'approchent beaucoup trop du feu pendant l'hiver, et les taches livides scorbutiques, produites par l'extravasation du sang sous l'épiderme. *Nosol. Meth.* class., i, genr. 3, sp. 4, 6 ; *Voy.* aussi Plenck, *de Morb. cut.*, cl. i, spec. ii. Plater a commis une erreur bien grande, en donnant le nom d'Ephélides aux pustules de la gale. *De Superfic. corp. Dolore,* cap. 17.

(1) *See Oribas., de Loc. Affect. cur.*, lib. iv, cap. 52 ; *and synops.* viii, 33.—Aëtius, tet. ii, serm. iv, cap. ii,—*Actuar. Meth. Med.*, iv, cap. 13.

rities, mali coloris (1). J'ai vu quelquefois prendre ces affections pour un état syphilitique, à cause de la couleur qu'elles présentent. Mais l'histoire des symptômes antérieurs, le petit nombre de ces taches, leur défaut d'élévation ou leur dépression, leur état permanent et leur disparition, sans qu'elles aient montré la moindre tendance à l'ulcération ou à l'inflammation, apprendront à les distinguer à l'œil même le moins exercé. Celse donne ici les raisons pour lesquelles il parle du traitement des éphélides, des taches de rousseur et d'autres affections semblables de la peau : *Eripi tamen fœminis cura cultus sui non potest.*

Les praticiens anciens et modernes s'accordent à conseiller, pour combattre cette affection cutanée, l'emploi de quelques astringens légers, les lotions et les linimens détersifs (1). Du temps d'Hippocrate, l'huile d'amandes était conseillée

______

(1) *De Medicina*, lib. VI, cap. 5. — M. Alibert a fait graver la tache de rousseur ordinaire et l'éphélide plus large, dans deux planches très-bien faites ; la tache de rousseur qui est dessinée dans la planche 26e, est nommée par ce médecin éphélide lentiforme ; et l'autre éphélide qui est retracée dans la planche 27e est désignée sous la dénomination d'éphélide hépatique.

(2) Oribase dit, en parlant des remèdes propres à combattre ces affections cutanées superficielles : « Mediocri adstrictione » et abstersione opus est. » *Synops.* lib. VIII, cap. 33 ; Aëtius fait la même observation, d'après Crite. *Voy.* tetr. II, serm. IV, cap. II. *Voy.* aussi Actuarius, *Meth. Med.*, lib. IV, cap. 13.

comme moyen détersif (1). Ces moyens ne sont pas probablement plus actifs que les tisanes, les décoctions d'ivraie et quelques autres applications mucilagineuses et détersives conseillées par les mêmes auteurs. Ces médecins conseillent cependant de recourir à quelques astringens ou stimulans légers. Celse employait dans ce cas un mélange fait avec une partie de résine, un tiers de sel fossile, et suffisante quantité de miel; et Actuarius combinait à cet effet (2) le miel, le vinaigre et l'huile d'amandes. Le vin a été également conseillé comme véhicule de ces diverses substances. L'indication d'après laquelle on faisait ces applications, était rationnelle; mais on peut la remplir d'une manière plus simple et plus efficace, par des lotions faites avec l'alcohol pur ou étendu dans l'eau distillée, dans le cas d'une vive irritation de la peau. On peut laver encore deux ou trois fois par jour ces taches avec les acides minéraux étendus, dans la proportion d'une drachme d'acide sulfurique concentré pour une chopine d'eau, ou bien avec une drachme d'acide muriatique sur une demi chopine d'eau;

---

(1) Hippoc. Περι γυναικειων, lib. 11. Oribasius s'exprime ainsi : « Amygdalæ amaræ sunt facultatis perspicuè attenuantis, » ut ephelin expurgent. ». *De Virtute Simplic.* lib. 11, cap. 1.

(2) Celsus, *loc. cit.*—Le docteur Withering conseille comme cosmétique, une infusion de raifort dans le lait. *See his Botan. Arrang. of Brit. Plantz.* Nous pouvons dire, avec Celse, de ces lotions. « *Pene ineptiæ sunt.* »

on peut employer encore la potasse liquide, dans la proportion d'une partie de cette dernière sur vingt parties d'eau.

I. Nævus.

Nous pouvons traiter dans le même chapitre des excroissances et des différentes affections cuta‑ nées que l'on a désignées sous le nom de *nævus*(1), *spilus*, et sous celui de *signes*. On a observé sur presque toute la surface du corps ces excrois‑ sances dont la forme, les dimensions, la cou‑ leur et l'organisation sont remarquables. Quel‑ ques-unes ne sont que superficielles, ressem‑ blent à des taches de la peau, paraissent for‑ mées par l'épaississement d'une partie du corps muqueux, et sont, dans quelques cas, d'un brun jaune ou jaunâtre, et dans d'autres, brunes, livides et presque noires (2). On les a désignées

(1) Comme l'on pensait anciennement que les impressions qu'éprouvait la mère étaient transmises au fétus, l'on unit com‑ munément au mot *nævus* l'épithète *Maternus*, et les dénomi‑ nations de *taches produites par l'effet de l'imagination*, taches transmises par *la mère à l'enfant*, etc., se trouvent dans différentes langues. *See Turner on Diseases of the Skin*, cháp. 12.

(2) Σπιλως, *Macula*. Sauvages paraît avoir voulu classer cette affection de la peau dans sa première espèce, *nævus sigil‑ lum*, et Plenck, dans son *Nævus lenticularis*, spec. 1 de la classification. *See Sauvages, Nos. Meth.*, class. 1, gen. 4; Plenck, *Doctrina de Morb. Cutan.*, p. 37.

plus particulièrement sous le nom de *spilus* (1). L'épaississement, l'élévation au-dessus de la peau, et l'altération du tissu cutané, sont variés dans d'autres excroissances, formées par les anastômes de plusieurs veines, qui donnent lieu à de petits épanchemens sanguins. Elles sont plus ou moins répandues sur la peau, couvrent quelquefois en entier une extrémité, et parfois la moitié du tronc. Dans quelques circonstances, leurs formes et leurs dimensions sont variées. Elles sont, dans certains cas, presque de la couleur de la peau ; mais plus communément elles sont pourprées, et leur volume doit nécessairement varier beaucoup, puisqu'elles sont formées par la réunion de vaisseaux sanguins recouverts d'un épiderme très-mince.

La cause qui produisait, d'après les anciens médecins, ces affections cutanées, et que le vulgaire accuse encore de leur donner naissance (l'influence de l'imagination de la mère sur le fœtus), a fait comparer leurs variétés aux différens objets que désirait ou que redoutait la mère, et qui agissaient, disait-on, sur son imagination. Aussi a-t-on décrit les *nævi* suivans. On a regardé les taches aplaties et violettes, comme propres à retracer le vin de Bordeaux ou de Porto (*Pl.* LXXI, *fig.* 1), et quelquefois une tranche

(1) Sauvages renferme toutes ces excroissances sous le nom de *Nævus maternus*, spec. 2 ; et Plenck sous les quatre espèces suivantes, *Nævus flammeus, tuberculosus, cavernosus, et malignus.*

de lard , ou toute autre viande. Ces taches sont quelquefois régulières et ressemblent à une feuille, leur bord est très-rouge , et des lignes semblables à des veines partent d'un centre et forment le nævus *foliaceus*. (*Pl*. LXX.) Quelquefois leur forme les a fait comparer à une araignée, d'où provient le nævus *araneus* (1). (*Pl*. LXXI , *fig*. 2.) On a comparé les *nævi* qui s'élèvent au-dessus de la peau à différentes espèces de fruits , principalement aux cerises , aux groseilles , aux raisins , lorsque leur surface est lisse et unie, ou aux mûres , aux framboises et aux fraises , lorsqu'ils sont granulés ; et voilà l'origine du nævus *cerasus* (*Pl*. LXX , *fig*. 2) , *ribes* , *morus* , *rubus* , *fragarius* , (2) etc. (*Pl*. LXXII.)

Quelques-unes de ces excroissances ont un pédicule. La couleur de quelques autres s'efface progressivement et disparaît entièrement, quoiqu'elle fût assez prononcée après la naissance. Quelques-unes subsistent pendant toute la vie , mais leur couleur varie beaucoup dans les différentes saisons : d'autres , au contraire , commencent à s'accroître et à se développer quelquefois immédiatement après la naissance; ou bien des causes accidentelles les augmentent par la suite et les transforment en des tumeurs larges

____

(1) *Voy*. la *planche* , *fig*. 8, *x*.

(2) *See* Bierling *Adversaria Curios*. obs. ix. — Valentin, *Prax*. *Med*. *infaillib* cap. 1. — Strobelberger *de Curand*. *pueril*. *Affect*., cap. 17. — Septalius, *de Nævis*.

énormes , qui s'ouvrent promptement ; ce qui donne lieu à des hémorrhagies terribles , alarmantes , qui ruinent la santé , et désemplissent fréquemment le système sanguin , lorsqu'elles ne sont pas promptement mortelles. Dans quelques circonstances, elles cessent de s'élargir après s'être développées jusqu'à un certain point, et elles demeurent dans cet état, ou elles diminuent progressivement jusqu'à ce qu'il en reste à peine des traces (1).

Ces tumeurs et ces anastomoses extraordinaires qui constituent les *nævi*, ne se bornent pas quelquefois à la peau , elles peuvent se montrer sur d'autres parties , occuper toute la joue : suivant la remarque de M. Abernethy , cette lésion s'est manifestée dans l'orbite, et M. John Bell assure qu'elle affecte indifféremment toutes les parties du corps , et même les viscères (2).

Il nous est aussi impossible de donner la raison de ces difformités connées , que de nous élever jusqu'à la cause des autres productions anomales

(1) *See M. Abernethy's Surgical Works*, vol. II, p. 224 et seq.

(2) Les *nævi* ordinaires ne sont produits que par l'anastomose des veines : quelques-uns d'entre eux peuvent se rattacher à cette espèce de lésion pathologique à laquelle M. John Bell a donné le nom d'anévrisme par anastomose , et qui est formée , d'après cet auteur, par la réunion de petits vaisseaux artériels, de veines absorbantes et de cellules intermédiaires; ce qui donne lieu à un corps dont l'organisation est semblable à celle du placenta. *See his Principles of Surgery*, vol. I, dis. XI; *also M. Albernethy's Surg. Works*, loc. cit.

et monstrueuses de la nature, et nous avons trop bonne opinion de l'instruction du lecteur, pour chercher à réfuter les hypothèses du vulgaire, qui rattache la formation de ces excroissances aux affections morales de la mère, hypothèses entièrement incompatibles avec les principes de la physiologie, et dont une observation et les connexions qui existent entre la mère et le fœtus, démontrent toute l'absurdité.

Il est utile, cependant, de savoir que, lorsque la peau est frappée de cet état maladif, l'irritation, même la plus légère, comme une petite contusion, produira une tache sur la peau ou un tubercule livide. L'irritation des vaisseaux artériels donne lieu à ces excroissances, et la couleur de celle-ci varie d'après l'activité plus ou moins forte de la circulation ; aussi sont-elles plus rouges au printemps et dans l'été, à cause de l'excitation de la peau, produite par une température plus élevée. Les autres causes propres à accélérer la circulation, telles qu'un exercice violent, un appartement où la température est très-élevée, la chaleur du lit, les liqueurs fortes, des alimens trop nourrissans, les affections de l'âme, et chez les femmes l'éréthisme de la menstruation, sont propres à augmenter momentanément la couleur de ces excroissances.

Nous indiquerons, d'après les considérations précédentes, les modes de traitement propres à combattre les *nœvi* et les *spili*, lorsque ce traitement est indiqué. Il ne faut combattre ces excroissances par aucun moyen, lorsqu'elles n'attaquent que les parties extérieures, qu'elles ne s'élèvent point au-dessus de la peau, et qu'elles ne paraissent disposées ni à s'augmenter, ni à s'élargir. La salive, le meconium des enfans, le sang loochial, la main d'un cadavre, etc., telles étaient les applications aussi puériles que dégoutantes, conseillées par les anciens. Il est inutile de recourir à l'instrument tranchant, lors même que la cicatrice devrait être moindre que la difformité primitive.

Il faut combattre par des moyens actifs les *nœvi*, soit lorsqu'ils montrent une tendance à s'élargir, et qu'ils sont trop proéminens, soit lorsqu'ils incommodent le malade, par la manière dont ils sont situés (1), ou qu'ils paraissent disposés à se rompre. On aura recours à des applications sédatives, pour s'opposer à leur développement, ou on les enlevera avec le bistouri.

On n'appliquera à l'extérieur aucun stimulant actif. Les remèdes de cette nature peuvent produire une violente irritation et occasionner même quelque dérangement interne.

M. Albernethy ayant observé que l'inflammation progressive des vaisseaux donnait lieu au développement de ces tumeurs, conçut l'idée de

(1) Un nævus qui avait la forme d'une cerise, et qui était situé sur la lèvre, empêchait un enfant de téter.

combattre ces excroissances par l'action sédative du froid sur ces vaisseaux, et il a conseillé de tenir constamment sur elles un linge plié, dont il faut toujours entretenir l'humidité. Cette pratique a réussi dans plusieurs circonstances, en s'opposant au développement de ces excroissances extraordinaires, qui se sont flétries et ont disparu, ou qui ont diminué de manière à ne plus mériter l'attention du médecin. On peut, dans quelques cas, combiner la compression avec cette application sédative, elle contribue à diminuer la dilatation de ces vaisseaux; mais, dans la plupart des cas, la compression ne doit point être employée, parce qu'elle donne lieu à une grande irritation. Comme toutes les causes d'excitation sont propres à augmenter, pour quelque temps, le volume de ces *nævi*, il faut conseiller au malade de suivre un bon régime, de faire un exercice modéré, pendant que l'on emploie les moyens nécessaires pour combattre ces excroissances.

La manière dont on doit enlever ces *nævi* est du ressort de la chirurgie ; le mode qu'il faut adopter se trouve indiqué dans les ouvrages de chirurgie. Depuis Fabrice de Hilden (1), l'on avait conseillé d'enlever radicalement toute espèce de tissu formé par des vaisseaux qui se trouvaient dans un état pathologique ; mais M. John Bell nous a fait apprécier ce précepte,

(1) *Fab. Hild. Oper.*, cent. v, obs. 46.

en nous faisant connaître l'organisation de ces excroissances, et les raisons pour lesquelles on ne réussit pas, et pour lesquelles on fait courir des dangers au malade, lorsqu'on ne les incise pas assez largement, ou qu'on les ouvre avec le caustique. Le lecteur peut consulter l'ouvrage de ce chirurgien, que j'ai déjà cité.

Les applications stimulantes et astringentes sont quelquefois avantageuses contre ces variétés du *spilus*, ou contre l'épaississement du corps muqueux. Plusieurs écrivains conseillent d'employer la chaux unie au savon, et l'on parvient à faire disparaître ces taches par l'emploi de lotions faites, soit avec l'alcohol pur, soit avec la potasse liquide, telles qu'on les administre dans le traitement des éphélides et du Pityriasis.

Je parlerai peu de ces taches brunes appelées communément *signes*; et en effet, aucune espèce de traitement n'est propre à les combattre. Il est dangereux de chercher à les détruire; car lorsque ces taches suppurent, le pus exhale, dans le principe, une odeur très-fétide; ce qui rend cet état douloureux et incommode. Lorsque quelqu'accident a déterminé un état d'irritation sur ces *signes*, et qu'on les manie rudement, de manière à en produire l'excoriation, ils peuvent, dit-on, devenir gangreneux, et donner lieu à une terminaison funeste.

Les signes ne se développent pas toujours, lorsque l'enfant est dans l'utérus. J'en ai vu dernièrement un exemple chez une dame, dont la peau était très-fine et très-sensible ; elle fut atteinte, sur le bras et sur le cou, de plusieurs taches qui se manifestèrent les unes après les autres. Les *signes* qui se sont développés après la naissance ne demeurent pas toujours dans le même état ; dans quelques cas, ils s'élargissent progressivement pendant quelque temps, et disparaissent par la suite.

FIN.

TABLE DES MATIÈRES.

Ordre premier.

PAPULÆ.

Ordre II.

SQUAMÆ.

Ordre III.

EXANTHEMATA.

Ordre *IV.*

BULLÆ.

Ordre *V.*

PUSTULÆ.

Ordre *VI*.

VESICULÆ.

Ordre *VII.*

TUBERCULA.

Ordre *VIII.*

MACULÆ.

FIN DE LA TABLE.

DE L'IMPRIMERIE DE P. GUEFFIER,

RUE GUÉNÉGAUD, N° 31.